Sophie Krietsch, Birgit Heuer
Schritte zur Ganzheit

Forum Körperpsychotherapie · Band 11

Sophie Krietsch, Birgit Heuer

Schritte zur Ganzheit

Bewegungstherapie mit schizophren Kranken

Herausgegeben von Angela von Arnim,
Cornelia Gudden und Verena Lauffer

Mit einem Geleitwort von Frank Röhricht
und einem Vorwort von Angela von Arnim,
Cornelia Gudden und Verena Lauffer

Psychosozial-Verlag

Bibliografische Information der Deutschen Nationalbibliothek
Die Deutsche Nationalbibliothek verzeichnet diese Publikation
in der Deutschen Nationalbibliografie; detaillierte bibliografische Daten
sind im Internet über http://dnb.d-nb.de abrufbar.

Korrigierte Neuauflage der Ausgabe von 1997
(Lübeck, Stuttgart, Jena, Ulm: Gustav Fischer)

E-Mail: info@psychosozial-verlag.de
www.psychosozial-verlag.de

Umschlagabbildung: Foto: Thomas Wiehr, Tübingen
Umschlaggestaltung & Innenlayout nach Entwürfen von Hanspeter Ludwig, Wetzlar
Satz: metiTec-Software, me-ti GmbH, Berlin
www.me-ti.de
ISBN 978-3-8379-3150-1 (Print)
ISBN 978-3-8379-7834-6 (E-Book-PDF)
ISSN 2567-5745

Inhalt

Geleitwort zur Neuauflage

Die Einladung der Herausgeberinnen, ein Geleitwort für diese Neuauflage zu schreiben, habe ich ohne Zögern gerne angenommen, da ich das Buch als einen signifikanten, historischen Meilenstein in der Geschichte der klinischen, körperorientierten Psychotherapie erachte. Die radikale Ausrichtung der Psychotherapie schizophren erkrankter Menschen auf der Grundlage eines neuen, bewegungstherapeutisch-körperorientierten Ansatzes verleiht dem Buch einen besonderen Stellenwert, vergleichbar mit anderen Pionieren dieser Hinwendung zum subjektiv-ganzheitlichen Erleben der Patienten: z.B. Trudi Schoops wenig beachtetes Buches aus dem Jahr 1974 *(... komm und tanz mit mir!)* oder auch das schon 1954 publizierte Buch von Marguerite Sechehaye *(Eine Psychotherapie der Schizophrenen)*, das erstmals – wenn auch unbeabsichtigt – eine Verbindung herstellte zwischen humanistischen und psychoanalytischen Zugangsweisen zum Verständnis der Schizophrenie und auch den Körperpsychotherapien als Behandlungsbaustein einer integrativen Therapie.

Zugleich hat das Buch auch 23 Jahre nach der 1. Auflage weiterhin eine besondere, aktuelle Relevanz, da in den letzten zehn Jahren wissenschaftliche Erkenntnisse aus der Schizophrenie-Forschung neue Impulse für eine körperorientierte, störungsspezifische Psychotherapie geliefert haben. Der von Sophie Krietsch und Birgit Heuer mit zahlreichen Abbildungen illustrierte therapeutische Ansatz ist in vieler Sicht bereits ein Vorgriff und essenzieller Bestandteil des Interventionsspektrums, das mittlerweile in Körperpsychotherapie-Manualen in der Psychotherapie-Forschung zur Behandlung der Schizophrenie evaluiert und auch klinisch eingesetzt wird.

Ich möchte das Buch aber auch noch aus einem anderen Grund all denen empfehlen, die sich in ihrer klinischen Arbeit mit schizophren Kranken beschäftigen: In einer Zeit, in der das subjektive Erleben des individuell psychisch kranken Menschen häufig einer Perspektive zum Opfer fällt, die psychische Erkrankung in neurowissenschaftlichen Kategorien und hirnphysiologischen Funktionsstörungen verortet, nehmen Krietsch und Heuer den Leser sprichwörtlich an die Hand, um gemeinsam »Schritte zur Ganzheit« zu gehen, sich mit dem schizophren kranken Menschen in eine interaktive therapeutische Beziehung zu begeben.

Krietsch und Heuer haben in ihrem 1997 erstmalig erschienen Buch das reiche klinische Erfahrungswissen ihrer über 40-jährigen Arbeit mit Psychose-Kranken systematisch im Sinne einer nachhaltigen Beziehungs-Arbeit dargestellt. Unter Bezugnahme auf die von Christian Scharfetter empirisch begründeten Theorie der Schizophrenie als einer fundamentalen Störung des Ich-Bewusstseins (oder auch Selbst-Störung) und den therapeutisch-methodischen Ansätzen der Funktionellen Entspannung und der Konzentrativen Bewegungstherapie definierten sie damit, in weiser Voraussicht auf die wissenschaftlichen Entwicklungen der letzten 20 Jahren, ihren theoretischen Bezugsrahmen. Zugleich widmen die Autorinnen das Buch gänzlich der praktisch-therapeutischen Arbeit, mit zahlreichen, konkreten Praxisbeispielen. Dies ist auch heute weiterhin eine Fundgrube für die therapeutische Arbeit mit schizophren Kranken – nicht nur für ausgewiesene Körperpsychotherapeut*innen sondern auch für Verhaltenstherapeut*innen, Psychiater*innen, Physiotherapeut*innen, Krankenpfleger*innen und Ergotherapeut*innen, die sich bemühen, Zugang zu finden zu den besonderen Erlebniswelten und Schwierigkeiten schizophren kranker Menschen.

Im Sinne der Einbettung des Praxisbuchs und um die aktuelle Relevanz zu verdeutlichen, möchte ich zwei Themen besonders herausstellen, um die Inhalte des Buches den Leser*innen im Jahr 2022 nahezubringen. Zum einen die Konzeption der Schizophrenie als die schwerste Form einer Selbst-Störung, woraus sich ein phänomenologisch wurzelndes und neuropsychologisch begründetes Modell herleitet. Zum anderen die Entwicklung der Körperpsychotherapie in Theorie und Praxis hin zu einer störungsspezifischen klinischen Intervention, hier am Beispiel der Psychosenbehandlung.

Die Schizophrenie als schwerste Form einer Selbst-Störung

Die phänomenologische Theorie und Forschung beschreibt Prozesse in einer sich entwickelnden schizophrenen Psychose als eine Neuorganisation von Bewusstsein und Verhalten, im Sinne einer Reaktion auf tiefere Störungen des Selbst (Sass & Parnas 2003, Stanghellini et al. 2013). Der Aspekt des impliziten, vorreflektiven, basalen und formativen Selbst (sog. Ipseität/Meinhaftigkeit, d.h. die Fähigkeit, sich mit sich selbst identisch zu erleben) wird als Voraussetzung einer jeden Selbsterfahrung erachtet und als tief im perzeptiven Körpererleben verwurzelt beschrieben (Fuchs 2012). Schizophren erkrankte Menschen leiden unter einer Störung dieses grundlegenden oder minimalen Selbsterlebens, d.h. die normal gegebene Qualität der Selbst-Erfahrung aus der Perspektive der ersten Person (Ipseität) ist beeinträchtigt (Fuchs & Röhricht 2017). Das Kerngefühl, als Subjekt der eigenen Erfahrung zu existieren und Urheber und ausführendes Organ der eigenen Handlungen zu sein, geht zunehmend verloren. Sass et al. (2018) definierten auf dieser Grundlage ein neues, »biophenosoziales« Modell der Schizophrenie, in dem auch die zentralen psychopathologischen (Positiv-/Negativsymptome, kognitive Symptome) und neurowissenschaftlichen Faktoren (zentralnervöses Integrationsdefizit) der Erkrankung mitberücksichtigt sind.

Es wird argumentiert, dass der subjektiv erlebte und gelebte Körper (Leib) die implizite Selbst-Erfahrung ursächlich hervorbringt (primitivster Aspekt des Selbstbewusstseins; Nelson et al. 2012). Diese verkörperte Form des Selbstbewusstseins (»Embodiment«) wird als Voraussetzung angesehen für die erfahrbare Unterscheidung zwischen Selbst und Nicht-Selbst (Parnas et al. 2005, Stanghellini 2004, 2009, Stanghellini et al. 2014). Die als Schizophrenie bezeichnete Erkrankung manifestiert sich durch die Unfähigkeit, eine Vielfalt sensorischer Eingaben in eine kohärente Zeit-Raum-Struktur der Selbst-Erfahrung zu integrieren. Es entwickelt sich eine Dissoziation zwischen Selbst-Beobachten und -Erleben und eine Aufmerksamkeitsverschiebung: »Das präreflexive, praktische Eintauchen des Selbst in die normalerweise durch den Körper vermittelte Welt wird beeinträchtigt oder geht verloren« (Fuchs & Röhricht, S. 128; übersetzt aus dem Englischen). Die Patienten sind damit anfälliger für das Gefühl einer Überflutung mit teils bizarr anmutenden, verzerrten körperlichen Wahrnehmungen (sog. »Coenästhesien«; Jenkins & Röhricht 2007) und erleben dissoziative Phänomene (»Disembodiment«), d.h. sie ziehen sich unbewusst vor einer Reizüberflutung durch die als bedrohlich erlebten körperlichen Wahrnehmungen zurück. In einer kürzlich erschienen Publikation beschreiben Röhricht et al. (2020) Ergebnisse einer Längsschnittstudie bei Patient*innen mit einer Erstmanifestation psychotischer Erkrankung aus dem schizophrenen Formenkreis. Die Studienergebnisse sind aufgrund der kleinen Fallzahl als vorläufig zu betrachten, bestätigen jedoch empirisch die theoretischen Annahmen und Ergebnisse früherer Studien (Priebe & Röhricht 2001) und die Konzeptualisierung der Schizophrenie als Störung des verkörperten Selbst: Es zeigte sich, dass Selbst-Störungen und Störungen des Körpererlebens miteinander assoziiert waren. Die Studie bestätigte des Weiteren die Annahmen eines Kontinuums von Störungen des basalen Selbst mit einem Spektrum von prodromalen bis hin zu psychotischen Symptomen. Das

Erleben der Patienten einer sich körperlich manifestierenden Auflösung des Ich-Gefühls ging einher mit körperlichen Beeinträchtigungs-Empfindungen, einer Schwächung der Interkorporalität (Zwischenleiblichkeit) und damit auch des sozialen Engagements sowie der sozialen Einbindung.

In früheren phänomenologischen Studien zum Körperleben in der Schizophrenie beschrieben Patient*innen das Gefühl, ihren Körper oder seine Teile als bloße Dinge und nicht als lebendige Anteile des eigenen Körpers zu erfahren. Die Patient*innen erleben dabei den eigenen Körper als leblos und/oder durch irgendeine Art Mechanismus ersetzt. Stanghellini et al. (2014) identifizierten diese Erfahrungen von Dinglichkeit bzw. Mechanisierung als potenzielle Prädiktoren einer Schizophrenie, d. h. als spezifische »Phänotypen«, die schon in den sogenannten Prodromal-Stadien der Schizophrenie in Erscheinung treten. Sie schlugen vor, dass dieser Faktor zu einer Differenzialdiagnose in der Abgrenzung zu somatoformen Beschwerden beitragen könnte. Insbesondere zwei Faktoren werden dabei herausgestellt: Empfindungen fortschreitender Entkörperlichung (somatopsychische Depersonalisierung, Objektivierung, Dinglichkeit) und die beeinträchtigte Fähigkeit, ein normales Muster somatosensorischer Wahrnehmungen zu erkennen. In ähnlicher Weise skizzieren Fuchs & Röhricht (2017) den Krankheitsprozess des »Disembodiment« in der beginnenden Schizophrenie: »neue, eigenwillige Besonderheiten können entstehen, d. h. Ausdrucksqualitäten der Umwelt, seltsame Merkmale von Personen und Gesichtern, überbedeutende Objekte, die sich vom Hintergrund abheben, oder Körperempfindungen, die sich zu abnormalen Wahrnehmungen entwickeln« (S. 132; übersetzt aus dem Englischen). Blankenburg (1971) hat diesen Zustand aus einer phänomenologischen Perspektive als Verlust der natürlichen Selbstverständlichkeit bezeichnet.

Auch hinsichtlich des zweiten theoretischen Bezugsrahmens, den Heuer und Krietsch 1997 für ihre praktische Arbeit heraus stellten (Winnicott 1994) sind neuere Erkenntnisse aus der Entwicklungspsychologie hier zu erwähnen: Basale Erfahrungen eines verkörperten Selbst bilden sich bereits vor der Geburt in Interaktion zwischen dem Fötus und seiner frühesten Umwelt, dem Mutterleib, aus, worauf etliche, auch aktuelle Publikationen hinweisen (z. B. v. Arnim 1994, Janus 2013, Grunwald 2017, Entringer 2015). Entsprechend neuerer Untersuchungen, z. B. zur »fetalen Programmierung«, können ungenügende vorgeburtliche Entwicklungsbedingungen sowie prae- und perinatale zwischenleibliche Erfahrungen im multifaktoriellen Geschehen der Psycho-Entwicklung miterfasst werden.

Eine Ausdifferenzierung eines sozial vermittelten Selbstgefühls wird in den frühen Interaktionen mit den primären Bezugspersonen entwickelt. Neugeborene sind bereits in der Lage, die Mimik anderer nachzuahmen, das heißt, sie erleben den Körper des anderen in reziproker Wechselwirkung mit dem eigenen Leib. Dies ermöglicht eine körperliche Resonanz zur frühen Beziehungserfahrung mit anderen, insbesondere der Mutter, die sich dann im Sinne gemeinsamer affektiver Zustände und der emotionalen Abstimmung entwickelt. Das Kind erwirbt auf diese Weise ein implizites Wissen darüber, wie man mit anderen interagiert. Diese Prozesse gestatten es, Freude zu teilen, die Aufmerksamkeit des anderen zu erregen bzw. Überstimulation zu vermeiden. Das interkorporale Erleben und das Selbst-Bewusstsein sind eng miteinander verbunden und konstituieren eine zusätzliche soziale Dimension des basalen Selbst. Diese frühen Entwicklungsphasen sind in hohem Masse störungsanfällig; in der Literatur werden verschiedene externe Risikofaktoren für die schizophrene Erkrankung benannt, z. B. Ereignisse in der Schwangerschaft, Kindesmissbrauch, Migration, Leben in der Stadt, traumatische Lebensereignisse und Cannabiskonsum (Murray et al. 2020).

Eine Vielzahl von Befunden aus der neuropsychologischen Forschung untermauern diese Erkenntnisse, dies kann an dieser Stelle und im Rahmen eines Geleitwortes nicht ausführlich dargestellt werden. Um ein Beispiel zu nennen, möchte ich auf die Forschung zur nonverbalen Kommunikation bei schizophrenen Patienten der Arbeitsgruppe von Sebastian Walter in Bern verweisen: Eine kürzlich publizierte Studie (Wüthrich et al. 2020) verweist auf erhebliche Defizite im gestischen Ausdrucksverhalten der Patienten, diese waren assoziiert mit anderen Kernsymptomen der Erkrankung und wurden als wichtiger Faktor für die Probleme der sozialen Integration identifiziert. Ein anderes Beispiel ist die Forschung zum Thema »agency« (Selbstwirksamkeit). In Studien wurde gezeigt, dass efferente motorische Signale (selbst-initiierte Bewegung) und afferente sensorische Rückmeldungen (sensomotorische Integration) notwendig sind, um ein integriertes Körpererleben zu erzeugen. Korrekt attribuierte Körper- und Bewegungserfahrungen gelten dementsprechend als wesentliche Voraussetzungen für die Entstehung einer integrierten Selbstwahrnehmung und eines basalen Gefühls von Identität und Selbstabgrenzung (Voss et al. 2006, 2017, Grunwald 2017).

Zusammenfassend lassen sich diese Erkenntnisse aus der Perspektive der funktionellen Psychopathologie für die Schizophrenie wie folgt beschreiben:

1. Eine Schwächung des grundlegenden, vorreflexiven Selbstgefühls, wurzelnd in einer Störung der impliziten Körperfunktion in den Dimensionen von Wahrnehmung und Emotion d. h. eine Verringerung des eigenleiblichen Spürens und insofern des »In-der-Welt-Seins« manifestiert sich als verzerrte Körperbinnen-Erfahrung (Coenästhesien).
2. Daraus resultieren Störungen der Zwischenleiblichkeit (Beziehungen mit anderen), Beeinträchtigungen der nonverbalen Kommunikation und der

Realitätsprüfung (Positivsymptomatik mit Wahnsymptomen und Störungen der exterozeptiven Wahrnehmung).
3. Ebenso resultieren daraus Isolierungen vom erweiterten sozialen Umfeld (Negativsymptome wie emotionaler und sozialer Rückzug), denn die Beeinträchtigung von Kernaspekten des Selbstbewusstseins führt zu Zuständen existenzieller Angst, einer ›Zentralisierung‹ des Körperschemas auf bestimmte Körperzonen wie Kopf und Rumpf und einem Rückzug auf »insuläre« Kernaspekte des Selbsterlebens.

Die körperorientierte Psychotherapie (KOPT) schizophrener Erkrankung

Vor diesem Hintergrund ist die körperorientierte Psychotherapie bei schizophrener Erkrankung indiziert und bereits als eine störungsspezifische Therapie konzipiert und evaluiert worden (Röhricht & Priebe 2006; Röhricht et al. 2009, 2011, Priebe et al. 2016, Martin et al. 2016).

So wie auch bei Krietsch und Heuer zugrunde gelegt, stellt dieses Vorgehen die Befunde einer Dissoziation von der eigenen Körperlichkeit und der Beziehungslosigkeit als davon bestimmter Grundstörung in den zentralen Fokus der Psychotherapie.

Während die medikamentöse Behandlung mit Neuroleptika häufig gute Effekte auf Positivsymptome hat, sind Selbst-Störungen kaum durch Medikation beeinflussbar. Hingegen gelten körperorientierte Verfahren als vielversprechende Methode zur Behandlung der basalen Selbststörungen bzw. des Disembodiment (Röhricht et al. 2009, 2011). Kontrollierte Studien verweisen auf eine signifikante Effektivität körperorientierter Psychotherapie zur Behandlung des gestörten expressiven Ausdrucksverhaltens (Priebe et al. 2016) und anderer Aspekte der Negativsymptomatik (Röhricht & Priebe 2006, Martin et al. 2016, Savill et al. 2017).

Die manualisierte KOPT zielt speziell auf die beschriebenen grundlegenden Störungen des basalen körperbezogenen Verlustes der »Meinhaftigkeit« (Ipseität) und die sekundären Konsequenzen der Entkörperlichung auf das Beziehungsmuster ab. Die KOPT der Schizophrenie fördert eine Ich-Konsolidierung im Sinne einer Verankerung des Selbsterlebens im Körpererleben und dient im Weiteren dann auf dieser Grundlage der Förderung der sozialen Interaktion. Aufgrund der nicht-kognitiven Natur negativer Symptome (emotionaler Rückzug, affektives Abstumpfen, motorische Verzögerung) eignen sich bei den körperorientierten Interventionen besonders die sensorischen Wahrnehmungstechniken und emotional motivierte Bewegungsanreize, die auf die Integration im Erleben abzielen.

Ziel der Therapie ist es (Röhricht 2000, 2009):

1. eine grundlegende, kohärente und verkörperte Selbst-Struktur anzubahnen/zu rekonstruieren, eine Stärkung der körperbezogenen Selbstreferenz (»Meinhaftigkeit«), als Voraussetzung für eine sichere soziale Interaktion sowie eine verbesserte Realitätsprüfung zu erreichen,
2. eine Verbesserung des Körpergrenz-Bewusstseins und der Selbstabgrenzung im Erleben und Handeln zu bewirken, dies als Voraussetzung für die soziale Interaktion,
3. Patient*innen dabei zu helfen, eine breitere Varianz von emotionalen Reaktionsweisen und Ausdrucksmöglichkeiten zu erkunden, das Repertoire des Kommunikationsverhalten auf der Grundlage des zuvor erarbeiteten sicheren Standes in der Welt (»Grounding«) zu erweitern, um emotionalen Rückzug zu reduzieren und eine Verbesserung der prosozialen Fähigkeiten und der affektiven Modulationen aufzubauen.

Das Konzept des verkörperten Selbst erlaubt, die vielfältigen und oft heterogenen Symptome und Erfahrungen schizophrener Patienten aus einer integrativen Sichtweise zu verstehen. Es dient als Paradigma für eine Psychopathologie, die berücksichtigt, wie die Beziehungen zwischen der Person und der Welt durch den gelebten Körper (Leib) auf allen Ebenen vermittelt werden.

Störungen des neuronalen Systems sind in diesem Modell aufgrund einer fehlerhaften neuronalen Reifung bei der Entstehung der grundlegenden Symptome relevant. Aber diese Fehlfunktionen wirken nur als einer der Faktoren, die zur Beeinträchtigung der Umsetzung einer kohärenten Selbst-Erfahrung in Wechselwirkung mit der Umwelt zum Tragen kommen. Und die Frage der Entwicklung von Störungen des neuronalen Systems ist keine von den frühen Erfahrungen unabhängige. Die schizophrene Erkrankung ist also nicht nur eine Hirnstörung, sondern ein sich auf mehrere Bereiche beziehendes Phänomen, d. h. eine Störung im Leib- und Selbsterleben des Patienten, die sich in den belebten Raum hinein erstreckt und auf die Beziehungen zu anderen auswirkt. Diese enge Verflechtung des Körpererlebens mit den Beziehungsstrukturen (Haltung, Bewegung, emotionale Erfahrung, Selbstbewusstsein und Selbstbehauptung) wird in den Gruppentherapien gezielt angesprochen.

Krietsch und Heuer haben in ihrem Buch bereits eine Vielzahl von Interventionen vorgestellt die hier zum Einsatz kommen: die Arbeit mit (Übergangs-)

Objekten, die interaktionelle Ausrichtung der Therapeutinnen (d. h. aktiv werden Übungen mit ausgeführt), die Betonung der Hilfs-Ich Funktion des Therapeuten, wichtige Prinzipien, die über Spiegelfunktionen (»Mirroring«) und Erdung (»Grounding«) in den Therapieprozess eingeführt werden.

Der erlebnis-orientierte Charakter der Übungen fördert den Weltbezug im Sinne einer körperorientierten Selbst-Exploration. Krietsch und Heuer nehmen auch Elemente der in Studien zugrunde gelegten Manualisierung vorweg: eine Struktur mit einer initialen Phase der Einstimmung, dann die ›Durchführung des Themas‹, und eine integrativ ausgerichtete Abschlussrunde, um auch narrative Neuorientierungen zu fördern. Sie betonen die zentrale Relevanz der Arbeit mit Gefühlszuständen und beziehen sich häufig auf die von Christian Scharfetter (1981, 1995) beschriebenen fünf basale Ich-Dimensionen:

- Vitalität: Atmung, Bewegung, Wärme, und Beziehung.
- Kohärenz: gelenkige Verbindungen, Ganzkörperbewegungen, Hautempfinden, Ganzkörperwahrnehmung im Feld der Schwerkraft, Wahrnehmen des Bodens.
- Identität: Arbeit mit Händen, Füßen und Stimme
- Aktivität: selbst-bestimmte und -initiierte Aktionen/Handlungen, führen und geführt werden, Objekte werden bedient und bewegt
- Demarkation: Übungen zur Körper-Selbst Exploration und zum Selbst-Ausdruck, Erfahrung der Körpergrenzen, Beziehungsaufnahme, reflexive und authentische Bewegungs-Muster, Rhythmus.

Die Schwerkraft wird genutzt zur Erdung sowie, um einen sicheren, geschützten Stand(-punkt) in der Welt zu erarbeiten, dies fördert die Erfahrung von Sicherheit und Halt sowie die Realitätsprüfung. Entgegen der Schwerkraft wird gearbeitet, um die Ich-Aktivität zu explorieren. Andere Themen, die therapeutisch gezielt angesprochen werden, beinhalten Aspekte wie z. B. Wunsch nach entgrenzender, symbiotischer Verschmelzung versus sozialer Rückzug, Isolation und autistischem Verhalten. Zudem richtet sich das Augenmerk auf das Beziehungsgeschehen in der Gruppe, das Erleben des Gemeinsamen.

Sowohl Trudi Schoop aus der Perspektive der Tänzerin und der Tanztherapie als auch Krietsch und Heuer aus der Perspektive der Funktionellen Entspannung und der Konzentrativen Bewegungstherapie, zeigen, wie diese Arbeit mit schizophren kranken Menschen interaktiv und körperbezogen ausgerichtet ist und dabei den Therapeutinnen etwas abverlangt, was der kognitiven Verhaltenstherapie, der psychodynamischen Therapie und der Gesprächstherapie im Allgemeinen fehlt, beziehungsweise abhanden gekommen ist: Sich als Person ganz in den Erfahrungsraum der Therapie mit den Patienten hinein begeben, um dort in der aktuellen Inter-Aktion psychotherapeutisch wirken zu können. Insbesondere für schizophren erkrankte Menschen ist diese Unmittelbarkeit der körperbezogenen Erfahrung eines Mit-Einander-Seins zentral wichtig, um in einem geschützten Rahmen Nähe und Distanz austarieren und Schritte zur Ganzheit gehen zu können.

Frank Röhricht
London, 25. Mai 2021

Literatur

Arnim, A. v. (1997e [1994]). Pränatale Verwicklungen und der Rhythmus. In T. v. Uexküll, M. Fuchs & R. Johnen (Hrsg.), *Subjektive Anatomie* (S. 135–143). Stuttgart: Schattauer.

Blankenburg, W. (1971). *Der Verlust der natürlichen Selbstverständlichkeit. Ein Beitrag zur Psychopathologie symptomarmer Schizophrenien*. Enke, Stuttgart.

Entringer, S., Buss, C. & Wadhwa, P.D. (2015). Prenatal stress, development, health and disease risk: A psychobiological perspective – 2015 Curt Richter Award Paper. *Psychoneuroendocrinology, 62*, 366–375.

Fuchs, T. (2012). Selbst und Schizophrenie. *DZPhil, (60)*6, 887–890.

Fuchs, T. & Röhricht, F. (2017). Schizophrenia and intersubjectivity: An embodied and enactive approach to psychopathology and psychotherapy. *Philos Psychiatr Psychol., 24*(2), 127–142.

Grunwald, M. (2017). *Homo Hapticus. Warum wir ohne Tastsinn nicht leben können.* München: Droemer.

Janus, L. (2013). *Die Pränatale Dimension in der Psychotherapie*. Heidelberg: Mattes.

Jenkins, G. & Röhricht, F. (2007). From cenesthesias to cenesthopathic schizophrenia: a historical and phenomenological review. *Psychopathology, 40*, 361–368.

Lauffer, V. (2010): Was können pränatale Erfahrungen in der Arbeit mit Funktioneller Entspannung ermöglichen? *Theorieheft der A.F.E., 37*, 6–41.

Martin, L., Koch, S., Hirjak, D. & Fuchs, T. (2016). Overcoming Disembodiment: The Effect of Movement Therapy on Negative Symptoms in Schizophrenia – A Multicenter Randomized Controlled Trial. *Frontiers in Psychology, 7*, 483.

Murray, R. M., David, A. S. & Ajnakina, O. (2020). Prevention of psychosis: moving on from the at-risk mental state to universal primary prevention. *Psychol Med, 51*(2), 1–5.

Nelson, B., Thompson, A. & Yung, A. R. (2012). Basic self-disturbance predicts psychosis onset in the ultra high risk for psychosis »prodromal« population. *Schizophr Bull., 38*, 1277–1287.

Parnas, J., Handest, P., Jansson, L. & Saebye, D. (2005). Anomalous subjective experience among first-admitted schizophrenia spectrum patients: empirical investigation. *Psychopathology, 38*(5), 259–267.

Priebe, S. & Röhricht, F. (2001). Specific body image pathology in schizophrenia. *Psychiatr Res, 101*, 289–301.

Priebe, S., Savill, M., Wykes, T., Bentall, R. P., Reininghaus, U., Lauber, C., Bremner, S., Eldridge, S. & Röhricht, F. (2016). Effectiveness of group body psychotherapy for negative symptoms of schizophrenia: multicentre randomised controlled trial. *Br J Psychiat, 209*, 54–61.

Renggli, F. (2018). *Früheste Erfahrungen – ein Schlüssel zum Leben*. Gießen: Psychosozial-Verlag.

Röhricht, F. (2000). *Die körperorientierte Psychotherapie psychischer Störungen. Ein Leitfaden für Forschung und Praxis*. Göttingen: Hogrefe.

Röhricht, F. (2009). Body oriented psychotherapy – the state of the art in empirical research and evidence based practice: a clinical perspective. Body, *Movement and Dance in Psychotherapy, 4*, 135–156.

Röhricht, F. (2011). Das theoretische Modell und die therapeutischen Prinzipien/Mechanismen einer integrativen Körperpsychotherapie bei somatoformen Störungen. *Psychotherapie Wissenschaft, 1*, 5–13.

Röhricht, F., Eranti, S., Ballerini, M., Mancini, M., Neale, J., Tsoumpris, A. & Stanghellini, G. (2020). Abnormal bodily phenomena in first episode psychosis – a preliminary, exploratory cohort study. *Psychopathology, 53*, 74–83.

Röhricht, F., Papadopoulos, N., Holden, S., Clarke, T. & Priebe, S. (2011). Therapeutic processes and clinical outcomes of body psychotherapy in chronic schizophrenia – An open clinical trial. *The Arts in Psychotherapy, 38*, 196–203.

Röhricht, F., Papadopoulos, N., Suzuki, I. & Priebe, S. (2009). Ego-pathology, body experience, and body psychotherapy in chronic schizophrenia. *Psychology and psychotherapy: Theory, research and practice, 82*, 19–30.

Röhricht, F. & Priebe, S. (2006). Effect of body oriented psychological therapy on negative symptoms in schizophrenia: a randomised controlled trial. *Psychol Med, 36*, 669–678.

Sass, L., Borda, J. P., Madeira, L., Pienkos, E. & Nelson B. (2018). Varieties of self disorder: a biophenosocial model of schizophrenia. *Schizophr Bull, 44*, 720–727.

Sass, L. A. & Parnas, J. (2003). Schizophrenia, conscious-ness, and the self. *Schizophr Bull, 29*, 427–444.

Savill, M., Orfanos, S., Bentall, R., Reininghaus, U., Wykes, T., & Priebe, S. (2017). The impact of gender on treatment effectiveness of body psychotherapy for negative symptoms of schizophrenia: a secondary analysis of the NESS trial data. *Psychiatr Res, 247*, 73–78.

Scharfetter, C. (1981). Ego-psychopathology: the concept and it's empirical evaluation. *Psychol Med, 11*, 273–280.

Scharfetter, C. (1995). *The self-experience of schizophrenics. Empirical studies of the ego/self in schizophrenia, borderline disorders and depression*. Zürich: Private Publication.

Schoop, T. (1981). *… komm und tanz mit mir! Ein Versuch, dem psychotischen Menschen durch die Elemente des Tanzes zu helfen*. Zürich: Verlag Musikhaus Pan.

Sechehaye, M. (1954/1992). *Eine Psychotherapie der Schizophrenen. Die Methode der symbolischen Wunscherfüllung*. Stuttgart: Klett Cotta.

Stanghellini, G. (2004). *Disembodied spirits and deanimated bodies. The psychopathology of common sense*. London/New York: Oxford University Press.

Stanghellini, G. (2009). Embodiment and schizophrenia. *World Psychiatry, 8*, 56–59.

Stanghellini, G., Ballerini, M., Blasi, S., Mancini, M., Presenza, S., Raballo, A. & Cutting, J. (2014).The bodily self: a qualitative study of abnormal bodily phenomena in persons with schizophrenia. *Compr Psychiatr, 55*, 1703–1711.

Stanghellini, G., Bolton, D. & Fulford, W. K. (2013). Person-centered psychopathology of schizophrenia: building on Karl Jaspers' understanding of patient's attitude toward his illness. *Schizophr Bull, 39*, 287–294.

Steimer-Krause, E. (1996). *Übertragung, Affekt und Beziehung. Theorie und Analyse nonverbaler Interaktionen schizophrener Patienten*. Bern: Peter Lang.

Voss, M., Chambon, V., Wenke, D., Kühn, S. & Haggard, P. (2017). In and out of control: brain mechanisms linking fluency of action selection to self-agency in patients with schizophrenia. *Brain, 140*(8), 2226–2239.

Voss, M., Ingram, J. N., Haggard, P. & Wolpert, D. M. (2006) Sensorimotor attenuation by central motor command signals in the absence of movement. *Nature neuroscience, 9*(1), 26.

Wüthrich, F., Pavlidou, A., Stegmayer, K., Eisenhardt, S., Moor, J., Schäppi, L., Vanbellingen, T., Bohlhalter, S. & Walther, S. (2020). Nonverbal communication remains untouched: No beneficial effect of symptomatic improvement on poor gesture performance in schizophrenia. *Schizophr Res, 223*, 258–264.

Vorwort der Herausgeberinnen

Das von den beiden Autorinnen Sophie Krietsch und Birgit Heuer im Jahre 1997 verfasste Buch *Schritte zur Ganzheit – Bewegungstherapie mit schizophren Kranken* hat von seiner damaligen Bedeutung, hilfreiches therapeutisches Vorgehen zu beschreiben, nichts verloren, sondern wird im Gegenteil durch heutige Erkenntnisse aus Neurowissenschaft, Bindungstheorie, Säuglingsforschung, Mentalisierungskonzepten, Traumatherapie sowie Körperpsychotherapie bestätigt.

Die Autorinnen stellen ein Konzept der Bewegungstherapie vor als »Versuch, auf dem schwierigen Feld der Behandlung schizophren Kranker einen klareren Weg zu finden« (S. 35). Dabei schöpfen sie aus ihrer langjährigen Erfahrung der stationären Gruppen- wie Einzelarbeit mit schizophren Erkrankten als Krankengymnastin bzw. Gymnastiklehrerin, die ihre beruflichen Fähigkeiten mit Therapieausbildungen in Funktioneller Entspannung und Konzentrativer Bewegungstherapie erweitert haben. Aus ihrer Beobachtung, dass die der Schizophrenie zugrunde liegende Störung eine existenzielle Beziehungsstörung ist, stellen sie vier Übungsbereiche vor, um mit den erkrankten Menschen die Beziehung zum eigenen Körper, zu Raum und Zeit, zu den Dingen und zu den Mitmenschen zu entwickeln. Dabei sind die »Übungen« nicht als starres Programm zu verstehen, sondern werden sehr feinfühlig und differenziert an die aktuelle Verfasstheit und individuelle Besonderheit der Erkrankten angepasst. Sie orientieren sich am Spüren, am leiblichen Erfahren der Realität in diesem Moment, die Wirksamkeit der Biografie immer implizit und, wenn es passt, auch explizit miteinbeziehend. Dies wird ganz besonders deutlich in den Beispielen der Einzeltherapien und gilt für die Gruppenarbeit ebenso. Sie stellen ein Vorgehen von Beziehungsmedizin in der Psychiatrie vor, das sich ganz am leibhaftigen Erleben orientiert.

Das Vorgehen der beiden Autorinnen ist von einem Menschenbild geprägt, das von tiefstem Respekt zeugt vor der Einmaligkeit jedes Menschen, seinem leiblichen Erleben von frühesten Lebenszeiten an und dessen Wirksamkeit bis heute, seiner grundsätzlichen Fähigkeit zu Eigenwirksamkeit.

Der ursprünglich leibpädagogische Erfahrungsschatz der Autorinnen wird deutlich. Körpertherapeutisches Vorgehen, das mehr anbietet, Erfahrungen nachzuholen, und körperpsychotherapeutisches Vorgehen, das alles respektiert und die biografische leibliche Erfahrung berücksichtigt, berühren sich ständig und befruchten sich gegenseitig.

Die therapeutische Haltung ist eine körperpsychotherapeutische – annehmend, respektierend, nicht fordernd, wissend darum, dass wir den Heilungsweg für unsere Patient*innen nicht wissen, sondern nur gemeinsam über das leibliche Spüren entdecken können, liebevoll und geduldig eingehend auf frühe Lebenserfahrungen des Säuglings und die damit verbundenen Gefühle von Angst, Lebensbedrohung, Trauer, Wut. Diese Haltung entspricht der von Winnicott beschriebenen aktiven Anpassung der Mutter an die Bedürfnisse des Säuglings.

Die vorgestellten Theorien zur Schizophrenie beziehen sich auf Scharfetter (1995) und Winnicott (1994), durch deren Ausführungen Sophie Krietsch in ihren Erfahrungen bestätigt wurde. Begriffe aus unserem heutigen Verständnis von Persönlichkeitsstörungen, analytischer Betrachtung von Übertragungsvorgängen, von traumatherapeutischen Sichtweisen, von Resonanzphänomenen und Regulationsweisen des autonomen Nervensystems werden nicht verwandt, jedoch als Phänomene in ihrer Leibhaftigkeit mit sehr klarer Sprache beschrieben.

Wir verzichten auf eine Aktualisierung in der theoretischen Zuordnung zum heutigen Verständnis, da wir damit eine Festlegung in gegenwärtige Denksysteme vornehmen würden. Wir betrachten diese Neuausgabe als Zeitdokument. Deshalb soll es auch, abgesehen von einem aktuellen Vorwort und einem Geleitwort von Frank Röhricht, unverändert neu herausgegeben werden.

Aus den konzeptualisierten Erfahrungen von Sophie Krietsch und Birgit Heuer können wir für das Verständnis und die Zusammenarbeit heute mit schizophren erkrankten, ebenso mit psychosomatisch erkrankten und ganz allgemein mit frühverletzten Menschen viel lernen. Wir haben höchsten Respekt vor der Leistung unserer Lehrerin Sophie Krietsch und unserer Kollegin Birgit Heuer.

Wir danken Sophie Krietsch, mit der zusammen wir mehrere Jahre bis zu ihrem Tod 2012 in einem Arbeitskreis, u. a. zur Neuherausgabe dieses Buches, intensiv zusammengearbeitet haben, auch dafür, uns viele Jahre, während unserer Ausbildung und als Kolleg*innen, im Umgang mit eigenen frühverletzten Anteilen begleitet und uns so befähigt zu haben, unseren Patient*innen ein hilfreiches Gegenüber zu sein.

Dem Buch wünschen wir eine gute Verbreitung und den Leser*innen Zugang zu diesem Pionierwerk der Körperpsychotherapie für Menschen, die an psychotischen und auch anderen frühen Störungen ihrer Selbstentwicklung leiden.

Erste Schritte führen zu einer Behandlungsmethode

Sophie Krietsch

Im Februar 1945 erwarb ich mein Diplom als staatlich geprüfte Gymnastiklehrerin. Zehn Jahre später erfuhr ich von dem pensionierten ärztlichen Direktor des Psychiatrischen Landeskrankenhauses Schussenried, dass er dort eine Stelle für Gymnastik, er dachte dabei an Eurythmie, geschaffen hatte.

Ich kannte bis dahin keine psychisch kranken Menschen, aber dieses neue Aufgabengebiet interessierte mich sehr. Ich bekundete bei dem damaligen Direktor, Prof. Dr. Haddenbrock, mein Interesse an der Stelle für Gymnastik an seinem Krankenhaus. Er lud mich daraufhin zu einem Vorstellungsgespräch ein.

Ein psychiatrisches Krankenhaus vor mehr als 40 Jahren sah anders aus als heute. Es gab eine Männer- und eine Frauenseite, streng voneinander getrennt, es gab unruhige und ruhige Stationen. Die Patienten blieben über lange Zeit, die meisten über Jahre. Als Behandlung gab es die Elektroheilkrampf-Behandlung und die Insulin-Behandlung. Die Pharmakotherapie nahm 1955 gerade ihren Anfang. Damit begann die große Wende in der Psychiatrie und die große Veränderung in den psychiatrischen Landeskrankenhäusern. Auch die Entwicklung der Bewegungstherapie in den folgenden Jahren war nur möglich, da die Patienten durch die Wirkung der Psychopharmaka ansprechbarer und somit für die Bewegungstherapie erreichbar wurden.

Der Tag, an dem ich mich vorstellte, war ein sonniger, warmer Frühsommertag und auf der Frauenseite befanden sich viele Patientinnen in einem großen, sehr schönen Garten. Die Schönheit dieses Gartens und das Aussehen der Frauen waren von einer so drastischen Gegensätzlichkeit, die mich zutiefst erschütterte. Die Gesichter und die Körper der Frauen waren ohne Ausdruck, ohne lebendige Bewegung. Es gab keinen Kontakt in kleineren oder größeren Gruppen, die Frauen liefen entweder jede für sich allein ihre eigenen Wege, oder sie saßen verstreut auf Stühlen. Manche redeten vor sich hin. Mit den unlebendigen Gesichtern und den schlaffen Körpern sahen sie »hässlich« aus. Ich muss dieses

Wort verwenden, weil es ständig in meinem Kopf war. Ich konnte den Anblick kaum aushalten.

Die Männerseite zeigte mir eine junge Ärztin. Wir kamen auf die »unruhige Abteilung«. Alle Männer waren im Freien. Hier gab es keinen Garten, nur einen Platz mit einer Mauer rings herum. An dieser Mauer lehnte in der hellen Sonne ein Mann in einer merkwürdigen Haltung. Er stand nur auf einem Bein, schien wie erstarrt. Ich konnte meinen Blick nicht von ihm wenden. Ich wunderte mich, wie er diese Position, ohne sich zu rühren, aushielt. Da wandte er mir ganz plötzlich sein Gesicht zu, löste sich aus seiner Starre und kam mit ausgestreckter Hand lächelnd auf mich zu. Ich konnte gar nicht anders, als ihm ebenfalls meine Hand zur Begrüßung hinzustrecken. Er drückte sie kräftig. Mein Gedanke, die Kranken tun einem nichts, mischte sich mit Wärme für diese Menschen.

Nach dieser ersten Erfahrung kündigte ich meine momentane Arbeitsstelle und begann auf einem mir völlig unbekannten Feld eine neue Arbeit.

Der 15. August 1955 war mein erster Arbeitstag, es herrschte sommerliches Wetter. Eine Ärztin stellte eine Gruppe mit etwa acht Patientinnen zusammen. Es waren gerade die Frauen, die mir bei der ersten Begegnung ob ihrer Unlebendigkeit und Hässlichkeit den großen Schrecken eingejagt hatten. Eine Schwester brachte die Gruppe in den Garten, in dem sie sich sofort verliefen.

Ich hatte einen Ball und versuchte, mit jeder einzelnen Frau, indem ich ihr nachging, Ball zu spielen. Dabei erlebte ich zu meinem Erstaunen, dass die Gesichter lebendiger wurden. Warme Augen richteten sich auf mich, und am Ende der ersten Stunde standen die Frauen im Kreis um mich herum. Ich warf den Ball jeder Einzelnen zu und erhielt ihn wieder. Es kam in mir das starke Gefühl auf »das kann ich«. Ich wusste das mit dem Herzen, mit dem Kopf jedoch wusste ich, dass ich nichts Konkretes weiß, was mein neues Arbeitsgebiet betraf. Jedoch durch meine Erfahrung aus dieser ersten Stunde erkannte ich, dass Beziehungslosigkeit ein Ausdruck der Krankheit ist. Beziehung gehört zum Leben und so wurde *Kontakt herstellen, Beziehung aufnehmen* der erste Ansatzpunkt, mit dem ich mich in meinem neuen Wirkungsbereich beschäftigte und auseinandersetzte.

Erst allmählich, im täglichen Umgang mit den Kranken, erfuhr und erlebte ich, was zum Kontakt-Aufnehmen alles gehört und welche Schwierigkeiten die Kranken dabei zu überwinden haben, den anderen anschauen, auf ihn zugehen oder ihn erwarten, grüßen mit dem Blick oder mit Berührung, nach dem Namen fragen, dies alles sind große Probleme für die Kranken. Mehr und mehr wurde mir bewusst, wie vollständig in sich zurückgezogen die Kranken waren, ängstlich das Leben in der Zwischenmenschlichkeit meidend.

In den ersten Jahren meiner Arbeit im Landeskrankenhaus Schussenried arbeitete ich fast ausschließlich mit Gruppen von schizophrenen Patienten, die schon seit Jahren erkrankt waren.

Der Ball, mitunter auch ein anderes Gerät, war das Kontaktmittel, ich war die Hauptbezugsperson in der Gruppe. Wenn wir blaue oder rote Bälle in den Händen hatten, konnten wir sie untereinander austauschen, wir konnten sehen, mit wem wir tauschten. Standen alle mit ihren Bällen im Kreis, konnten wir sogar denjenigen aufrufen, mit dem wir tauschen wollten. Es gesellte sich zum Schauen und Anschauen unsere Stimme und das direkte Zugehen aufeinander.

Es waren die einfachsten Formen der Kontaktaufnahme, mit denen ich versuchte, die Kranken zu diesen Kontaktspielen zu verlocken. Diese Einfachheit musste ich erst lernen. Sie ist eines der wichtigsten didaktischen Elemente, damit der Sinn der Aufgabe klar hervortritt und verstanden wird.

Die Monotonie der Bewegung der Patienten ließ mich ständig nach Mitteln suchen, dieses automatenhafte, roboterhafte Bewegen zu unterbrechen. Meine Stimme, mein Zuruf, war unerlässlich, um bei einer Bewegungsform einen Schluss herbeizuführen, einen neuen Beginn anzumelden oder auch einen Richtungswechsel, z. B. beim Gehen oder Ballspielen im Kreis. Meinen Zuruf ersetzte ich allmählich durch einen Schlag auf die Triangel oder das Tamburin. Darauf zu hören, erforderte bereits mehr Aufmerksamkeit von den Patienten.

Die Patienten hatten kein Gefühl dafür, wann sie beim Ballspiel von einer Form genug hatten, um dann selbst mit einer anderen anzufangen. Sie hatten kein Gefühl für ein Zeitmaß mit Beginn und Ende. Sie waren außerhalb der Zeit, *lebten nicht in der Realität von Zeit und Raum.* Denn genauso wenig wie die Zeit, konnten sie den Raum wahrnehmen.

In einem Gespräch mit einem Arzt beschrieb ich, dass ich die Patienten, wenn sie im Raum stehen, auffordere, den Boden zu sehen und ihn im Auftreten zu spüren. Dann den Blick nach oben zur Decke zu richten, sich mit den Armen nach ihr auszustrecken. Wieviel fehlt noch, bis ich sie erreichen könnte? Der Arzt konnte es nicht fassen, dass diese einfachen Bezugspunkte im Raum nicht selbstverständlich sind, bis er sich in einer Stunde selbst davon überzeugte.

Auch erlebte ich häufig, dass die Kranken, hatte jeder ein Gerät in den Händen, kaum etwas mit diesem Gerät, sei es Ball, Stab oder Reifen, anfangen konnten, das nach außen beziehungsvoll wirkte. Sie konnten keine *Beziehung zu den Dingen* aufbauen.

Allmählich erkannte ich, dass die Beziehungslosigkeit, wie sie sich mir im zwischenmenschlichen Bereich so eindrucksvoll zeigte, alle Lebensbereiche betraf. Ich vermutete in ihr die Grundstörung der schizophrenen Erkrankung, die es verhindert, dass die Kranken sich adäquat in den äußeren realen Lebensraum einbringen können.

Noch hatte ich nicht entdeckt, dass der schizophren Kranke auch *zu seinem eigenen Körper keine Beziehung hat.* Er erlebt ihn fremd, als nicht zu ihm gehörig, er spürt ihn gar nicht. Er lebt oft nur in einem Körperteil, z. B. im Kopf oder fühlt sich außerhalb des Körpers. Dies wurde mir erst nach und nach durch meine täglichen Beobachtungen und Erlebnisse mit den Patienten klar.

Ich erfand »Körperfühlübungen«, wie ich sie nannte. Es ging dabei darum, den Kranken ihre Grenzen ins Gespür zu bringen, ihnen ihre harten und weichen Körperteile bewusst zu machen, sie erleben zu lassen, wie die Gliedmaßen zum Körper gehören, wie der ganze Körper zusammengehört. Wie über die Bewegung, die Stimme, den Atem, sich der Körper real und lebendig anfühlen kann.

Ich benutzte für diese Übungen Geräte oder meine Hände oder ließ die Patienten sich gegenseitig Hilfe geben.

Die Berührung in der richtigen Weise, um über den Kontakt von außen den eigenen Körper zu erfahren, hat immer wieder Positives bewirkt. Ich habe die Berührung in der Therapie immer als etwas Selbstverständliches angesehen.

Die Übungsbereiche gliederten sich nun in

- Beziehung zum eigenen Körper
- Beziehung zu Raum und Zeit
- Beziehung zu den Dingen
- Beziehung zu den Mitmenschen

Was ich zuletzt entdeckte, die Beziehung zum eigenen Körper, wurde die erste Position. Denn ich erkannte, dass dem schizophren Kranken erst sein Körper einigermaßen zu eigen werden muss, ehe er selbst eigenaktiv Beziehungen nach außen aufnehmen kann. Von Anfang meiner Tätigkeit an hatte ich das Bedürfnis, bei einer erfahrenen Therapeutin zu lernen. Ich fand in den ersten Jahren niemanden, so sehr ich mich auch umhörte. In den 1950er Jahren machte sich vielleicht da und dort jemand auf den Weg mit dieser besonderen Bewegungsarbeit, aber es wurde nichts publik.

Schließlich gab mir einer der Klinikärzte ein Buch des bekannten Psychotherapeuten Heyer in die Hände, in dem als Anhang seine Frau Lucy Heyer einen Artikel über ihre Erfahrungen mit Bewegungstherapie in der psychiatrischen Klinik Christophsbad veröffentlichte. Ein halbes Jahr hat Frau Heyer dort gearbeitet.

Ich wandte mich an sie und sie riet mir, mich mit Marianne Fuchs in Heidelberg in Verbindung zu setzen. Sie hatte die heute unter dem Namen »Funktionelle

Entspannung« bekannte, tiefenpsychologisch fundierte Therapiemethode entwickelt. Ich erlebte und erlernte sie 1962 bei Marianne Fuchs persönlich. Es war eine reiche Zeit für mich, für die ich ihr sehr danke.

Die Funktionelle Entspannung wurde als Einzeltherapie für funktionelle Störungen bei psychosomatisch Kranken von Marianne Fuchs konzipiert. Als den ganzen Menschen umfassende Körpertherapiemethode, habe ich reiche Erfahrungen gewonnen, wie sie in der Einzeltherapie mit schizophren Kranken förderlich einzusetzen ist. Sie können darüber im Kapitel 9 »Ich habe den Boden gewonnen« lesen.

Selbstverständlich sind auch viele Elemente der Funktionellen Entspannung in die Gruppentherapie eingeflossen. Ich gebe eine klärende Abhandlung darüber in dem Kapitel acht »Elemente der Funktionellen Entspannung in der Bewegungstherapie mit schizophren Kranken«.

Die Schizophrenie ist eine so komplexe Erkrankung, die die Therapeutin ständig herausfordert, mehr wissen zu wollen. Allein die täglichen Beobachtungen in den Gruppen- und Einzelstunden geben Gelegenheit zum Nachdenken, Forschen, Suchen nach neuen gezielten Ansätzen, Suchen in der Literatur.

In den 1970er Jahren hörte ich das erste Mal Christian Scharfetter, Zürich, bei einem Vortrag der Lindauer Psychotherapiewochen. Er sprach über die Störungen der schizophrenen Menschen in den fünf basalen Dimensionen des Ich-Bewusstseins.

Seine Aussagen waren eine große Bestätigung für meine eigene Arbeit. Wenn ich die Ansätze meiner Bewegungstherapie überprüfte, konnte ich Übereinstimmungen feststellen und Neues aus seinen Aussagen in meine praktische Arbeit umsetzen. Ich hatte das Gefühl, dass meine empirischen Entdeckungen nun eine wissenschaftliche Bestätigung bekommen hatten.

Später las ich bei Winnicott in dessen Buch »Von der Kinderheilkunde zur Psychoanalyse«, dass er die Schizophrenie als Folge einer tiefen Beziehungsstörung bereits in den ersten Monaten der Säuglingszeit sieht.

Meine eigenen Überlegungen, dass die Grundstörung der schizophrenen Erkrankung eine existenzielle Beziehungsstörung ist, wurde hier von analytischer Seite bestätigt.

Es kamen Einladungen zu Kongressen und in psychiatrische Kliniken. Bereits 1960 wurde die Methode bei der Lindauer Psychotherapiewoche durch Prof. Dr. Haddenbrock und anhand einer Demonstration mit acht Patienten aus Schussenried, die ich leitete, vorgestellt. 1963 folgte ein Vortrag mit Demonstration beim Internationalen Psychiatriekongress in Zürich. Die verschiedensten psychiatrischen Kliniken luden mich ein. Durch Vorträge und Demonstrationen mit

Patienten der jeweiligen Klinik zeigte ich meine Arbeitsweise. 1966 und 1977 wurden Fernsehsendungen gedreht und ausgestrahlt.

Interessierte Bewegungstherapeutinnen kamen zur Fortbildung, um bei der täglichen Arbeit mit Patienten dabei zu sein, mitzumachen und zu lernen.

Meine Mitautorin, Birgit Heuer, hat meine Gedanken in ihre Arbeit einfließen lassen. Unsere Zusammenarbeit und gegenseitige Inspiration reichen mehr als 20 Jahre zurück. Die Darstellung der praktischen Arbeit konnte nur gelingen, da Birgit Heuer immer wieder die tägliche Erfahrung miteinbrachte.

Ich habe 1982, nach 27 Jahren, meine Tätigkeit in zwei Landeskrankenhäusern, davon 18 Jahre in Schussenried und neun Jahre in Zwiefalten, beendet. Ich therapiere heute noch im Rahmen der psychiatrischen Praxis meines Mannes einzelne Patienten.

So bin ich endlich an der Stelle angekommen. an der ich meinem Mann danken möchte. Er hat mich über die langen Jahre, angefangen in Schussenried und später als ärztlicher Direktor in Zwiefalten, auf meinen Entdeckungsreisen durch all die Stufen der Bewegungstherapie begleitet und beraten. Er konnte mich sehr gut unterstützen, da er durch seine Ausbildung bei Ernst Kretschmer in Tübingen aufgeschlossen war für die Mehrdimensionalität der Psychose und der gestörten Psychomotorik der Kranken.

Schizophrene Patienten »sprechen« mich an

Birgit Heuer

Nach der Ausbildung zur staatlich anerkannten Krankengymnastin begann ich ab 1970 an der Universitätsklinik für Psychiatrie und Psychotherapie in Tübingen zu arbeiten. Diese Klinik hieß damals noch »Universitäts-Nervenklinik«. Es gab neurologische und psychiatrische Stationen und zum Aufgabenbereich der Krankengymnastinnen gehörte vor allem die Behandlung der neurologisch kranken Patienten.

Wir hatten in der krankengymnastischen Ausbildung eine umfangreiche neurologische Ausbildung erhalten, über psychiatrische Erkrankungen hatten wir kaum etwas gehört und besonders nichts darüber, wie man bewegungstherapeutisch mit psychisch Kranken arbeitet. Die Patienten der psychiatrischen Stationen wurden nur dann behandelt, wenn sie körperlich erkrankt waren. Allerdings gab es von krankengymnastischer Seite für einige Stationen Gruppengymnastik zur allgemeinen Aktivierung der Patienten.

Bei dieser Gruppenarbeit fühlten wir Krankengymnastinnen uns hilflos, denn wir wussten nicht so recht, was wir mit den Patienten tun sollten, was diese konnten und was nicht, was insgesamt für sie gut war. Wir wussten wenig über Krankheit und Lebensumstände der Patienten, denn wir hatten kaum Kontakt zu den psychiatrischen Stationen. Es gab keine Besprechungen, an denen wir teilnehmen konnten. Zudem kamen die Patienten unregelmäßig. Dieser Zustand war so unbefriedigend, dass das Interesse der Krankengymnasten an dieser Arbeit sehr gering war.

Zu meinem Aufgabenbereich gehörte von Anfang an die krankengymnastistische Betreuung der Kinder- und Jugendpsychiatrie. Es machte mir viel Spaß, mit den Kindern zu arbeiten. Die Psychomotorische Übungsbehandlung nach E. Kiphard wurde mir zu diesem Zeitpunkt bekannt. Ich befasste mich intensiv mit dieser Therapiemethode und setzte sie in der Arbeit mit den Kindern ein.

Aber auch für die Erwachsenenpsychiatrie wollte ich die Gruppengymnastik sinnvoller gestalten, und so begann ich an Fortbildungen teilzunehmen, die die psychiatrische Bewegungstherapie zum Inhalt hatten. Dabei lernte ich Sophie Krietsch als Referentin kennen. Ich war sehr beeindruckt von ihr und von dem, was sie uns Teilnehmern in dieser Fortbildung vermittelte, denn ich spürte, dass Frau Krietsch von der praktischen Erfahrung ausging. Daraufhin las ich alle Artikel, die sie geschrieben hatte und begann regelmäßig bei ihr im Psychiatrischen Landeskrankenhaus in Zwiefalten zu hospitieren.

Jahrelang nutzten meine Kolleginnen und ich intensiv die Möglichkeit, bei Frau Krietsch die psychiatrische Bewegungstherapie direkt in der praktischen Arbeit mit den Patienten zu erlernen. Regelmäßig trafen und treffen wir uns mit ihr zur Selbsterfahrung und zur Supervision.

Beim Hospitieren nahm ich an den Gruppenstunden teil und durfte bei Einzeltherapien zuschauen. So konnte ich miterleben, wie Sophie Krietsch in der therapeutischen Beziehung mit den Patienten umging und wie einfühlsam und flexibel sie sich auf den Einzelnen einstellte. Ich war beeindruckt, wie sie in ihren Angeboten die Schwierigkeiten und Probleme der Patienten aufgriff und jedem ermöglichte, neue Erfahrungen zu sammeln.

Als Gruppenteilnehmerin lernte ich in Selbsterfahrung und im Umgang mit den Patienten verstehen, was das Wesentliche der einzelnen Übungen ist und warum Frau Krietsch diese Übung zu diesem Zeitpunkt anbot.

Bald führte ich nach ihrem Vorbild die psychiatrische Bewegungstherapie in der Tübinger Klinik ein. Die Ärzte und das Pflegepersonal wurden über den Sinn der Bewegungstherapie informiert und so konnte ich erreichen, dass für alle Stationen Gruppenstunden eingerichtet wurden.

In geringem Umfang begann ich auch schon zu diesem Zeitpunkt mit Einzeltherapien.

Um einerseits etwas über die Patienten zu erfahren und andererseits über die Bewegungstherapie zu berichten, gingen meine Kolleginnen und ich zu den mittäglichen Stationsbesprechungen des Pflegepersonals.

Im Laufe der Jahre ließen sich auf allen Stationen Extrabesprechungen für die Bewegungstherapie zusammen mit der Ergotherapie einrichten.

Die Patienten der Psychiatrischen Universitätsklinik unterschieden sich damals noch sehr von den Patienten des Psychiatrischen Landeskrankenhauses in Zwiefalten. Es gab keine Langzeitpatienten, sondern viele akut Kranke und junge Schizophrene, die zum ersten Mal erkrankt waren. Die Bewegungstherapie, wie ich sie in Zwiefalten erlebt und gelernt hatte, musste an die Bedürfnisse dieser Patienten angepasst werden. Die *vier Übungsleitlinien*, wie sie Sophie Krietsch entwickelt hatte, waren dabei die Grundlage, nach der sich die Übungsangebote sinnvoll gestalten ließen.

Von Anfang an arbeitete ich gern mit den schizophren Kranken. Ich freute mich, wenn ich zu ihnen eine Beziehung herstellen, etwas ihr Vertrauen gewinnen konnte. Aber ich verstand noch nicht viel von dem, was ich im Kontakt mit ihnen erlebte. Ich wusste zwar, was ich den Patienten durch die Bewegungstherapie vermitteln wollte, aber das Wesentliche, wie ich es ihnen vermitteln kann und wann der richtige Zeitpunkt für die unterschiedlichen Inhalte ist, war mir noch unklar.

Erst durch die Erfahrungen in jahrelanger Arbeit mit den Patienten lernte ich langsam immer besser erkennen, wie sich die schizophrene Störung zeigt. Ich konnte die Bedeutung ihres Verhaltens, ihres körperlichen Ausdrucks und ihrer Worte besser verstehen. Es gelang mir immer angemessener, im Kontakt und mit entsprechenden Bewegungsangeboten darauf einzugehen.

Dabei machte ich immer wieder neu die Erfahrung, dass es nicht darauf ankam, dass ich etwas Besonderes anbot. Im Gegenteil, es war wichtig, etwas Einfaches anzubieten und dann abzuwarten und zu erkennen, ob die Patienten das, was sie tun, auch erleben können. Ließen sich die Patienten nicht in das Bewegungsangebot einbeziehen, war es nötig, vom geplanten Programm wegzugehen und intuitiv zu erspüren, was jetzt besser passte. Mit der Zeit wagte ich dies immer mehr und erlebte, dass die Patienten nur dann auch innerlich beteiligt waren.

Ich musste erfahren, dass die Patienten nicht selbstverständlich Fortschritte machten, sondern dass es wichtig war, mit ihnen auszuhalten, wenn sich ihr Zustand lange Zeit nicht veränderte, oder wenn es ihnen wieder schlechter ging.

Ich musste lernen, die Arbeit an der Basis, an den grundlegenden Körpererfahrungen mit immer denselben Themen zu akzeptieren und mich über kleine Erfolge, oft begrenzt auf diese Stunde, zu freuen.

Die Arbeit mit den schizophren Kranken sprach mich über alle Jahre hinweg in ganz besonderem Maße an. Es berührte mich immer wieder stark, mitzuerleben, wie tief und elementar diese Menschen in ihrem Körpererleben gestört waren und damit in ihrer ganzen Person. Und doch war es möglich, sie in ihrem schweren Krankheitsgeschehen zu erreichen. Gelang es mir, sie in ein Bewegungsangebot einzubeziehen, konnten sie plötzlich ganz wach und lebhaft werden, konnten lachen und sich freuen. Sie wirkten dann warm und herzlich in einer ganz natürlichen, unverfälschten Weise.

Ich erlebte besonders in längerdauernden Einzeltherapien, dass diese Menschen, die hinter der schizophrenen Beziehungsstörung ganz sensibel und feinfühlig sind, sehr wohl eine innige, gefühlvolle Beziehung aufnehmen können.

Ich selbst suchte immer weiter nach Anregungen. 1976 wurde die Konzentrative Bewegungstherapie für Mitarbeiter an unserer Klinik angeboten. Ich nahm an dieser Gruppe teil, die von Dr. med. Ursula Kost, Reutlingen, geleitet wurde.

Diese tiefenpsychologisch fundierte Körpertherapie weckte mein besonderes Interesse, ich wollte darin Selbsterfahrung sammeln. 1979 begann ich die Ausbildung bei Dr. Ursula Kost und schloss sie 1984 mit dem Zertifikat ab.

Ich sammelte viele Erfahrungen über den symbolischen Bedeutungsgehalt des Körpererlebens, der Materialien, des interaktionellen Geschehens in der Gruppe und wie Alltagskonflikte und frühe Erlebnisse damit zusammenhängen. Diese Erfahrungen waren hilfreich für die Arbeit mit den Patienten und ich konnte viele wertvolle Anregungen für die Gruppentherapie gewinnen.

Ich hatte bei Sophie Krietsch die Funktionelle Entspannung zunächst mit Patienten kennengelernt, dann auch in der Eigenerfahrung. Sie bietet ein sehr gutes Gerüst für die direkte Arbeit am Körper in der Einzeltherapie. Ich entschloss mich auch zu dieser Ausbildung und schloss sie 1991 mit dem Zertifikat ab.

Mit Frau Krietsch blieb über all die Jahre ein enger Kontakt bestehen. Ihr Einfluss war der bedeutendste auf meine Arbeit. Als der Gustav Fischer-Verlag uns beide aufforderte, ein Buch über die Bewegungstherapie in der Psychiatrie zu schreiben, war ich die treibende Kraft, die Arbeit gemeinsam anzugehen. Es war mir wichtig, dass Sophie Krietsch ihre wertvollen Erfahrungen und ihr fundiertes Wissen in dieses Buch einbringt. Beide konnten wir in der Zusammenarbeit reflektieren und neu überlegen, wie sich die schizophrene Erkrankung im körperlichen Ausdruck in Haltung und Bewegung zeigt und unsere gegenseitigen Übungsansätze überprüfen. Auch versuchten wir, die Hintergründe unseres intuitiven Handelns zu klären. Dadurch konnte manches in Worte umgesetzt werden, was zum Verstehen der Kranken und der Krankheit beiträgt.

1 Die vier Übungsleitlinien und ihr theoretischer Bezug

Das hier vorgestellte Konzept der Bewegungstherapie ist ein Versuch, auf dem schwierigen Feld der Behandlung schizophren Kranker einen klareren Weg zu finden.

Die Schlüsselpunkte des Therapiekonzepts sind vier Übungsleitlinien, die zunächst aus der Beobachtung entstanden sind. Im Mittelpunkt der Übungsleitlinien steht die Beziehungsstörung, wie sie sich in den grundlegenden Lebensbereichen zeigt.

1. *Beziehung zum eigenen Körper:* Ziel ist, über die Körperwahrnehmung die Realität des lebendigen Körpers zu erfahren und sich als Person leiblich zu erfahren.
2. *Beziehung zu Raum und Zeit:* Die Erfahrung der realen Raum-Zeit-Dimension durch Rhythmus und Bewegung ermöglicht, sich in Raum und Zeit eingeordnet zu fühlen.
3. *Beziehung zu den Dingen:* Die Dinge werden als Realität in ihrer jeweiligen Eigenart und der jeweiligen Möglichkeit, damit in Handlung zu kommen, erfahren.
4. *Beziehung zum Mitmenschen:* Es geht um die Erfahrung von Beziehung zu zweit und in einer kleineren und größeren Gemeinschaft.

In vielen Arbeitsjahren kamen Einflüsse aus verschiedenen Richtungen dazu, z. B. aus der Funktionellen Entspannung und der Konzentrativen Bewegungstherapie.

Theorien zur Schizophrenie

Durch die Theorien zur Schizophrenie von Scharfetter (1995) und Winnicott (1994) wurden die Inhalte der vier Übungsleitlinien von Sophie Krietsch bestätigt. Es ergaben sich hieraus auch Anregungen für neue Übungsansätze sowie für die therapeutische Beziehung.

Scharfetter betont, dass der Schizophrene nicht nur ein Geisteskranker ist, sondern in seiner ganzen lebendigen Existenz krank ist. Die Einbeziehung des Leibes begründet er mit seiner Ich-Psychopathologie. Er fand fünf basale Dimensionen des Ichs, in denen der schizophrene Mensch gestört sein kann. Die fünf basalen Ich-Dimensionen sind:

- Ich-Vitalität: Gewissheit der eigenen Lebendigkeit
- Ich-Aktivität: Gewissheit der Eigenbestimmung des Erlebens, Denkens, Handelns
- Ich-Konsistenz: Gewissheit eines kohärenten Lebensverbandes
- Ich-Demarkation: Abgrenzung des Eigenbereichs
- Ich-Identität: Gewissheit der eigenen personellen, physiognomischen, sexuellen, biografischen Identität

Es gibt nach Scharfetter drei grundlegende Bereiche, die zur Ich-Bildung im Personifikationsprozess bereits in der frühen Kindheit führen.

- Bereich der Leibsphäre
- Bereich der intersubjektiven Beziehung
- Bereich des instrumentalen Weltbezuges.

Er ordnet die Störungen in den fünf basalen Ich-Dimensionen den ersten beiden Bereichen zu, Leibsphäre und intersubjektive Beziehung. Nach Scharfetter wird im Bereich der Leibsphäre: »die Lebendigkeit von Atmung und Pulsieren des Blutes, von Wärme und Stillen des Hungers, der taktile Kontakt des Gehaltenwerdens, der Berührung, des Aufgehoben- und Angenommenseins im direkten und übertragenen Sinn« erfahren (Scharfetter 1995, S. 172).

Fehlt dieser elementare Erfahrungsbereich der Leibsphäre, kann sich kein stabiles Ich-Bewusstsein in den basalen Dimensionen Vitalität, Aktivität, Konsistenz entwickeln. Die Emotionalität wird von der Ur-Unsicherheit der Angst durchstimmt.

In den intersubjektiven Beziehungen mit Eltern und Familie wird sowohl Symbiose als auch allmählich Separation erfahren und so die Möglichkeit der Ich-Du-Abgrenzung (Ich-Demarkation) entwickelt. Sie ermöglicht erst die Entstehung der Ich-Identität.

Scharfetter sieht nicht nur das krankmachende Symptom im Patienten, sondern dahinter die Person, den Menschen, der sein schizophrenes Erleben je nach seiner persönlichen Lebensgeschichte durch dieses Symptom ausdrückt. Es geht

Scharfetter um das Verstehen des krankhaften Ausdrucks, um daraus den Leitfaden für die therapeutische Arbeit zu finden. Er fordert die Einbeziehung des Leibes in die Therapie.

Winnicott vertritt die Auffassung, dass die Neigung zu Schizophrenie in der allerfrühesten Säuglingszeit begründet liegt. Er stellt die These auf, »daß die frühe Gefühlsentwicklung des Säuglings, bevor er sich selbst (und daher andere) als die ganze Person kennt, die er ist (und die sie sind), von wesentlicher Bedeutung ist, ja, dass hier der Schlüssel zu einer Psychopathologie der Psychose zu finden ist« (Winnicott 1994, S. 63).

Die Gefühlsentwicklung des Säuglings geschieht mit der Körperentwicklung. In der Beziehung mit den frühen Bezugspersonen, besonders der Mutter, entwickeln sich Halt, Zusammenhang des Körpers und Abgrenzung. Dies führt zum Person-Sein und schließlich zur Anerkennung und Bewältigung der Realität in Raum und Zeit.

Es ist uns in der therapeutischen Arbeit mit unseren Patienten immer wieder aufgefallen, dass sich diese Entwicklungen bei schizophren Kranken nicht stabil genug oder gar nicht zeigen. Sie erleben ihren Körper fragmentiert, nicht mehr zusammengehörig. Sie sprechen davon, dass Teile ihres Körpers nicht mehr zusammenpassen, dass Teile sich tot anfühlen, dass der Körper in einzelne Teile auseinanderfällt.

Die Abgrenzung, körperlich durch die Haut, ist nur inselhaft oder kann ganz aufgehoben sein. Der Innenraum des Körpers mit der persönlichen Innenwelt und der Außenraum der Umwelt sind nicht mehr voneinander abgegrenzt. Körperempfindungen, wie die des Ausfließens, oder des Eindringens fremder Mächte von außen nach innen können die Folge sein. Erleben wir diese Krankheitssymptome bei den Patienten, denken wir an die frühen Entwicklungsprozesse.

Winnicott sieht die frühe Säuglingszeit als die wichtigste für eine gesunde seelisch-geistige Entwicklung. Er beschreibt drei frühe Entwicklungsprozesse.

- Integration
- Personalisierung
- Würdigung von Zeit und Raum und anderen Eigenschaften der Realität – das Erfassen der Wirklichkeit (Winnicott 1994, S. 64)

Winnicott stellt eindrücklich die *»aktive Anpassung«* in der Beziehung der Mutter zu ihrem Baby dar. Dies bedeutet, dass sich die Mutter mit ihrer Aktivität der Aktivität des Säuglings anpasst. Sie darf die Aktivität des Säuglings nicht unterdrücken, nicht überhören, nicht übersehen, geschweige auslöschen.

Die Aktivität des Säuglings, die von Natur aus angelegt ist, besteht in der

Kontaktaufnahme mit der Mutter durch Schreien, Strampeln, Plappern, Schauen, Lachen. Damit möchte er erreichen, dass seine Mutter seine Bedürfnisse »zur rechten Zeit und am rechten Ort« erfüllt (Winnicott 1994, S. 119).

Die Mutter hält das Kind mit ihren Händen und mit ihrem Körper, durch ihre Stimme, durch ihren Geruch, durch ihren Blick, mit dem Stillen des Hungers. Dadurch entsteht die wichtigste Lebensgrundlage, das Urvertrauen.

Bei diesen gemeinsamen Aktivitäten geschieht es aber, dass der Säugling immer wieder den Kopf wegdreht, wodurch er den Blickkontakt unterbricht. Dies ist ein Selbstregulationsvorgang im Baby, um nicht überstimuliert zu werden. Respektiert die Mutter dieses Sich-Abwenden und kann abwarten, bis ihr Kind von selbst, in eigener Aktivität den Blickkontakt mit ihr wieder herstellt, »entdeckt der Säugling die Umwelt ohne einen Verlust an Selbstgefühl« (Winnicott 1994, S. 118).

Versteht es die Mutter nicht, auf die Signale ihres Säuglings einzugehen, sondern bestimmt ihn mit ihrer nicht angepassten Aktivität, verschwindet beim Säugling mehr und mehr die eigene Aktivität. Er lernt sich zu fügen, nur noch zu reagieren und verliert dadurch sein Selbstgefühl.

In der therapeutischen Arbeit mit unseren Patienten zeigt sich, dass sie die Aktivität zu einem adäquaten Kontakt nicht mehr in sich wahrnehmen. Die Patienten, die sich zurückgezogen haben, vermitteln uns das Gefühl, dass die lebenswichtige Aktivität zum Kontaktaufnehmen vollkommen zurückgedrängt ist.

Die Therapeutin orientiert sich an der aktiven Anpassung, wie sie die Mutter bei ihrem Baby übt. Der Kranke ist jedoch ein erwachsener Mensch und stellt durch seine Krankheitssymptome andere Anforderungen der aktiven Anpassung. Die Therapeutin versucht, die Befindlichkeit des Kranken in seinem Körperausdruck zu verstehen und auch die Botschaften, die er oft mühsam versucht, in Worten auszudrücken, zu begreifen. Die Therapeutin bietet dem Patienten Bewegungsformen an, angemessen seiner Störung, wie er sie in seinem jetzigen Zustand annehmen und verstehen kann.

Der hilflos wirkende Kranke könnte in der Therapeutin ein bestimmendes Verhalten hervorrufen, sie darf sich jedoch dazu nicht verleiten lassen. Sie versucht, mit ihrer »aktiven Anpassung« Wege zu finden, im Kranken die Impulse zum eigenen Tun zu wecken. Sie handelt nicht für ihn, sondern führt ihn zum eigenen Handeln und unterstützt ihn auf seinem Weg, fähig zu werden, in adäquate Beziehungen mit der Umwelt zu treten.

2 Rahmenbedingungen für die Bewegungstherapie

Die im folgenden dargestellten Rahmenbedingungen wurden für die Universitätsklinik für Psychiatrie und Psychotherapie in Tübingen entwickelt. In anderen Kliniken und freien Praxen müssen diese Kriterien den dortigen Gegebenheiten angepasst bzw. modifiziert werden.

2.1 Indikation für die Gruppen- und Einzeltherapie

Grundsätzlich gehört die Teilnahme an der Bewegungstherapie zum Gesamttherapieprogramm der Klinik. Alle Patienten nehmen daran teil, sobald sie dazu in der Lage sind. Bei neu aufgenommenen Patienten steht in der Regel zunächst die medikamentöse Behandlung im Vordergrund. Dadurch wird es möglich, dass sie bald an anderen Therapien teilnehmen können.

Die Indikation für die Bewegungstherapie in der Gruppe stellt sich, wenn sich der Patient in die Gemeinschaft einbeziehen lässt. Die Therapeutin stellt diese Gemeinschaft her. Der Patient muss keine Leistung erbringen, um dabei sein zu können, sondern er wird angenommen wie er ist.

Die Gruppe ist eine lebensähnliche Gemeinschaft, die sich aus Männern und Frauen, Jung und Alt, zusammensetzt. Jeder Teilnehmer erfährt nicht nur Beziehung in der Gruppe, sondern auch Zweierbeziehung in den Partnerübungen innerhalb der Gruppengemeinschaft.

Solange der Patient in seinem Krankheitserleben noch sehr gefangen ist, kann es für ihn quälend, ja sogar schädlich sein, sich dem Gruppengeschehen aussetzen zu müssen. Der Erfahrung nach wäre für diesen Patienten die Indikation für eine Einzeltherapie gegeben, in der er zunächst eine konstante Zweierbeziehung erlebt, durch die er sich einigermaßen ordnen kann. In der Gruppe nimmt dieser Patient das vielfältige Geschehen um sich herum als Durcheinander wahr und wird davon überflutet. Er muss sich deshalb zurückziehen, er macht nicht mehr mit oder er wird sehr unruhig, er stört die anderen.

Auch gibt es Patienten, die in der Gruppe nur eine kurze Zeitspanne aushalten können, sie wenden sich ab oder gehen. Auch bei ihnen spielt die Symptomatik der Entgrenzung eine Rolle. Einzeltherapie ist deshalb angezeigt, denn hierbei kann sich die Therapeutin auf die Zeitspanne, die der Patient durchhält, einstellen.

Unumgänglich ist die Einzeltherapie für bewegungsarme Patienten, die überwiegend im Bett liegen. Sie müssen täglich behandelt werden. Die Behandlung der Patienten im katatonen Stupor ist im Kapitel 12 beschrieben.

Für manche Patienten, die an der Gruppe teilnehmen, ist zusätzlich eine Einzeltherapie sinnvoll. Dies ist bei den Patienten der Fall, bei denen die Körpertherapie sichtlich etwas bewirkt. Die Einzeltherapie kann dann auch ambulant weitergeführt werden.

2.2 Die Einbindung der Bewegungstherapie in den Gesamtbehandlungsplan

In der wöchentlichen Stationsbesprechung, die für die Bewegungstherapeutin und die Ergotherapeutin eingerichtet ist, stellt der Arzt/Psychologe alle neu aufgenommenen Patienten vor.

Mit dem gesamten Stationsteam und der Bewegungstherapeutin wird überlegt, wer von den Patienten an der Bewegungstherapie teilnehmen kann, sei es in der Gruppe oder einzeln. Der Arzt ordnet die Teilnahme an und bespricht dies mit den Patienten. Es können nur die Patienten teilnehmen, die vorgestellt und angemeldet sind. Es entsteht eine ungute Situation, wenn plötzlich ein Patient, von dem die Therapeutin nichts weiß, mit in die Gruppenstunde kommt. Sie kennt den Patienten nicht, weiß nicht, wie er auf ihre Bewegungsangebote reagiert. Sie hat das Programm für diese Stunde ja auf die Patienten abgestimmt, von denen sie weiß, dass sie teilnehmen werden.

Die Gruppen werden nach Stationen eingeteilt. Es kommen Patienten mit verschiedenen Krankheitsbildern zusammen. Von den Akutaufnahmestationen sind es überwiegend schizophrene Patienten.

Für die Arbeit mit ihnen ist es wichtig, dass die Gruppe überschaubar ist, sowohl für die Therapeutin, als auch für die Teilnehmer. Die Patienten sollten sich im Schweregrad der Erkrankung nicht zu sehr unterscheiden. Deshalb werden sie in zwei zeitlich unterschiedliche Gruppen eingeteilt. Eine Gruppe dauert nur

30 Minuten, eine andere findet mit der regulären Therapiezeit von 60 Minuten statt. Diese Zeitspanne ist nötig, um mit den Patienten in Ruhe an einem Thema bleiben zu können. Die Therapie findet für jede Gruppe zweimal pro Woche statt.

Die Gruppen, von denen hier gesprochen wird, sind »offen«, Patienten werden entlassen, neue kommen hinzu.

Es gibt noch zusätzlich eine »geschlossene« Gruppe, in die die Patienten stationsübergreifend kommen. Voraussetzung zur Teilnahme an dieser Gruppe ist ein bereits konzentriertes kontinuierliches Mitarbeiten an den Inhalten der verschiedenen Bewegungsangebote.

Die Patienten entscheiden selbst über die Teilnahme. Sie bleiben acht bis zehn Stunden in der Gruppe, dann können sie ausscheiden, neue Teilnehmer können dazu kommen. Auch ambulant kann die Teilnahme fortgesetzt werden.

In der bereits erwähnten wöchentlichen Stationsbesprechung berichtet die Therapeutin über die Patienten, über ihre Eindrücke und Erfahrungen mit ihnen. Mit den Eindrücken der Ergotherapeutin und des gesamten Stationsteams ergibt sich ein Bild über den jetzigen Stand des betreffenden Patienten. Daraus können weitere Schritte für das therapeutische Vorgehen erfolgen.

Es findet für die Bewegungstherapie eine eigene Supervision statt. Sie hilft zur Klärung des eigenen therapeutischen Vorgehens und der therapeutischen Beziehung. Auch an den stationären Fallbesprechungen kann die Bewegungstherapeutin teilnehmen.

Nur wenn die bewegungstherapeutische Arbeit in den Gesamtbehandlungsplan des jeweiligen Patienten einbezogen wird, erreicht sie sowohl für den Patienten als auch für die Therapeutin ihren vollen Stellenwert.

Im Tagesplan der Therapeutin muss genügend Zeit für die Vorbereitung und Nachbereitung der Gruppenstunden und der Einzeltherapien sein.

2.3 Der Therapieraum

Geeignete Räume sind für die Bewegungstherapie notwendig. Wichtig ist die Größe des Raumes, er darf nicht zu groß sein, sodass sich die Patienten darin verlieren, er darf nicht zu klein sein, sodass sie sich beengt fühlen. Er muss eine gewisse Höhe aufweisen, damit z. B. Ballspiele möglich werden. Der Fußboden darf nicht kalt und hart sein, ein Schwingboden wäre angemessen. Der Raum sollte genügend Tageslicht haben, aber auch mit künstlichem Licht gut ausgeleuchtet werden können.

Ebenso notwendig ist eine gute Ausstattung mit einer Vielzahl der unterschiedlichsten Geräte und eine gute Musikanlage.

Diese äußeren Gegebenheiten sind ausschlaggebend, damit die Therapeutin volle Entfaltungsmöglichkeiten im therapeutischen Vorgehen mit den Patienten hat.

3 Patient und Therapeutin

Vorbemerkungen zum Verständnis des folgenden Textes
Es wird im gesamten Text von der weiblichen Therapeutin gesprochen. Dies hat sich so ergeben, weil überwiegend Frauen als Bewegungstherapeutinnen tätig sind.

Aber die Erfahrung hat gezeigt, dass es günstiger ist, wenn in einem Team Frauen und Männer als Bewegungstherapeuten zur Verfügung stehen. Die Patienten sind gemischten Geschlechts und so ist es gut, wenn auch bei den Therapeuten das weibliche und das männliche Element vertreten sind.

In unserer Sprache ist der Mensch männlich. Wir übernehmen dies für den kranken Menschen und sprechen in unserem Text von dem Patienten. Die weibliche Form benutzen wir, wenn wir in einem Fallbeispiel von einer Frau berichten.

3.1 Therapeutische Beziehung

Die schizophrene Erkrankung zeigt sich in der Beziehungsstörung. Deshalb ist es von wesentlicher Bedeutung, dass die Therapeutin eine tragfähige Beziehung zu den einzelnen Patienten herstellt und diese durch gute und schwierige Phasen des Therapieverlaufs aufrechterhält.

Die Therapeutin entwickelt eine klare Haltung von Nähe und Distanz gegenüber den Patienten. Diese Klarheit in der Beziehung ist den schizophren Kranken gegenüber wichtig, die durch ihre Nicht-Abgegrenztheit immer Schwierigkeiten mit Nähe und Distanz haben. Die klare Abgrenzung der Therapeutin hilft den Patienten ihre eigene Abgrenzung zu finden.

Für den Umgang mit Nähe und Distanz muss die Therapeutin sich ihrer eigenen Bedürfnisse bewusst sein, damit diese nicht unbewusst in die Beziehung zum Patienten einfließen. Dies betrifft hauptsächlich Zuwendung und Ablehnung.

Die Zuwendung ist etwas Natürliches in der zwischenmenschlichen Beziehung. Sie wird mit Freude angenommen und dem Patienten gegenüber in angemessenem Rahmen erwidert. Es kann aber auch die Zuwendung einzelner oder eines Patienten bei der Therapeutin Gefühle auslösen, die sie die nötige Distanz verlieren lässt. Ohne Reflexion, am besten in einer Supervision, besteht die Gefahr aus einer persönlichen Bedürftigkeit heraus die Zuwendungssignale des Patienten in einer Form zu erwidern, die Verwirrung stiftet und die klare Beziehung empfindlich stört.

Was löst die Ablehnung des Patienten in der Therapeutin aus: Betroffenheit, Ärger? Man sollte zunächst die Ablehnung als persönlichen Ausdruck des Patienten annehmen. Dann ist es jedoch ratsam, den Vorgang der Ablehnung zu reflektieren, am besten im therapeutischen Team oder in einer Supervision, um zu klären, womit diese Ablehnung zusammenhängt. Liegt es am Verhalten der Therapeutin, oder lehnt der Patient innerlich die Bewegungstherapie ab? Diese Klärung ist nötig für die Therapeutin, um mit der Ablehnung besser umgehen zu können. Auch ihr eigenes ablehnendes Gefühl dem Patienten gegenüber muss sie klären.

Es gibt bestimmte Kriterien, die eingehalten werden sollten, um den Aufbau und die Beständigkeit einer guten Beziehung nicht zu gefährden.

Die Therapeutin vermeidet jegliche Kritik am Patienten. Kann ein Patient eine Übung nicht so durchführen, wie sie der Vorstellung der Therapeutin entspricht, nötigt sie ihn nicht zu Wiederholungen, um eine bessere »Leistung« zu erreichen. Sie akzeptiert, dass der Patient zu diesem Zeitpunkt diese Übung aus seiner inneren Befindlichkeit heraus nur so und nicht anders ausführen kann. Äußert er Missfallen am Übungsangebot, ist es unangebracht, dass sich die Therapeutin rechtfertigt. Im Gegenteil, es ist besser den Patienten dabei zu unterstützen, seine unguten Gefühle auszusprechen.

In der Gruppenstunde zeigt die Therapeutin, dass ihr an jedem Patienten etwas liegt, keiner soll sich unbeachtet fühlen. Sie freut sich über jeden, der in die Stunde kommt, vermisst denjenigen, der fehlt, erkundigt sich nach ihm und gibt ihm zu verstehen, dass er gefehlt hat. Es wird aber niemand bedrängt. Jedoch wird versucht, dem Patienten zu vermitteln, dass die Bewegungstherapie sinnvoll für ihn ist. Wenn er die Teilnahme in der Gruppe ablehnt, kann ihm vorgeschlagen werden, zunächst einmal einzeln zur Therapie zu kommen, um zu erfahren, was dort geschieht. Kann ein Patient durch Verschlechterung seines Krankheitszustandes nicht mehr an der Gruppentherapie teilnehmen, wird der Kontakt zu ihm nicht abgebrochen. Wenn es möglich ist, überbrückt die Therapeutin diese Zeit mit Einzeltherapie.

Von außen gesehen sind manche Patienten oft merkwürdig gekleidet, zum Beispiel mit einer dicken Jacke oder schweren Stiefeln. Aber die Jacke und die Stiefel brauchen sie, um sich gerade noch zusammenzuhalten. Die Patienten wirken auch manchmal ungepflegt, waschen sich nicht, kämmen sich nicht, wollen ihre Kleider nicht wechseln. Die Therapeutin nimmt das als Ausdruck ihrer momentanen Befindlichkeit. *Sie respektiert die Eigenart und das Verhalten der Patienten.* Denn dies ist für sie in ihrem jetzigen Krankheitszustand vielleicht ihr letzter Halt.

Die Krankheit bringt es mit sich, dass der Patient oft hilflos kindlich wirkt. Obwohl das die Therapeutin erlebt, darf sie ihn auf keinen Fall entmündigen. *Vielmehr lässt sie ihn spüren, dass sie ihn in der Würde seines Erwachsenseins anerkennt.* Die Unselbstständigkeit in der akuten Phase macht es notwendig, dass die Therapeutin Hilfs-Ich-Funktionen übernimmt. Sie gibt dem Patienten so lange Halt und Sicherheit, wie er dies braucht. Wenn er einen Schritt in die Selbstständigkeit getan hat, nimmt sie sich dementsprechend zurück, wie dies zum jetzigen Zeitpunkt für ihn passt.

In der Krankheit kommen manchmal menschliche Eigenschaften extrem zum Ausdruck, die aber bei Besserung und Gesundung die Individualität dieser Person ausmachen. Dies sind Eigenschaften wie: zurückhaltend sein, misstrauisch sein, nicht ganz realistisch sein, ängstlich sein, vollkommen sein wollen, phantasievoll sein, lebhaft sein.

Die Therapeutin erkennt und anerkennt diese Eigenschaften des Patienten, die zu seiner Person gehören.

3.2 Therapeutische Berührung

Jeder Mensch erfährt menschliche Berührung von Geburt an und lebenslang bleibt es ein natürliches Bedürfnis des Menschen, berührt zu werden. Die Berührung durch die Mutter oder einer anderen Bezugsperson ist für das Baby prägend, besetzt den Körper emotional.

Von Winnicott stammt der Terminus »holding«. Er meint damit das sichere, warme, einfühlsame Gehaltensein, das Geborgenheit vermittelt und vom Baby internalisiert wird. Wie schon einmal erwähnt, fehlt dem schizophren Kranken dieser Halt, der einmal durch Berührung entstanden ist.

Durch haltgebende Berührungen über die Hände der Therapeutin wird Halt vermittelt. Halt gibt Sicherheit, deshalb darf das Anfassen nicht ängstlich, unsicher sein, aber auch nicht zupackend, fordernd, bestimmend. Niemals darf der Patient die Berührung als Übergriff erleben. Die Therapeutin muss die nötige Sicherheit in sich spüren, die sie dem Patienten durch ihre Berührung vermitteln will. Eigene Ängstlichkeit, Ablehnung des Patienten, erotische Gefühle, teilen sich durch ihre Hände dem Patienten mit. Die Berührung sollte dann ganz unterbleiben.

Haltgebende Berührungen finden vorwiegend in der Einzeltherapie statt. Die Erfahrungen damit sind positiv. Es gibt Patienten, die zunächst nichts von sich spüren als die Hände der Therapeutin und erst allmählich unter diesen Händen den eigenen Körper zu fühlen beginnen. Mit den eigenen Händen können sie ihren Körper nicht wahrnehmen. Nur die lebendige, sichere, warme, einfühlsame Hand der Therapeutin kann die eigene Lebendigkeit in diesem Patienten wecken.

Die Qualität der Berührung muss für den Patienten stimmen. Er bestimmt, wie leicht oder wie fest er die Hand der Therapeutin spüren möchte. Dies ist individuell ganz verschieden. Ein Patient kann eine leichte Berührung als Nicht-Gehalten-Werden erleben, ein anderer aber erlebt dieselbe leichte Berührung als Halt. Eine feste Berührung erfährt der eine als einengend, ein anderer als stimmig, um Halt zu haben. Ist die Therapeutin aufmerksam in diesem Prozess, kann jeder Patient die für ihn stimmende Qualität der Berührung finden, um sich gehalten zu fühlen.

Der Aufforderung, sich in diesem Halt zu bewegen, wollen viele Patienten nicht nachkommen. Sie fühlen sich im Halt, ohne eigene Aktivität, einfach wohl. Sich zu bewegen, lässt in manchen Patienten sogar die Angst aufkommen, durch diese eigene Aktivität den Halt zu verlieren. Gehen sie das Risiko der Bewegung aber ein, können sie erleben, dass der Halt der Hände dableibt. Durch die Bewegung im Kontakt der Hände erfahren sie das Selbst-Sein und somit die Abgrenzung.

Die Gewissheit des Gehaltenseins gibt dem Patienten Mut, seine Bewegung in dem Sinne weiterzuführen, dass er aus dem Halt der Hände herausgeht, *sich trennen kann.* Er weiß, er kann jederzeit zurückkommen und dieses Spiel so oft wiederholen, wie es seinem Bedürfnis entspricht. Trotzdem ist die Trennung schwierig. Zwei Beispiele erläutern dies.

Eine Patientin äußerte, sie habe Angst vor dem Moment der Trennung, wenn die Therapeutin ihre Hände wegnimmt. Sie kann die Trennung besser ertragen, wenn sie selbst weggehen kann, und zwar zu einem Zeitpunkt, den sie bestimmt.

Ein Patient konnte die Trennung nur durch schnelles Weggehen vollziehen, denn die langsame Bewegung rief in ihm das Gefühl der »Verzweiflung« hervor.

Niemals sollte die Therapeutin ohne Ankündigung plötzlich ihre Hände vom Patienten wegnehmen, er kann es als absolutes Fallen-Gelassen-Werden erleben.

Die Therapeutin muss oft intuitiv die für den Patienten im Moment richtige Berührung finden, vor allem dann, wenn sich dieser noch nicht äußern kann.

Zum Beispiel fühlt sich ein Kranker mit den Füßen vom Boden festgehalten, wenn er auf dem Stuhl sitzt. Wenn er in Rückenlage auf dem Boden liegt, fühlt er sich mit dem Rücken vom Boden festgehalten. Er sagt: »Das ist ganz schlimm, ich komme nicht weg.« Die Therapeutin legt intuitiv ihre Hände unter seine Füße oder unter seinen Rücken. Er spürt Halt, aber kein Festgehalten-Sein und findet die eigene Bewegung, um seine Position zu verändern.

In einem anderen Beispiel setzt die Hand der Therapeutin einen spontanen Bewegungsimpuls beim Patienten frei. Die Therapeutin legt die Finger ihrer Hand unter die Zehen des Patienten. Dieser klammert sich spontan mit seinen Zehen an ihrer Hand fest. Er äußert dazu: »Das ist genau das Gegenteil von Abrutschen, was ich oft so fürchterlich erlebe.«

Das Anklammern oder Sich-Festhalten kann auch mit den Händen geschehen. Eine Patientin erlebte, als sie sich mit ihren Händen an der Therapeutin festhalten durfte, dass sich der Druck und die Enge in ihrer Brust löste.

Dieses Festhalten erinnert an den Klammerreflex des Säuglings. Winnicott sagt dazu, dass bei Säuglingen, die ihr Gleichgewicht bedroht fühlen, das Greifen und Sich-Anklammern Versuche darstellen, sich das Gefühl der Sicherheit zu geben.

Es ist wichtig, die Berührung als natürlichen Vorgang zu sehen und sie dergestalt auch in die Gruppentherapie einzubeziehen. Auch ein Mitpatient kann durch seine Berührung Hilfe geben, damit sich der andere besser spürt. Bei Partnerübungen kommt es durch die Berührung zu den verschiedensten Formen von Kontakt, wie dies vielfach in unseren praktischen Beispielen beschrieben wird.

Wenn die Berührung einfühlsam erfolgt, wird sie vom Patienten positiv aufgenommen. Selten wird eine Berührung total abgelehnt oder sogar phobisch gemieden.

3.3 Die Therapeutin als Gruppenleiterin

Das Vorgehen ist durch die therapeutische Beziehung bestimmt. Dabei ist die Intuition der Therapeutin der Schlüssel, um den Zugang zum Patienten zu finden.

Die Therapeutin tritt in der Gruppenstunde in Beziehung mit dem Patienten. Ihre Worte, ihr Blick, ihre Mimik und ihre Gestik drücken Zuwendung aus, wodurch sich der Patient gehalten fühlt. In diesem Halt muss aber die im Moment richtige Distanz liegen. Wendet sich der Patient ab, drückt er aus, dass er sich mehr zurücknehmen möchte. Niemals darf ihn die Therapeutin bedrängen oder vereinnahmend auf ihn zugehen.

Eine wichtige Rolle spielt die Stimme der Therapeutin, die Wahl der Worte. Sie muss sich dessen bewusst sein. Geeignete Worte begleiten das Tun und unterstützen und ordnen dabei die Handlung. Worte und Stimme geben der Handlung ihre Bedeutung. Besonders mit ihrer Stimme vermittelt die Therapeutin ihr emotionales Beteiligtsein. Im Hören der Stimme weiß der Patient, dass er nicht allein ist, die Stimme gibt ihm Halt.

Die Bewegungsaufgabe muss in einer klaren, lebendigen Sprache übermittelt werden, unnötiges Beiwerk verwirrt den Patienten. Um sich mit passenden Worten auszudrücken, muss die Therapeutin ein klares Bild von dem in sich haben, was sie beim Patienten anregen möchte. Ihre Angebote dürfen nicht suggestiv formuliert sein, um ein bestimmtes Ergebnis zu erreichen. Sie muss offen sein für die unterschiedlichen Erlebnisse, die sich bei den einzelnen Patienten ergeben. Die individuellen Aussagen der Patienten zeigen ihr, wo der Einzelne steht und wie er die Bewegungsaufgabe erlebt hat. Sie erhält wertvolle Informationen, wie ihre Angebote wirken.

Die Therapeutin macht die Angebote mit. Sie steht in der Gruppenstunde beim praktischen Tun selten am Rande und beobachtet nur, sondern führt die Übungen mit aus, sodass die Patienten auf sie schauen können und die Möglichkeit haben, sie nachzuahmen, wie das Kleinkind, ja schon der Säugling die Mutter nachahmt.

Sie darf aber dadurch die Patienten nicht aus dem Auge verlieren, sie sieht, wo und wie sie Hilfen geben kann. Sie darf sich nicht in ihr eigenes Tun verlieren, sonst verliert sie die Beziehung zur Gruppe.

Bei Partnerübungen ist es angebracht, dass die Therapeutin mit einem Patienten die Übung vorzeigt. Aber dann sollten auf alle Fälle ein oder zwei Co-Therapeuten dabei sein, die mit den Patienten üben, damit die Therapeutin frei ist. Sie kann nun beobachten, wie die Patienten mit dem Übungsangebot zurechtkommen; ob das, was sie mit dem Angebot anregen wollte auch von den Patienten so aufgenommen und umgesetzt wird, oder ob sie ihr Angebot verändern oder irgendwo helfend eingreifen muss.

Die Hände der Therapeutin können Hilfestellungen geben. Die Therapeutin lässt immer ihre Bereitschaft erkennen, dem Patienten mit ihren Händen Hilfe zu geben, wenn er dies selbst möchte. Sie muss es jedoch intuitiv im Ausdruck des Patienten, mimisch, körperlich erspüren, da er es verbal selten äußert.

Eine zuverlässige Ordnung für die Therapie ist unentbehrlich. Dazu gehört, dass die Therapie immer im selben Raum und zur selben Zeit stattfindet. Die Therapeutin ist vor der Stunde da, um die Patienten zu empfangen. Sie verlässt den Therapieraum erst, wenn der letzte Patient gegangen ist. Wenn sie einmal vertreten werden muss, sollte das durch eine den Patienten bekannte Mitarbeiterin geschehen und vorher von der Therapeutin selbst angekündigt werden. Ausfallen sollte die Stunde nur in den allerseltensten Fällen. Diese Punkte gelten auch für die Einzeltherapie. Wenn Vertretung notwendig ist, muss diese sorgsam überlegt und mit dem Patienten besprochen werden, denn die Beziehung in der Einzeltherapie steht meist in einem labilen Gleichgewicht. Der Patient kann leicht irritiert werden, er fühlt sich schnell vernachlässigt.

Die Therapeutin unterstützt die Abgrenzung. Die Therapeutin wahrt die Grenzen zwischen sich und den einzelnen Gruppenmitgliedern. Sie gibt die Übungen in der Art und Weise an, dass die Wahrung der Grenzen zwischen den einzelnen Patienten gewährleistet ist.

Die Haltung der Therapeutin gibt dem Patienten Sicherheit, dass er sich in das Wagnis traut, den in den Grenzen gegebenen Spielraum frei zu nutzen.

Der abgegrenzte Platz mit einer Matte ist eine Selbstverständlichkeit, wenn der Patient für sich allein übend auf dem Boden liegt. Es kann auch ein Reifen, ein Seil, ein Stuhl sein, wodurch der Patient seinen Platz abgegrenzt erlebt.

3.4 Die Themen der Gruppenstunden

Die Übungsangebote einer Bewegungstherapiestunde sind einem Thema zugeordnet. Sie werden in einer stimmigen Folge angeboten. Dadurch entsteht ein organischer Aufbau der Stunde, der den Patienten einen Zusammenhang vermittelt.

Es ist nicht gut, einzelne Übungen, die nicht aufeinander abgestimmt sind, aneinander zu reihen. Ein Thema ist eingegrenzt, es hat einen Rahmen um einen ausgewählten Inhalt.

Ein Inhalt kann das Thema »Füße« sein. Zunächst machen alle sich die Füße bewusst. Übungen hierzu sind in dem Kapitel »Vertrauensarbeit mit dem Boden« beschrieben.

Füße sind aber keine isolierten Körperteile, sondern stehen im Zusammenhang mit dem ganzen Körper und haben die Funktion des Stehens und Gehens, wobei das Gehen in den umgebenden Raum führt. Inhalte, wie auf ein Ziel zugehen, aufeinander zugehen, miteinander gehen, eigene Wege gehen und vieles mehr ergeben sich daraus.

Das Stehen hat die Bedeutung – hinstehen können, seinen Standpunkt finden, im Stehen das Gleichgewicht finden, zu sich stehen können, vor einem anderen bestehen können, etwas durchstehen können, standfest sein, sich nicht vom eigenen Platz wegdrücken lassen und ähnliches.

Dies lässt sich an einem Beispiel zeigen, welches sich über drei Gruppenstunden erstreckt. Die Therapeutin legt verschiedene Unterlagen aus, unterschiedlich dicke Matten und Decken, dazu liegen auf dem Boden verschiedenartige kleine Bälle zum Massieren der Füße. Die Patienten werden aufgefordert, ohne Schuhe auf den verschiedenen Unterlagen und dem Boden abwechselnd zu stehen und darüber zu gehen, die Füße zwischendurch mit den Bällen zu massieren und letztlich einen guten Standpunkt zu finden.

Ein junger Patient (Ersterkrankung) Herr R. äußert danach, ihm sei im Stand schwindelig gewesen, er habe das Gefühl gehabt, es ziehe ihn nach hinten. Seine Aussage stimmt mit der Beobachtung der Therapeutin überein, dass Herr R. ganz unsicher auf seinen Füßen steht.

Zweite Stunde: Die Überlegung der Therapeutin für Herrn R. geht in die Richtung, ihn seine Füße mit Lust erleben zu lassen. Verschiedene Materialien sollen ihn dazu anregen. Beim Anfangsgespräch, in dem die Patienten von ihren Erfahrungen aus der letzten Stunde berichten, sagt Herr R., er wisse nichts mehr. Die Therapeutin hat den Eindruck, dass er auch nichts mehr wissen will.

Herr R. zeigt Freude, sich auf einem flachgetretenen Medizinball auszubalancieren, auf Holzbalken zu balancieren, auf großen, weichen Schaumstoffbällen zu stehen und zu wippen. Die Patienten können in dieser Stunde allein und zu zweit experimentieren.

Am Schluss werden alle Objekte zur Seite gelegt und die Therapeutin fordert die Patienten auf, im ganzen Raum herumzugehen und sich wieder einen »guten Standpunkt« zu suchen.

Herr R. geht zur Wand und lehnt sich mit dem Rücken dagegen. Er äußert später im Schlussgespräch, ihm sei bewusst geworden, dass er die Wand als Stütze brauche und nachdenklich fügt er hinzu, das müsse er wohl so hinnehmen.

Die Therapeutin antwortet ihm, es sei gut, dass ihm bewusst geworden ist, dass er die Stütze jetzt noch braucht. Er möchte dies nicht hinnehmen, sondern annehmen.

Dritte Stunde: Im Gespräch zu Beginn der Stunde sagt Herr R., dass es ihn sehr beschäftigt habe, keinen sicheren Stand zu haben und was das Annehmen und Hinnehmen bedeute.

In dieser Stunde ist die Intention der Therapeutin, Herrn R. das Stehen auf eigenen Füßen erleben zu lassen, während er sich mit den Händen an einer Person festhalten kann. Nach einer Einführung in die Stunde fordert die Therapeutin die Patienten auf, sich zu zweit zusammenzutun, um mit beiden Händen gegenseitig Kontakt aufzunehmen. Dann im Halt der Hände des Partners das Gleichgewicht mit offenen und geschlossenen Augen auszubalancieren. Dazu wird die Frage gestellt: »Wie stehe ich, wenn ich im Kontakt bin?«

Die Therapeutin sieht, dass die Beine von Herrn R. steif und zitterig sind, er seinen Körper starr in Rücklage hält, also trotz der Kontakthilfe nicht auf seinen Füßen stehen kann. Die Gruppenarbeit geht weiter mit Gehen im Raum, um letztlich wieder einen Standpunkt zu finden.

Herr R. geht sofort auf den Platz an der Wand zu, den er letzte Stunde eingenommen hatte und lehnt sich mit dem Rücken dagegen. Nach einer Weile verlässt er diesen Platz und strebt in eine Ecke des Raumes. Dort benutzt er beide Wände zum Anlehnen. Später drückt er seine Erfahrung aus: »Als ich mich vorhin an der einen Wand anlehnte, war es rechts und links zu offen für mich, eine Wand ist zu wenig für mich, zwei Wände sind besser.« Nach einer Weile fügt er hinzu: »Die Ecke ist ein abgegrenzter Raum, in dem ich mich geborgen fühle.«

Angesprochen auf den Verlauf der letzten drei Stunden bezüglich seines Standes äußert er, er könne zwar jetzt nicht sicherer stehen, aber er könne dies besser annehmen, besser damit umgehen – er ärgere sich nicht mehr darüber.

Ein anderes Thema wäre Raum und Grenzen. Es gibt Grenzen im konkreten äußeren Raum, Wände, Decke, Boden, und es gibt die Grenzen am eigenen Körper. Es gibt die Richtungen im äußeren Raum, es gibt die Richtungen am Körper.

Der Außenraum ist die Umwelt, ich selbst bin in meinem Körperraum. Die Verbindung vom Außen zu mir oder von mir zum Außen schafft die Beziehung Umwelt und Ich, oder Ich und Umwelt.

Das Thema für die Gruppenstunde ergibt sich jeweils aus dem Verlauf der vorhergehenden Stunden. So werden für den Patienten Zusammenhänge erkennbar und es ergibt sich eine Kontinuität der Inhalte.

Praktisch sieht das so aus: Nach einer Stunde reflektieren die Therapeutin und die Co-Therapeuten unter sich den Verlauf, was wurde positiv aufgenommen, was konnte von den Patienten nicht verwirklicht werden? Welches Thema würde sich für die nächste Stunde anbieten? Dabei steht nicht nur die Gesamtgruppe im Blickfeld der Überlegungen, sondern auch ein einzelner Patient kann mit dem, was für ihn gerade wichtig ist, das Thema bestimmen. Es kann sein, dass ein oder mehrere Schritte zurück gegangen werden muss, weil das Thema der letzten Stunde eine Überforderung war.

Grundsätzlich ist es für den Patienten sinnvoll, wenn das Thema der Stunde für ihn erkennbar ist. Die Therapeutin kann es vor Beginn des praktischen Übens mit einfachen Worten erklären. Der Übungsinhalt wird den Patienten jedoch meist erst klar und allmählich bewusster durch das Frage- und Antwortspiel zwischen Therapeutin und Patient, das sich während der Durchführung der Übung ergibt.

Die Erfahrungen haben ergeben, dass sich in den Gruppen, in denen die Patienten durchschnittlich sechs bis acht Wochen bleiben, grundlegende Themen ständig wiederholen müssen, denn die Gruppe ist nicht geschlossen, neue Patienten kommen dazu, andere werden entlassen. Deshalb ist ein Fortschreiten von Stunde zu Stunde nur in geringem Maße möglich. Eher geht es darum, mit grundlegenden Körpererfahrungen in den verschiedensten Variationen eine gewisse Basis zu vermitteln und zu erreichen. Mit Gruppen, die über längere Zeit in ihrer Zusammensetzung konstant bleiben, sodass untereinander Vertrauen entstehen kann, entwickeln sich Themen von selbst weiter, sowohl inhaltlich als auch in ihrer Intensität.

Die Therapeutin muss den Sinn der Übungsinhalte gut vermitteln können. Sie muss selbst den Sinn der Übung erfasst, erlebt und verstanden haben. Außerdem muss sie wissen, was sie mit diesem Bewegungsangebot beim Patienten erreichen möchte und was dabei an Empfindungen und Gefühlen ausgelöst werden kann. Sie muss aber auch das Nichtempfinden-Können als Ausdruck der Erkrankung des Patienten verstehen.

Die Selbsterfahrung ist für die Therapeutin immer wieder unumgänglich. Durch das Sensiblerwerden für sich selbst entwickelt sie mehr Einfühlungsvermögen und Verständnis für die Patienten, was sich auf den Umgang mit ihnen auswirkt. Wer als Bewegungstherapeutin längere Zeit in der Psychiatrie arbeiten möchte, sollte sich zu einer Zusatzausbildung mit einem tiefenpsychologischen Konzept entschließen.

3.5 Einteilung einer Gruppenstunde

Für Patienten, die noch sehr in ihrem Krankheitsgeschehen gefangen sind und sich noch wenig konzentrieren können, ist es wichtig, die Stunde in nicht zu lange Phasen einzuteilen. Vor allem Gegensätze bringen neue Motivation. So kann auf eine ruhige Phase eine lebhafte Phase folgen, auf eine Phase mit starker Konzentration eine der Entspannung, auf eine Phase im Umgang mit sich selbst eine Phase im Kontakt zu zweit oder in der Gruppe. Wenn die Patienten besser in der Lage sind, sich zu konzentrieren, können sie länger an einem Thema bleiben.

Zu Beginn jeder Stunde gibt es eine Phase der Einstimmung. Diese ist so gestaltet, dass die Patienten sich etwas sammeln können. Die Therapeutin gewinnt dabei einen Eindruck, in welcher Weise sie heute ihr Thema an die Patienten heranbringen kann. Es wäre eine Überforderung für die Patienten, gleich zu Anfang der Therapiestunde bestimmten Forderungen, die ein Thema beinhaltet, zwingend folgen zu müssen.

Die Phase der Einstimmung kann verschieden aussehen. Es eignet sich ein Sammeln im Kreis mit einer einfachen Aktivität, z. B. ein Ballspiel. Dabei kann jeder von seinem Platz aus den anderen sehen und ein wenig Kontakt aufnehmen.

Ist ein bestimmtes Gerät Hilfsmittel, um ein Thema durchzuführen, bietet es sich an, dass sich zunächst jeder auf seine eigene Weise mit diesem Gerät vertraut macht, ehe die Therapeutin mit dem Thema beginnt.

Auch das Liegen auf der Matte kann die Therapeutin zu Beginn anbieten, damit jeder Einzelne mehr zu sich kommen kann, ankommen auf diesem Platz. Die Therapeutin unterstützt dies mit Worten. Erst dann führt sie die Patienten in ein bestimmtes Thema hinein.

Auch ein Gespräch kann eine Einstimmung sein, ist aber selten. Die Therapeutin regt durch Fragen die Erinnerung an die letzte Stunde an, um die Kontinuität von Stunde zu Stunde herzustellen. Weiter erkundigt sie sich nach der momentanen Befindlichkeit, um sich in der Stunde danach zu richten.

Den Hauptteil bildet die Durchführung des Themas. Erlebt die Therapeutin dabei eine positive Resonanz bei Einzelnen oder allgemein, z. B. Freude, Heiterkeit, wache Aufmerksamkeit und Interesse, oder Eigenaktivität und Selbstständigkeit, ist es wichtig, vorerst bei dem Thema zu bleiben. Es wird nur um kleine Variationen erweitert, die die Therapeutin bei den Patienten beobachtet und aufgreift. Dadurch wird die noch gesunde Funktion im Patienten, zur eigenen Handlung fähig zu sein, respektiert und gefördert.

Umgekehrt ist es genauso wichtig, dass die Therapeutin rechtzeitig wahrnimmt, wenn sich zunehmend Unwohlsein, Unlust, Hilflosigkeit und Handlungsunfähigkeit ausbreitet, denn dies zu erleben, kann für die Patienten sehr quälend sein. Die Therapeutin sollte dann Variationen in vereinfachter Weise anbieten. Manchmal ist es aber auch nötig, das Thema ganz fallen zu lassen, um sich mit einem neuen Angebot der Befindlichkeit der Patienten anzupassen.

Auf den Schluss der Stunde sollte die Therapeutin rechtzeitig hinführen, sodass die Stunde nicht plötzlich aufhört oder abgebrochen wird. Für die Patienten ist es wichtig, die Stunde als ein Ganzes mit Beginn, Durchführung und Schluss zu erleben.

3.6 Der Umgang mit Stimmungen in der Gruppe

Spürt die Therapeutin z. B. Gleichgültigkeit, Lustlosigkeit, Ängstlichkeit, Aggressivität in der Gruppe oder bei einzelnen, ist es wichtig, dass sie sich nicht in dieselbe Stimmungslage hineinziehen lässt, sondern die Stimmung annimmt und damit auch die Person, die diese Stimmung vermittelt. Sie versucht sicher und ruhig Bewegungsformen anzubieten, die konstruktiv sind, den Patienten ordnenden Halt vermitteln, auf den sie sich allmählich einlassen können.

Ein Spiel, ein beliebtes Gerät, Musik, eine einfache Partnerübung kann den Patienten ebenfalls helfen, in eine positive Stimmung zu kommen. Wenn die Therapeutin erkennt, dass der Rückzug in einen Eigenbereich nötig ist, unterstützt sie dies durch ein Angebot, das den Patienten Abgrenzung ermöglicht, z. B. Üben im Liegen auf der Matte.

Sondert sich ein Patient ab und zeigt damit, dass er sich nicht fähig fühlt mitzutun, hat sie Verständnis für ihn.

Es kommt vor, dass einige Patienten sehr getrieben wirken, sie können an keinem Platz bleiben, reden viel und durch heftige, überschießende Bewegungen entsteht bei den anderen Ängstlichkeit. Für sie ist das Bahnen ihrer Bewegung zu einem geordneten Ablauf wichtig, wobei das rhythmische Element eine große Rolle spielt.

Manche Patienten sind in übermäßiger Spannung, fast bewegungslos. Es ist die unbewusste oder auch bewusste Angst, die zurückgehaltene Aggression könnte herausbrechen, die ihn zu diesem »Sich-Selbst-Festhalten« zwingt.

Die Therapeutin sieht das und weiß, dass sie in ihrer Forderung an ihn, mitzutun, zurückhaltend bleiben muss.

Zeigt ein Patient sein Gefühl von Wut in einer heftigen Bewegung, z. B. beim Ballspiel, sollte die Therapeutin durch eine bestimmte Aufgabenstellung den aggressiven Bewegungsimpuls in eine Bahn lenken, in der die heftige Bewegung Ausdruck findet, aber keinem schadet.

Es kann jedoch auch sinnvoll sein, eine ganz ruhige Bewegungsform, die Struktur und Halt vermittelt, anzubieten.

Es ist nicht ratsam, die Wut ausagieren zu lassen, der Patient könnte keine Grenze finden, sich schämen, vielleicht sogar wieder in die akute Psychose abrutschen. Wird ein Gefühl ausgesprochen, z. B. beim kräftigen Ballwerfen ruft ein Patient: »Da werde ich meine Aggressionen los!« darf die Therapeutin dies nicht überhören. Sie greift sogar das Wort auf, spricht es selbst nochmals aus und macht deutlich, dass es gut ist, die aggressive Spannung in sich zu spüren und sie nach außen loswerden zu wollen. Jedoch sie bleibt mit der Bewegungsübung in dem gesetzten Rahmen.

Es kann auch einmal in einem Gruppengeschehen bei einem Patienten das Gefühl von Trauer aufkommen. Wieder nimmt es die Therapeutin ganz selbstverständlich an und betont, dass Trauer ein natürliches menschliches Gefühl ist, das zum Leben gehört.

Auch kann ein Patient so sehr außer sich sein, unruhig und desorientiert, dass er an keiner Aufgabe bleiben kann und damit die ganze Gruppe stört.

In diesem Fall kann es gut sein, wenn ihm die Therapeutin Halt gibt, indem sie sich neben ihn stellt oder setzt.

Wenn die Gruppenatmosphäre sich gewandelt hat, einigermaßen Kontakt entstanden ist, zeigt sich sehr oft spontan die noch gesunde Lebendigkeit im Patienten. Diese Situation wird von der Therapeutin erfasst, bei den einzelnen gefördert und das Bedürfnis, auch einmal im Mittelpunkt zu stehen, unterstützt. Immer wird der Patient so akzeptiert, wie er sich in der Gruppe gibt, wie er das Übungsangebot ausführt. Richtig oder falsch gibt es nicht, sondern so, wie er sich zeigt, immer ist es die subjektive Aussage des Patienten. Die Therapeutin sieht daran, in welchem Zustand er sich befindet und wie sie ihn weiter fördern kann.

Es ist wichtig, auch Heiterkeit in die Stunde zu bringen. Die eigene Freude, der Spaß, das Engagement der Therapeutin geht auch auf die Patienten über.

3.7 Wahrnehmen von Körperempfindungen und Hinführen zur Verbalisierung

Das Wahrnehmen von Körperempfindungen und das Hinführen zur Verbalisierung gehören zu dieser Art Bewegungstherapie. Die Empfindung ist an den Körper gebunden, sie vermittelt Körperbewusstsein und somit die Realität des Körpers.

Bei geeigneten Übungen, alleine oder zu zweit, fragt die Therapeutin zu einem passenden Zeitpunkt: »Wie spüren Sie sich jetzt?« Es kommen Äußerungen wie: »Die Zehen kribbeln«, »die Füße sind warm«, »die Füße schlafen ein«, »die Hände sind deutlicher«, »die Hände sind geformt«, »der Kopf ist schwer«, »die Beine sind leicht«, »meine Schultern sind nicht mehr verklemmt«, »der Rücken ist breit«.

Können die Patienten eine Empfindung benennen, ist eine weitere Frage, mit welchem Körpergefühl sie diese Empfindung verbinden, mit Wohlsein oder Unwohlsein.

Die Empfindung und das dazugehörige Körpergefühl zu verbalisieren, ist nicht einfach für die Patienten, aber notwendig für die Bewusstwerdung. Durch das Finden der stimmenden Worte zur Empfindung und dem begleitenden Körpergefühl wird diese reale Erfahrung im Gehirn gespeichert und kann erinnert werden. Ein wohliges Körpergefühl, das durch angenehme Körperempfindungen hervorgerufen wurde, bedeutet für die Patienten, sich besser annehmen zu können. Deshalb achtet die Therapeutin bei ihren Angeboten darauf, dass möglichst wohlige Empfindungen entstehen. Wenn sie anregt, warme Bohnensäckchen auf oder unter verschiedene Körperstellen zu legen, fragt sie immer wieder: »Wo ist Ihnen die Wärme des Säckchens angenehm, an welcher Stelle tut sie Ihnen besonders gut? Suchen Sie selbst eine Stelle, an die Sie das Säckchen hinlegen möchten.« Das Sich-Wohl-Fühlen-Dürfen soll den Patienten eine Selbstverständlichkeit werden.

Bei einer unangenehmen Empfindung gibt die Therapeutin dem Patienten zu verstehen, dass er auch diese Empfindung als realen Ausdruck seines Körpers annehmen soll. Sie lässt ihn jedoch nicht allein mit dieser negativen Körperempfindung, sondern fordert ihn auf, selbst eine Veränderung zu suchen, vielleicht durch eine Bewegung oder durch einen Wechsel der Position. Kann sie diese Forderung nicht stellen, oder der Patient findet selbst keine Veränderung, versucht sie ihm durch ein Bewegungsangebot Hilfestellung zu geben.

Es ist wichtig, diese hilfreiche Veränderung mit dem begleitenden positiven Körpergefühl dem Patienten auch deshalb bewusst zu machen, damit er sich allmählich im Alltag daran erinnern und sich selbst helfen kann.

Wie kann die Therapeutin den Patienten anregen, für sein Körpererleben Worte zu finden?

Es ist gut, Empfindungsqualitäten während des Tuns und Nachspürens zu erfragen, denn oft ist die Empfindung nach kürzester Zeit wieder verschwunden.

Werden keine Worte gefunden, benennt die Therapeutin selbst Empfindungsqualitäten, sodass der Patient das für ihn stimmende Wort finden kann. Beim Üben auf der Matte ist es oft nötig, zu jedem Einzelnen hinzugehen, ihn persönlich anzusprechen, um ihn zu ermutigen, Worte für seine Empfindungen zu suchen. Wichtig ist, dass jeder Patient seine eigene Empfindung wahrnimmt und es wagt, sich mit seinem subjektiven Erleben von den anderen abzugrenzen.

Manche Patienten nehmen zwar Empfindungen wahr, finden aber keine eigenen Worte dafür, schließen sich deshalb den Worten von anderen an und meinen dasselbe zu spüren. Wieder andere können nichts spüren, sie sind noch nicht fähig, eine subjektive Empfindung wahrzunehmen.

Diese Schwierigkeiten erkennt die Therapeutin an und forscht zu diesem Zeitpunkt nicht weiter.

3.8 Das Gespräch in der Gruppe

Wann und wie kann es während der Stunde zu einem Gespräch mit den Patienten kommen?

Nach kleinen Übungseinheiten mit einem bestimmten Abschluss fragt die Therapeutin in einer Pause sofort nach, damit die kleinen Erlebnisse nicht vergessen werden. Die einfachen Fragen müssen auf den Inhalt bezogen sein, damit der Patient mit einfachen Worten antworten kann.

Es ist wichtig, immer nur eine Frage zu stellen und die Antwort abzuwarten. Zwei oder gar drei Fragen gleichzeitig in einem Satz zu stellen, irritiert die Patienten. An entsprechenden Stellen im Text sollen die Gedankenstriche das Warten auf die Antwort ausdrücken.

Wenn zwei Patienten miteinander geübt haben und die Therapeutin das Gefühl hat, dass sie auch etwas miteinander erlebt haben, fordert sie die beiden auf, miteinander über ihr Erlebnis zu sprechen, ehe jedes Paar dann seine Erfahrungen in der Runde mitteilt.

Es ist äußerst wichtig, dass die Therapeutin mit feiner Intuition erspürt, wann das Fragen passt und wann es ganz unterbleiben soll. Besonders bei einer Gruppe mit Akutkranken ist das Fragen meist unangebracht, die Patienten können sich in ihrem kranken Zustand nicht äußern.

Als *Abschluss einer Stunde* setzen sich alle zum gemeinsamen Gespräch im Kreis zusammen. Die Therapeutin kann zunächst die Stunde noch einmal zusammenfassen und dann einfache Fragen stellen. »Was hat Ihnen in der Stunde persönlich gutgetan, was hat Ihnen sogar Spaß gemacht? Gibt es auch etwas, was Sie nicht gerne mitgemacht haben, was Ihnen nicht so gutgetan hat?« Es werden nicht alle Patienten antworten, niemand wird bedrängt. Wichtig ist, dass durch diese letzte Gemeinsamkeit ein Abschluss der Stunde erlebt wird.

4 Beziehung zum eigenen Körper

> Körperwahrnehmung entwickeln, um die Realität des lebendigen Körpers zu erfahren, um sich als Person leiblich zu erfahren.

Der Leib schließt Seele und Geist mit ein, dadurch können sich mit der leiblichen Ordnung auch Gefühle und Gedanken ordnen, es kann wieder ein Stück Zusammenhang im Lebensverband geben.

Über die körperliche Realität, die zu spüren, zu sehen und zu fassen ist, kann der Kranke seine schizophrene Realität unterscheiden.

In einer Einzeltherapie erlebte eine Patientin dies folgendermaßen:

Aus einer wiegenden Bewegung heraus im Kontakt mit der Therapeutin sagte die Patientin, die sich wahnhaft in einen Arzt verliebt hatte, ganz unvermittelt: »Der Arzt ist nicht wirklich.« Damit meinte sie den Arzt in ihrem Wahngebilde. Die Therapeutin fragt, wie sie plötzlich darauf kommt. Sie sagt: »Weil ich mich wirklich spüre.«

Über das Spüren der Realität ihres Körpers wurde ihr spontan bewusst, dass ihr Wahngebilde nicht real war. Die Übung geschah im körperlichen Kontakt mit der Therapeutin. Wahrscheinlich ist das Spüren der eigenen »Wirklichkeit«, das eigene reale Dasein für den schizophren Kranken im Kontakt mit einem anderen Menschen in besonderer Weise erfahrbar.

Das Anerkennen und Annehmen dieser neuen Wirklichkeit erforderten immer und immer wieder ähnliche Erfahrungen über lange Zeiträume.

Es fällt bei den schizophren Kranken auf, dass sie sich sehr oft als *die Person, die sie sind,* nicht mehr zeigen können. Die Ich-Störung lässt dies nicht mehr zu. Die Krankheitssymptome verändern und verdecken die Eigenschaften, die zur Person gehören.

Manche Kranke äußern, dass sie nicht mehr in ihrem Körper drin sind, oder dass sie sich in ihrem Körper gefangen fühlen, oder sich tot fühlen. Dann ist es dem Kranken auch nicht mehr möglich, mit seinem Körper seine persönlichen Gefühle auszudrücken.

In der bewegungstherapeutischen Arbeit ist zu erleben, dass sich im Gesichtsausdruck, in einer Geste, in einem Lachen, in einer spontanen Handlung blitzartig die Person zeigt, die der Kranke wirklich ist. In diesem Moment ist er mit seinen Gefühlen in seinem Körper. Die Therapeutin nimmt dies bewusst auf und versucht, durch die verschiedensten Angebote dies zu fördern.

Besonders im kindlichen Spiel, in der Spontanität, kann sich die Person in ihrer Lebendigkeit zeigen.

Die Spielinhalte sind elementar: Den eigenen Ball gegen Angriffe verteidigen, sich gegenseitig necken, den anderen mit dem Ball abschießen, sich mit anderen im Wettkampf messen.

Bei all diesen Spielen wird Ich-Sein gelebt. Aggressivität darf spielerisch und lustvoll ausgelebt werden, da die Spielregel die Grenzen setzt.

4.1 Der lebendige Körper

Zur Lebendigkeit gehört der Atem, die Bewegung und das Erleben von Wärme.

Atem bedeutet Leben

Symbolisch drückt die Atembewegung den Austausch von Nehmen und Geben aus und zwar in der Beziehung zur Umwelt. Ich nehme Luft aus der Umwelt auf und gebe sie umgewandelt an die Umwelt ab. Dadurch bin ich in Beziehung mit der Umwelt.

Der schizophren Kranke zieht sich aber aus der Umwelt zurück, denn er fühlt sich von der Umwelt beeinträchtigt, was in ihm große Ängste hervorruft. Diese Ängste zeigen sich auch in seinem Atemrhythmus, wenn er sich des Atems bewusst wird. Er sagt häufig: »Ich kann nicht richtig atmen«, »ich atme falsch«, sogar »ich atme nicht«.

Beim schizophren Kranken fällt auf, dass sein Atem flach geht, dass er ihn presst, anhält, dass er kaum Luft aufnimmt. Eine minimale Atembewegung ist nur im obersten Bereich des Brustkorbes sichtbar, nicht mehr im übrigen Körper.

In der Gruppe ist es nicht möglich, auf die Hintergründe einzugehen, die den Atemrhythmus stören. Dies kann nur in der Einzeltherapie allmählich geschehen. Aber wegen der existenziellen Bedeutung der Atmung ist es auch in der Gruppentherapie wichtig, auf den Atem zu achten und ihn auf einfache Weise anzuregen. Die Therapeutin versucht dies über die Stimme, die an den Atem gebunden ist, denn gezielte Atemübungen, bei denen das Ein- und Ausatmen direkt angesprochen wird, lenken das Bewusstsein auf die Funktion des Atems. Dies kann sich irritierend auf den Atemrhythmus auswirken und im Kranken Angst hervorrufen, dass etwas mit seinem Atem nicht stimmt.

Mit dem Sprechen, also mit dem Einsatz der Stimme, wird ausgeatmet, die Einatmung folgt selbstverständlich. Auch fordert die Therapeutin die Patienten auf, adäquat zur Bewegung die Stimme einzusetzen, z. B. zum Strecken und Räkeln zu seufzen oder zu stöhnen, zu einem kräftigen Ballwurf ein Wort oder einen Laut zu finden, einen rhythmischen Bewegungsablauf mit passenden Worten zu begleiten.

Bewegung bedeutet Leben

Um mit der äußeren Welt in Kontakt zu kommen, bedarf es der Lebendigkeit der Bewegung.

Ein Patient drückt das so aus: »Wenn ich die Zehen einkralle, ziehe ich mich in mein Häusle zurück, strecke ich sie aus, nehme ich die Umwelt wahr, aber da habe ich Angst vor der Zukunft. Ich ziehe mich wieder zurück.«

Dies zeigt, wie der Patient die Bewegung seiner Zehen mit seiner Angst im Lebensalltag in Verbindung bringt.

In der nach außen gerichteten Bewegung erlebt der Patient, dass sich sein Aktionsradius erweitert, dass er ausgreifen kann, etwas ergreifen kann, in Handlung kommen kann.

Stork schreibt im Vorwort zu Winnicotts Buch: »Die Motilität des Fötus und des Säuglings ist die früheste Ausdrucksform der Aggression. Sie wird gleichgesetzt mit der Lebendigkeit der Gewebe, der spontanen Geste, der Tendenz zum Wachstum und zur personalen Entwicklung und ganz allgemein der Lebenskraft. [...] Gleichzeitig aber führt die aggressive Komponente zum frühen Erkennen der Nicht-Ich-Welt und frühen Konstituierung einer Art Ich« (Winnicott 1994, S. 13–14).

Die Zurückhaltung in den Gelenken, das Festhalten der Gelenke, zeigt die Angst des Schizophrenen vor Motilität, Aktivität. Diese Angst ist verständlich, denn durch die aktive Bewegung kann es zu einer Veränderung in Richtung Entwicklung, Ausgreifen in die Zukunft kommen, die große Ungewissheit in sich birgt.

Diese Angst kann aber auch die Angst vor Zerstörung beinhalten, ein Verlieren der Kontrolle über die aggressiven Impulse. Daher beachtet die Therapeutin die Zurückhaltung der Patienten. Ihre Bewegungsangebote sind so gehalten, dass für die Bewegungsabläufe ein Rahmen gesetzt ist, der auch die Angst des Patienten im Rahmen hält. Innerhalb dieses Rahmens ist Möglichkeit für eigene Aktivität, Motilität, Aggressivität gegeben.

Wärme bedeutet Leben

Sie wird gespürt

- ➢ durch die eigene Bewegung
- ➢ durch die Hände eines Partners, z. B. beim Abklopfen und Massieren, was auch über Bälle und andere Geräte geschehen kann
- ➢ durch das Auf- oder Unterlegen warmer gefüllter Säckchen auf den Bauch, auf den Brustkorb, unter das Becken, unter den Rücken, unter den Nacken, sogar auf die Stirn, unter und auf die Füße und Hände. Die Wärme, die den Körper durchflutet, wird von fast allen Patienten wohlig empfunden.

Beziehung bedeutet Leben

Leben entsteht in der Beziehung, ohne Beziehung gibt es kein Leben.

Durch die Lebendigkeit der Therapeutin im Umgang mit den Patienten können diese die eigene Lebendigkeit, wenn auch noch zurückgehalten, spüren. Sie zeigt sich immer, wenn Beziehung in der Therapiestunde entsteht und sich die Patienten in dieser Beziehung angenommen fühlen.

4.2 Beschaffenheit und Zusammenhang des Körpers

Wenn das Ich sich auflöst, löst sich auch der *Zusammenhang* (Kohärenz) und die *Beschaffenheit* (Konsistenz) des Leibes auf, ja sogar der des Lebensverbandes.

Eine Patientin schilderte den Ausbruch ihrer Psychose mit folgender Aussage: »Ich saß auf dem Sofa und erlebte, wie mein Ich wegfloss.« Damit macht sie deutlich, wie sie ihre Ich-Auflösung körperlich erlebte.

Der schizophren Kranke hat die Fähigkeit verloren, seinen Körper in seiner Beschaffenheit und seinem Zusammenhang zu spüren. Um ihm die körperliche Ganzheit wieder ins Erleben zu bringen, arbeitet die Therapeutin mit den Körperbereichen Knochengerüst, Muskeln und Haut.

Viele Patienten müssen sich immer wieder des in seiner Substanz festen Knochengerüsts vergewissern, die weiche Muskulatur dagegen zu spüren kann unangenehm sein. Jedoch gibt es auch die umgekehrte Erfahrung. So erinnern die Knochen eine Patientin an den Tod, sie möchte ihre Muskeln, ihr Fleisch spüren, denn ihre linke Seite erlebt sie als verdorrt, zerfallen in Asche.

Eine andere Patientin lehnte es ab, weiche Muskelstellen bei sich anzufassen, wollte an diesen Stellen auch nicht von der Therapeutin angefasst werden. Sie wollte nur die Konsistenz ihrer Knochen spüren.

Auf die Haut wird noch speziell bei den Ausführungen »Die Haut als Grenze« eingegangen.

Die Gelenke als Verbindungsstellen im Körper

Die Zuordnung der Gelenke, wie sie sich z. B. miteinander bewegen, Finger-Hand-Gelenk, Ellbogen-Schulter-Gelenk, ist mangels Körperempfinden für viele Patienten nicht zu spüren. Auch bei der Frage an die Patienten: »Wo finden Sie Ihr Hüftgelenk?« Oder »Wo beginnt, wo endet Ihre Wirbelsäule?«, kann sich zeigen, dass ihre Körpervorstellung nicht mit der Realität übereinstimmt.

Wegen dieses mangelhaften Körperempfindens muss die Therapeutin bestimmte Hilfen geben, damit die Patienten ihr Bewusstsein auf die entsprechenden Körperstellen lenken können. Über klares Benennen der Körperteile, der Gelenke sowie der Verbindungen von einem Gelenk zum anderen, über Anschauen bei der Therapeutin, dann bei sich selbst, über Anfassen durch die eigenen Hände, die Hände eines Partners oder die Hände der Therapeutin wird die Aufmerksamkeit durch die Sinne gefordert, um den eigenen Körper konkret zu finden und zu spüren.

Durch die Beweglichkeit der Gelenke, aktiv, wenn sich der Patient selbst bewegt, passiv, wenn ihn die Therapeutin bewegt, können die Verbindungen des Skeletts und so der Zusammenhang des Körpers erspürt werden.

Dadurch ist der schizophren Kranke nicht mehr den unheimlichen Gefühlen von Auseinanderfallen, Auseinanderfließen, von Zerstückelt-Sein ausgeliefert.

An einigen Beispielen wird im Folgenden dargestellt, wie mit den Patienten geübt wird, damit sie die verschiedenen Bewegungsmöglichkeiten aller Gelenke erproben und dadurch ihren Körper in seiner Beschaffenheit, Anordnung und seinem Zusammenhang als ein Ganzes erleben und erfahren können.

Über die Gelenke den Zusammenhang des Körpers finden

Übungsbeispiel

Die Patienten liegen in Rückenlage auf den Matten. Die Therapeutin fordert die Patienten auf, die Hände oder Füße zu spüren, da mit diesen äußersten Körperteilen Bewegungen leichter auszuführen sind, als mit den großen Gelenken oder der Wirbelsäule.

Zum Beispiel: »Wo sind meine Finger, wie kann ich sie bewegen?« »Wo sind meine Handgelenke und wie kann ich sie bewegen?« »Wo sind meine Ellbogengelenke und wie kann ich sie bewegen?« »Wo sind meine Schultergelenke und wie kann ich sie bewegen?«

»Wenn ich die Finger-Handgelenke bewege, kann ich dann die Verbindung von den Händen über die Unterarme bis zu den Ellbogen und weiter zu den Schultergelenken spüren?«

Das Wesentliche dieser Übung ist, dass durch die gelenkigen Verbindungen die Arme zusammenhängend an den Rumpf angeschlossen erlebt werden. Ebenso wird das Bewegen der unteren Extremitäten – Zehengelenke, Fußgelenke, Kniegelenke, Hüftgelenke – angeregt.

Die Wirbelsäule soll als Mitte und Verbindungsachse beweglicher werden in den Richtungen von unten nach oben und umgekehrt. Durch eine gute Beweglichkeit der Wirbelsäule werden die rechte und linke Körperhälfte miteinander verbunden.

Übungsbeispiel
Die Füße werden in Rückenlage auf der Matte aufgestellt und die Therapeutin bietet eine Wiegebewegung an, ausgehend von einer Hin- und Herbewegung der Knie. Dabei ergibt sich in der Lendenwirbelsäule eine leichte Drehbewegung, die sich bis in Brust- und Halswirbelsäule ausdehnt. Geht die Wiegebewegung von den Armen aus, wird die Drehbewegung der Wirbelsäule in einer etwas anderen Weise erspürt.

Weiter werden die Patienten zu einer Schaukelbewegeung in die beiden Richtungen auf und ab (kopf- und fußwärts) aufgefordert. Dazu werden die Knie an den Brustkorb angezogen und mit den Händen umfasst. Wieder ist der ganze Körper in dieses Schaukeln einbezogen und miteinander verbunden.

Über Hände und Füße den Zusammenhang des Körpers finden

Die bekannte Redewendung »alles hat Hand und Fuß« soll in folgendem Übungsbeispiel vermittelt werden:

Übungsbeispiel
Jeder Patient liegt in Rückenlage mit aufgestellten Füßen auf einer Matte. Die Therapeutin fordert auf, abwechselnd mit den Füßen kräftig aufzu-

treten. Sie begleitet rhythmisch mit dem Tamburin. Nach den Füßen kommen die Hände, mit denen auf die Matte abwechselnd geklatscht wird. Die Therapeutin begleitet rhythmisch, indem sie zum Unterschied statt auf das Fell auf den Rand des Tamburins schlägt.

Abwechselnd wird Treten und Klatschen wiederholt.

Als Variation dieser Übung fordert die Therapeutin auf, Treten und Klatschen zusammen auszuführen und begleitet rhythmisch mit einer Steigerung des Tempos – langsam – schneller werden – ganz schnell.

Durch dieses einfache rhythmische Bewegen der Extremitäten kommt der ganze Körper in eine bewegliche Verbindung und kann ganzheitlich erlebt werden.

Nach einer Therapiestunde, als die Therapeutin die Patienten auf die Station begleitet, sagt ein Patient zu ihr: »Ich bin jetzt wieder Ich.« Auf die Frage der Therapeutin, wodurch das komme, nannte er die geschilderte Übung. Jetzt würde nichts mehr aus ihm ausfließen.

Über Schütteln und Schwingen den Zusammenhang des Körpers finden

Übungsbeispiel

Zwei Patienten üben zusammen. Einer liegt in Rückenlage auf der Matte, der andere steht am Fußende. Er nimmt die Beine des Liegenden hoch, indem er die Fersen umfasst und schüttelt nun leicht, bis die Schüttelbewegung durch den ganzen Körper, auch in Arme und Hände, bis in den Kopf geht.

Statt Schütteln wird ein Hin- und Herschwingen von den Füßen aus durchgeführt, bis wiederum der ganze Körper in dieses Schwingen einbezogen ist. Der Liegende teilt mit, ob er sich im Schwingen oder Schütteln angenehmer spürt. Der Stehende richtet sich danach, wie es dem Liegenden lieber ist.

Die Beschaffenheit und Beweglichkeit der Wirbelsäule spüren

Die Wirbelsäule als knöcherne, bewegliche Achse ist den Patienten nicht bewusst, ebenso wenig die Festigkeit der einzelnen Wirbel. Sie haben keine innere

Vorstellung, wo sie am Körper das untere Ende, das Steißbein finden können. Das obere Ende suchen sie oft beim siebten Halswirbel. Die Halswirbelsäule als bewegliche Verbindung vom Rumpf zum Kopf und umgekehrt können sie nicht als solche erleben.

Übungsbeispiel

Zwei Patienten üben zusammen, jeder sitzt jeweils auf einem Hocker, einer hinter dem anderen. Es ist darauf zu achten, dass ihre Füße, besonders auch die Fersen, in gutem Bodenkontakt sind. Die beiden Übenden haben verschiedene Aufgaben.

In einem ersten Schritt soll dem Vordermann seine Wirbelsäule ins Gespür gebracht werden. Dies geschieht, indem der Hintermann mit einem Ball die Wirbelsäule von unten nach oben, vom Steiß bis zum Kopf, abrollt. Er wiederholt es einige Male. Die Aktivität des Vordermanns ist dabei nur auf das Spüren gerichtet, ohne eigenes aktives Bewegen. Er bestimmt, wie der Druck des Balles sein soll. Der Hintermann richtet sich danach. In einem zweiten Schritt soll der Vordermann nicht nur spüren, sondern seine Wirbelsäule aktiv in Bewegung bringen, zunächst im unteren Kreuzbereich. Dazu benötigt er Widerstand, den ihm der Hintermann mit dem Ball gibt. Der Vordermann rundet mit kräftigem Druck gegen den Ball seinen Rücken an dieser Stelle, um anschließend seine Wirbelsäule aufzurichten. Auch diese Bewegung begleitet der Hintermann, diesmal unterstützend, mit dem Ball (Abb. 4.1).

In ähnlicher Weise wird das obere und oberste Kreuz in die bewusste Wahrnehmung des Patienten gebracht (Abb. 4.2).

In einem dritten Schritt soll die Aufrichtung der gesamten Wirbelsäule bis in den Kopf erfolgen. Dazu gibt der Hintermann wieder die Stütze am unteren Kreuz und lockt damit den Impuls zur Aufrichtung. Diese Bewegung begleitet er, den Ball über die ganze Wirbelsäule bis zum Kopf nach oben rollend. Beim Zurückrollen des Balles nach unten rundet der Vordermann seinen Rücken. Aufrichtung und Rundung werden einige Male wiederholt (Abb. 4.3).

Zum Schluss der Übung bleibt der Patient in der Aufrichtung sitzen. Er wird von der Therapeutin aufgefordert, herauszufinden, wie er sich dabei fühlt.

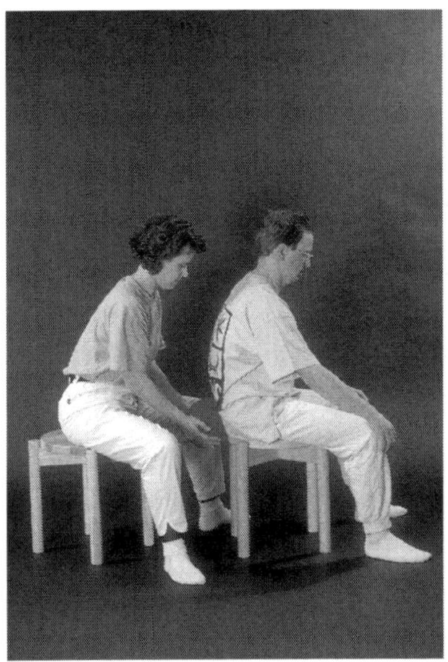

Abb. 4.1 Der Ball am Becken

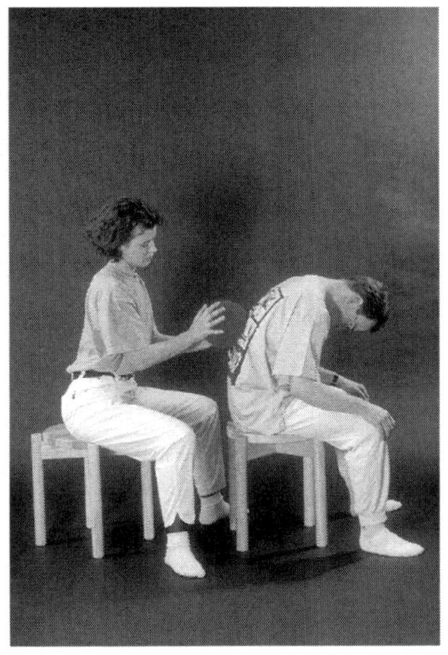

Abb. 4.2 Der Ball am Rücken

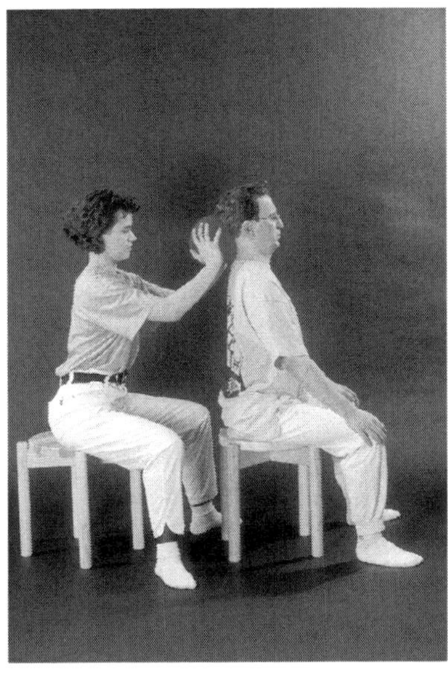

Abb. 4.3 Der Ball am Kopf

4.3 Die Haut als Körpergrenze

Die Entgrenzung, die Grenzenlosigkeit der schizophren Kranken ist eines der auffälligsten Symptome. Die Haut als äußerste Hülle des Körpers ist die Grenze vom Ich zum Nicht-Ich. In der Therapie wird versucht, die Haut in dieser Grenzfunktion mehr ins Bewusstsein zu bringen.

Dazu bedarf es einerseits der *angenehmen Berührung von außen*, um dem Patienten seine Haut ins Gespür zu bringen. Diese angenehme Berührung von außen weckt andererseits in ihm den Impuls, diese Berührung *von innen her aktiv mitzuverfolgen,* bis an die Peripherie seines Körpers. Durch die beiden Prozesse kann dem Patienten seine Haut als Grenzorgan zum Erlebnis werden in dem Sinne, dass er dahinter Schutz finden oder nach außen Kontakt aufnehmen kann.

Die Funktion der Haut als Grenze entwickelt sich beim Säugling durch die vielen Hautkontakte, die er mit der Mutter und anderen Bezugspersonen erlebt. Es müssen befriedigende Hautkontakte sein. Das spätere »Sich-Wohlfühlen in seiner Haut« nimmt hier seinen Anfang.

Ein Beispiel, wie sich das Nicht-Spüren-Können der Haut als Grenze zeigt:

Eine Patientin liegt auf dem Rücken, spürt ihre Knochen und den Boden, kann aber nicht unterscheiden: Was sind meine Knochen, was ist der Boden. An den Armen spürt sie die Muskeln auf dem Boden, aber kann wiederum Muskeln und Boden nicht unterscheiden. Ihre Haut, die ihren Körper gegen den Boden abgrenzen würde, spürt sie gar nicht.

Die Therapeutin legt ihre Hand auf den Handrücken der Patienten und fordert sie auf: »Versuchen Sie doch, Ihre Haut mit kleinen Bewegungen in meiner Handfläche zu spüren.« – »Oh, da tut mir die Haut weh«, sagt die Patientin sofort.

Der frühe Hautkontakt dürfte bei dieser Patientin kein angenehmer gewesen sein. Über den Schmerz wiederholt sich dieses frühe Gefühl.

Nachfolgend werden Übungsmöglichkeiten beschrieben, wie die Haut als Körpergrenze in Erfahrung gebracht werden kann. Dies geschieht immer über die Berührung, entweder durch die Hände oder mittels eines Gerätes. Der Patient spürt dabei nicht nur die Haut, sondern gleichzeitig die darunterliegenden Muskeln und Knochen, also die Beschaffenheit seines Körpers.

Abklopfen des Körpers mit flachen Händen

Yvonne Maurer beschreibt das Abklopfen des Körpers mit den Händen, um das Grenzerlebnis hervorzurufen, als besonders wirksam (Maurer 1979, S. 95).

Übungsbeispiel
Zwei Patienten üben zusammen. Der eine steht hinter dem anderen und klopft in einer bestimmten Ordnung, die von der Therapeutin angesagt wird, den Rücken des Vordermannes ab. Die Ordnung ist wichtig, um die Körperstruktur gleichzeitig zu vermitteln. Außerdem gibt die Ansage der Therapeutin dem Patienten einen Leitfaden, damit seine Handlung zielgerichtet wird.

Wie der Rücken, so kann auch die gesamte Rückfront bis zu den Füßen abgeklopft werden, ebenso die Arme und Hände in der Weise, dass sie gut an den Schultergürtel angeschlossen empfunden werden. Die Vorderfront kann vom Patienten im Sitzen oder Stehen selbst abgeklopft werden, wenn er dazu in der Lage ist (Abb. 4.4).

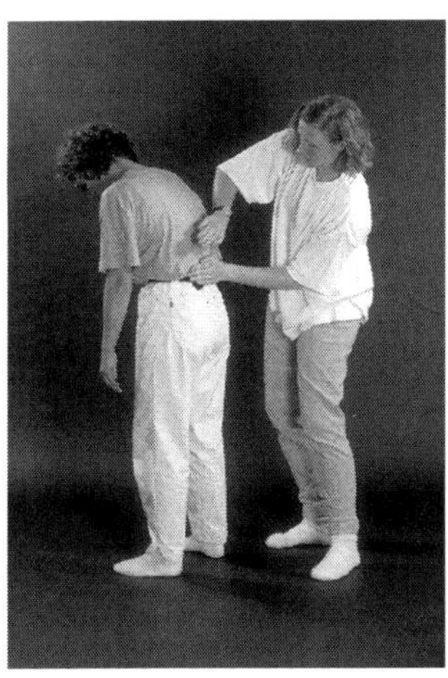

Abb. 4.4 Abklopfen mit beiden Händen

Das Abklopfen im rhythmischen Wechsel von rechter und linker Hand fällt vielen Patienten schwer und kann dadurch von dem, dessen Rücken abgeklopft wird, direkt unangenehm empfunden werden. Es kann vereinfacht werden, indem mit beiden Händen gleichzeitig geklopft wird. Wichtig ist, dass der Klopfende das Tempo rhythmisch einhalten kann.

Die Qualität des Klopfens ist wichtig, leicht, ein wenig kräftiger, oder ganz kräftig?

Anfangs äußern die Patienten häufig, dass sie alles gleich spüren. Es bedarf längeren Sich-Einspürens und immer wieder der Hinweise durch die Therapeutin, bis Unterschiede empfunden werden können. Das aktive Mitspüren der Patienten ist bei dem ganzen Übungsablauf der wichtigste Vorgang und muss über Fragen angeregt werden. Ist es dem Patienten möglich, Unterschiede zu empfinden, werden ihm auch seine Bedürfnisse bewusster. Jetzt erst kann er seinem Partner oder seiner Partnerin mitteilen, wie er an den einzelnen Körperstellen abgeklopft werden möchte. Allmählich spürt der Patient, wie er sich angenehmer und wohler in seiner Haut fühlt.

Wahrnehmen und Empfinden der Körpergrenzen mit dem Schaumstoffball

Übungsbeispiel

Zwei Patienten üben als Partner miteinander. Einer liegt in Bauchlage auf der Matte, der andere kniet in angenehmer Position daneben. Die Therapeutin gibt die Vorgehensweise genau und klar an, damit der Körper geordnet empfunden wird und die Berührung durch die entsprechende Handhabung des Balles wohltuend ist. Ein gewisser Druck ist nötig, damit sich der Schaumstoffball an den Körper anschmiegt.

⇩

Zu der kontinuierlichen Bewegung, die nicht immer wieder abgesetzt werden soll, damit der Patient sich in seiner körperlichen Ganzheit empfinden kann, ist auch noch der zeitliche Ablauf wichtig. Langsam, nicht in wechselnden Tempi, soll derjenige, der abgerollt wird, seiner Körperempfindung folgen können.

Er gibt auch die Qualität des Druckes an. Der Vorgang des Bewusstwerdens, wie will ich den Druck haben, ist bereits bei der Übung des Abklopfens beschrieben worden.

Da sich der weiche Schaumstoffball dem Körper anpasst, kann die Form des Körpers gut erspürt werden.

Beginnend auf dem Kreuzbein wird der Ball über die ganze Wirbelsäule bis zum Kopf einige Male abgerollt. Weiter wird von der Mitte zwischen den Schulterblättern ausgehend der rechte Arm einschließlich der Hand an den Grenzen umrollt. Um den linken Arm in derselben Weise zu umrollen, wird die Position gewechselt.

Es folgt nun das Abrollen der ganzen linken Seite von der Achselhöhle über Brustkorb, Taille, Becken, Oberschenkel, Unterschenkel, über die Fußsohle, weiter an der Innenseite des Unterschenkels, über die Kniekehle, auf dem Oberschenkel bis zum Kreuzbein. Positionswechsel – in derselben Weise wird die andere Seite umrollt (Abb. 4.5).

Wieder angekommen am Kreuzbein wird der Ball nochmals über die Wirbelsäule nach oben bis zum Scheitel des Kopfes gerollt. Nun wird der Kopf in der Weise mit dem Ball berührt und abgerollt, wie es der Partner verträgt. Manche Patienten lehnen die Berührung des Kopfes ganz ab.

Von wesentlicher Bedeutung für das Gefühl des Ganzseins ist, dass der Ball bis über die äußersten Enden der Extremitäten, d. h. der Fingerspitzen und der Zehenspitzen gerollt wird (Abb. 4.6 und 4.7).

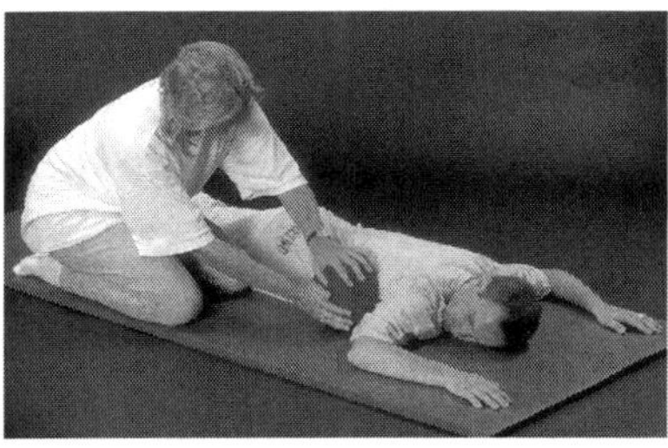

Abb. 4.5 Abrollen entlang der Körperseite

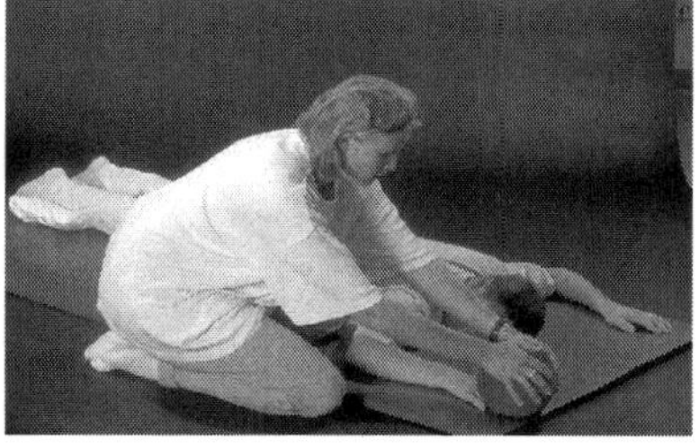

Abb. 4.6 Umrollen der Hand einschließlich der Finger

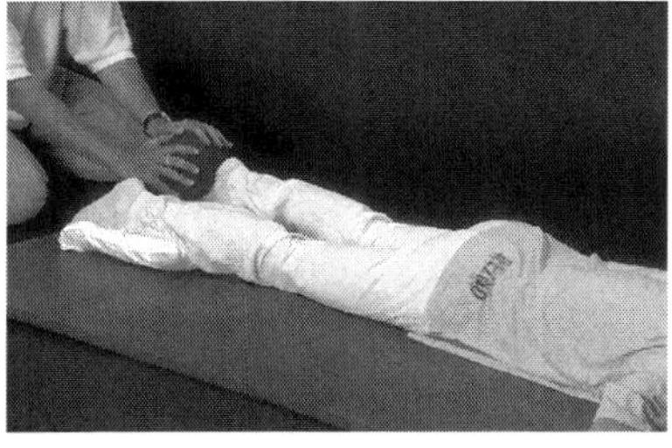

Abb. 4.7 Rollen über die Fußsohle

Bei der Durchführung der Übung entdecken die Patienten Körperstellen, an denen ihnen die Berührung mit dem Ball besonders gut tut, z. B. Kniekehlen, Fußsohlen, Hände, Kopf, Kreuzbein usw. Die Therapeutin fordert sie auf, diese Stellen ihrem Partner zu nennen, damit er sie abschließend noch einmal dort abrollt.

Wahrnehmen und Empfinden der Körpergrenzen mit dem Pezziball

Der Pezziball in seiner Größe ist ein beliebtes Gerät. Er kann umarmt werden, er lockt zum Draufsitzen, Federn und Hüpfen, zum Draufliegen sowohl mit dem Bauch als auch mit dem Rücken. Er kann als Stütze benutzt werden (Abb. 4.8).

Durch die Größe repräsentiert er symbolhaft den mütterlichen Körper. Der Patient kann viel von seiner Körperoberfläche spüren, wodurch sich ihm seine Körpergrenzen verdeutlichen.

Der Pezziball passt sich in seiner federnden Nachgiebigkeit dem Körper des Patienten an. Umgekehrt lockt er durch seine Eigendynamik auch die Anpassung des Patienten heraus.

Es ist ein wenig wie das Spiel zwischen Mutter und Kind, bei dem die Aktivitäten hin- und herwechseln.

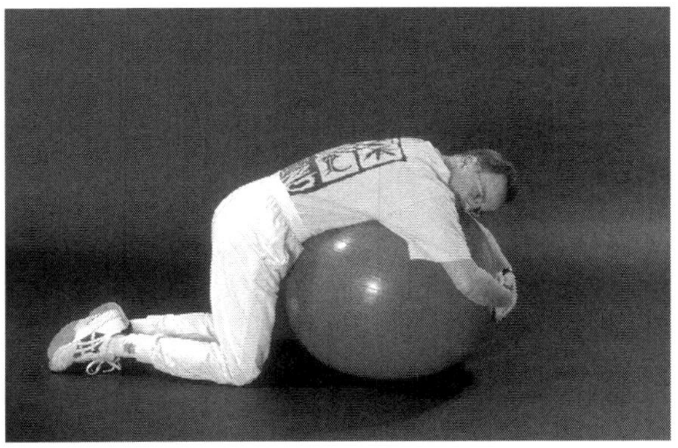

Abb. 4.8 Pezziball als Stütze

Übungsbeispiel

Die Pezzibälle werden in den Raum gerollt und spontan setzen sich einige Patienten darauf und beginnen zu federn. Diese kindliche Bewegungsform kommt in Erinnerung und wird freudig ausgeführt.

Um auch die ängstlicheren Patienten mit einzubeziehen, setzen sich alle im Kreis zusammen und halten sich an den Händen. Das Federn geschieht nun in Variationen von leicht bis kräftig. Ist etwas Sicherheit entstanden, lösen sich die Hände und jeder kann nun so kräftig federn und hopsen, wie er will (Abb. 4.9).

Es ist den Patienten freigestellt, dazu zu klatschen oder die Arme zu schwingen, mit dem Gesäß ein wenig das Gewicht von rechts nach links zu verschieben oder ganz eigenständig etwas zu erfinden, was auch in der Runde zum Nachahmen gezeigt werden kann.

⇩

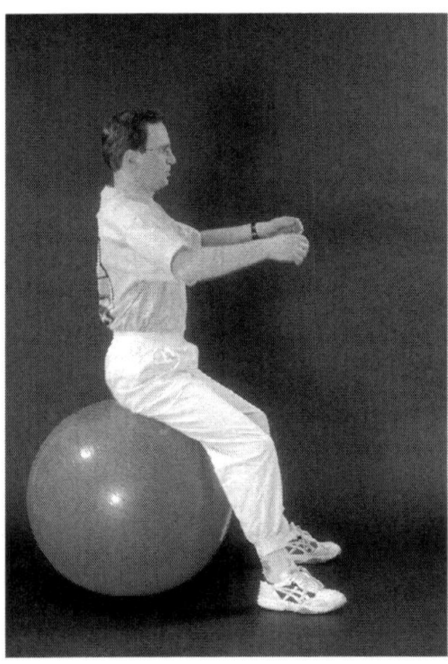

Abb. 4.9 Im Sitzen federn

In dieser Weise sind die Patienten ein wenig mit dem Ball vertraut geworden und können nun eine ungewohntere Position auf dem Ball ausprobieren.

Die Therapeutin regt die Bauchlage an. Die Patienten begeben sich in den Fersensitz und nehmen den Ball mit den Armen dicht an ihren Körper.

Mit Schwung rollen sie sich über den Ball nach vorne und fangen sich mit den Händen auf dem Boden ab, geben sich gleichzeitig den Abstoß für das Zurückrollen in die Ausgangsstellung. Dieser Schwung wird mit Spaß häufig wiederholt (Abb. 4.10).

Anschließend werden einige schwierigere Formen gewagt. Beim Vorwärtsrollen versucht jeder, so weit wie möglich mit den Händen nach vorne zu laufen, wobei sich auch die Beine über den Ball abrollen. Gelingt es bis zu den Füßen? Mit welcher Körperstelle muss ich auf dem Ball aufliegen, um freihändig das Gleichgewicht zu halten?

Wie kann ich in der Bauchlage auf dem Ball zum Federn kommen? Es geht nur, wenn ich mich mit meinen Händen immer wieder vom Boden abdrücke.

Schwieriger ist es, sich mit dem Rücken über den Ball zu rollen, dafür ist mehr Gleichgewichtssinn und auch Mut erforderlich. Auch der Kopf soll auf dem Ball abgelegt werden. Deshalb ist es sinnvoll, diese Übung zunächst als Partnerübung aufzubauen, bei der einer den andern an den Händen hält.

In der Rückenlage über dem Ball zu liegen, dehnt den ganzen Körper, vor allem aber Brust- und Schulterbereich. Wenn die Patienten dies zulassen können, ist es eine äußerst wohltuende Erfahrung (Abb. 4.11).

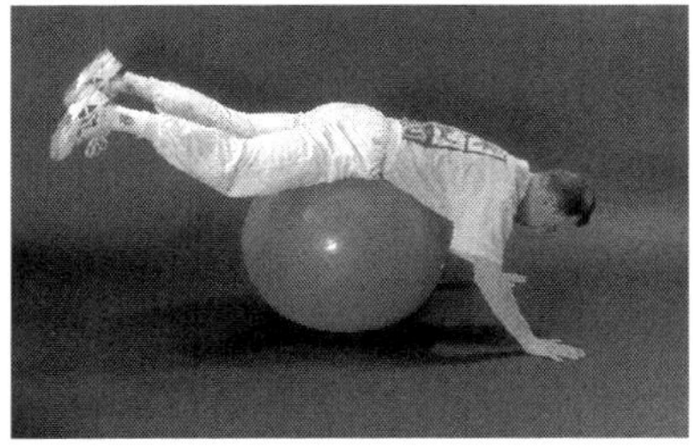

Abb. 4.10 Bauchlage

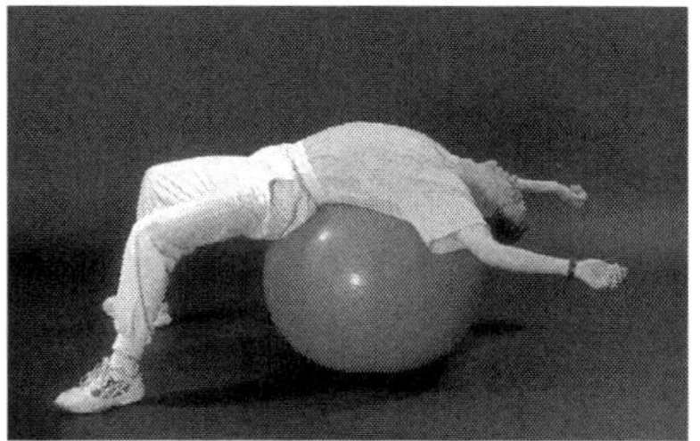

Abb. 4.11 Rückenlage

Für die Therapeutin ist es immer wieder überraschend zu erleben, wie freudig und einfallsreich die Patienten mit dem Pezziball umgehen, wenn sie etwas Übung haben. Das variationsreiche Erleben des Körpers mit seinen Grenzen durch den Pezziball lässt diesen zu einem Lieblingsgerät werden (Abb. 4.12).

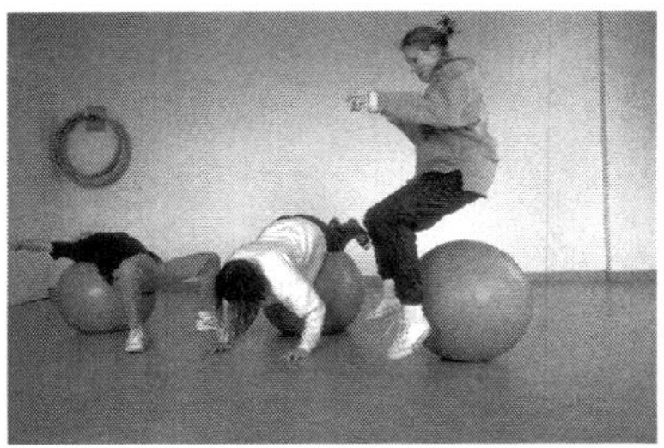

Abb. 4.12 Freies Bewegen mit dem Pezziball

Wahrnehmen und Empfinden der Körpergrenzen mit dem Stab

Der Stab vermittelt als hartes, unnachgiebiges Gerät andere Körperempfindungen als weiche, nachgiebige Geräte.

Das Spüren der festen, knöchernen Anteile, der weichen, muskulären, sowie der sensiblen Haut, ist mit unterschiedlichen Empfindungen verbunden.

Die Knochen werden als hart und fest empfunden und vermitteln in ihrer Unnachgiebigkeit Struktur. Die Muskeln sind nachgiebig, passen sich dem Stab an. Die Haut wird mit unterschiedlicher Sensibilität erlebt.

Übungsbeispiel

Die Patienten sitzen im Kreis, jeder auf einem Hocker und halten einen Stab in beiden Händen. Jeder rollt sich selbst mit dem Stab ab.

Die Therapeutin macht darauf aufmerksam, den Druck des Stabes so zu variieren, wie es jeweils an der entsprechenden Körperstelle angenehm ist. Sie benennt alle Körperstellen, die nacheinander mit dem Stab berührt werden. Dadurch wird dem Patienten die Körperordnung bewusst.

Bei den Zehen beginnend, rollen die Patienten über den Fußrücken, das Schienbein, über die Knie, Oberschenkel, Leisten, Bauch, Brustkorb, Hals und Gesicht, über den Kopf bis zum obersten Halswirbel, über den Nacken bis zum Schultergürtel.

Hier wird der Stab so umfasst, dass er diagonal über dem Rücken zum Liegen kommt, um sich dort so abzurollen, wie man sich sonst mit dem Handtuch abtrocknet. Nach einer Weile geschieht dasselbe in der entgegengesetzten Diagonale.

Danach wird der Stab wieder waagrecht mit beiden Händen gefasst. Das Abrollen geht weiter über die Taille, über das ganze untere Kreuz, bis der Stab auf dem Stuhl aufliegt. Nun rollen die Patienten sich mit der ganzen Sitzfläche über den Stab hinweg. Er wird weitergeführt an der Unterseite der Oberschenkel bis zu den Kniekehlen, weiter bis über die Waden, über die Achillessehnen, über die Fersen und die Fußsohlen bis zu den Zehen (Abb. 4.13a–d).

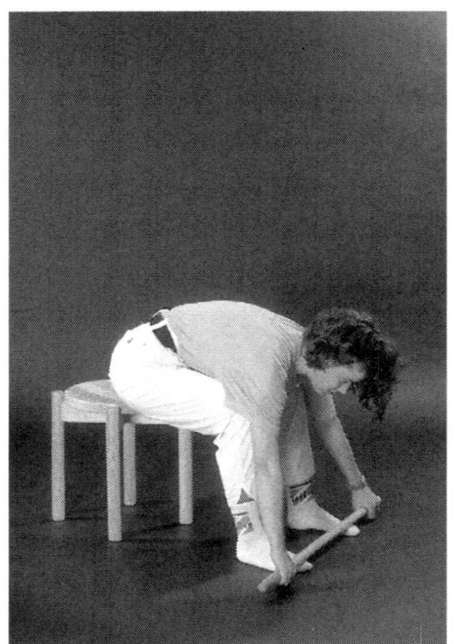

Abb. 4.13a Umrollen des Körpers beginnend an den Zehen ...

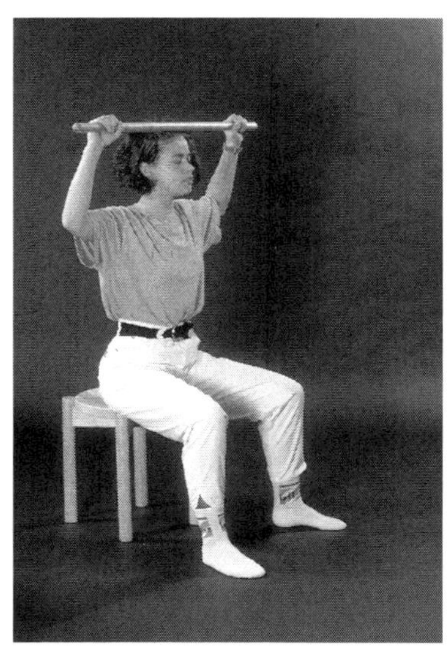

Abb. 4.13b ... hoch über den Kopf ...

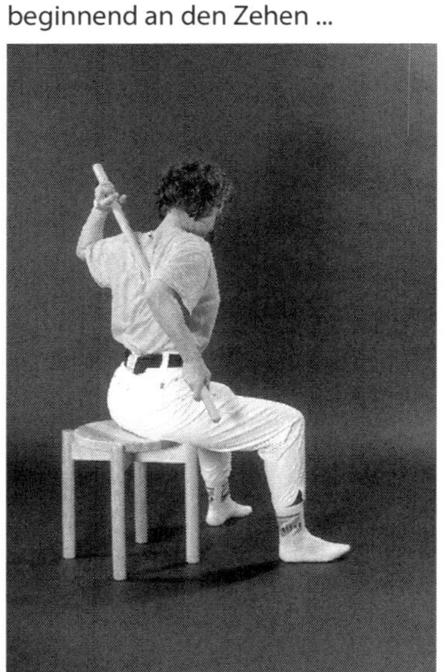

Abb. 4.13c ... über den Rücken ...

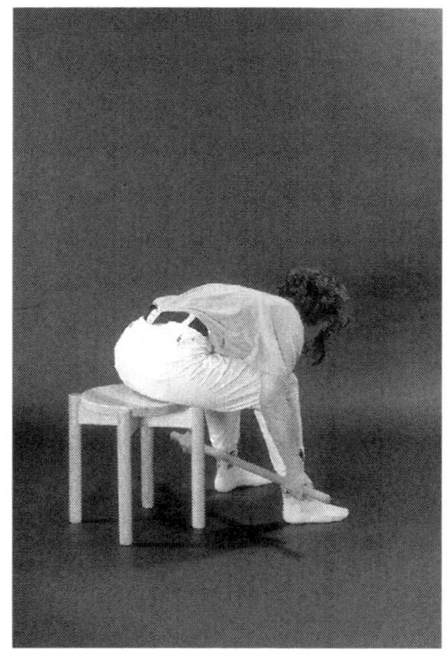

Abb. 4.13d ... zu den Füßen, bis sich der Kreis schließt

Damit ist der ganze Körper umrundet. Durch linienhafte und flächenhafte Verbindungen fühlt der Patient seinen Körper zusammengeschlossen und abgegrenzt.

Es gibt bestimmte Stellen, an denen es wichtig ist, zu verweilen, z. B. die Stelle des obersten Kreuzes. Am atlanto-occipitalen Übergang verbindet sich der Kopf mit dem Rumpf. Diese wichtige Stelle wird von den Patienten fast immer starr und unbeweglich gehalten.

Die Therapeutin regt zum Mitspüren an, wie die Berührung mit dem Stab und die Bewegung mit dem Kopf an dieser Stelle erlebt wird. Ihre Intention ist es, jedem Patienten diese wichtige Verbindung ins Gespür zu bringen.

Die Patienten finden aber beim Abrollen auch selbst Stellen an ihrem Körper, an denen sie, ermutigt durch die Therapeutin, über längere Zeit sich abrollend verweilen.

Die Körpergrenzen ermöglichen die Abgrenzung

Durch die aufgeführten Übungsbeispiele und noch viele andere Möglichkeiten kann die Haut als Körpergrenze allmählich erfahren werden. Es ist die Voraussetzung, damit der Innenraum des Körpers wahrgenommen werden kann, so wie jeglicher Raum nur als solcher wahrgenommen werden kann, wenn Wände die Grenzen bilden. Dieser Bezug von Körpergrenzen zu Raumgrenzen wird noch genauer in dem Kapitel »Beziehung zu Raum und Zeit« beschrieben.

In dem abgegrenzten Innenraum sind die eigenen Gefühle und Gedanken gegen das Außen geschützt. Sie können nicht mehr von der Umwelt in gefährlicher Weise kontrolliert und beeinflusst werden. *Es dringt nichts ein.*

Ebenso kann aus dem geschützten Innenraum *nichts ausfließen,* wie es vielfach von den Kranken erlebt wird.

Eine Patientin schildert das so: »Habe ich schlechte Gefühle und Gedanken, breiten sich diese auf die anderen Menschen in meiner Nähe aus, es geht allen schlecht; habe ich gute Gefühle und Gedanken, breiten sich diese aus und allen Menschen in meiner Umgebung geht es gut.«

Ähnliche Erlebnisse haben Patienten, wenn sie bei schnellen Bewegungen, die sich außen abspielen, das Gefühl haben, von diesen Bewegungen überrollt und mitgenommen zu werden, die Kontrolle über sich zu verlieren, sich selbst zu verlieren. Sie können sich nicht abgrenzen gegen das Außen, sie können nicht unterscheiden: Das bin ich und ich bleibe bei mir, das andere ist außen und bleibt außen.

Solche Erlebnisse haben Patienten zum Beispiel auf der Straße, wenn viele Autos an ihnen vorbeifahren, oder in einer Fußgängerzone, wenn viele Menschen in alle Richtungen schnell an ihnen vorbeiströmen, oder in folgendem Beispiel aus einer Therapiestunde:

Ein Patient, der über längere Zeit an der Gruppe teilnahm, stellte sich immer zur Seite, wenn schnelle, heftige Bewegungen im Raum waren, z. B. Ballspiel oder Tanz. Er wandte sich auch ab und schaute zum Fenster hinaus.

Wie er später aussagen konnte, erlebte er die schnellen Bewegungen, die sich um ihn herum abspielten, als eindringend. Er musste sich ruhig, ohne Bewegung halten, damit die äußere Bewegung nicht in ihn eindringt und in seinem Inneren alles durcheinanderbringt, wodurch er die Kontrolle über sich verlieren könnte. Seine Innenwelt ist noch nicht abgegrenzt von seiner Außenwelt.

Erst durch den geschützten Innenraum kann die Unterscheidung – eigene Gefühle und Gedanken gegen fremde Gefühle und Gedanken – möglich werden. Das ist die Voraussetzung, Beziehung ohne Verlust des eigenen Ich aufzunehmen.

Eine Patientin, die das Ganz-Sein und im Körper-Sein bereits als Erfahrung in den Arbeitsalltag mitgenommen hatte, schrieb in einem Brief an die Therapeutin: »Ich saß fest da und spürte, dass ich mich sicher fühlte und die tiefe innere Angst einfach wegging. Ich fühlte mich ganz im Körper und von anderen abgegrenzt. Vorher spürte ich meinen Körper nicht so und es war eher etwas Fließendes von mir zu anderen und von anderen zu mir.«

Die Abgrenzung gegen das Außen, das Wahrnehmen, das bin ich, das ist der andere, wird in einigen Übungsbeispielen im Kapitel »Beziehung zu den Mitmenschen« geschildert.

4.4 Als Person leiblich die eigene Aktivität erfahren

Das Verharren in den gleichen Bewegungsmustern ohne spontanen inneren Impuls, aus eigenem Antrieb etwas verändern zu wollen, beobachtet jede Therapeutin in den Therapiestunden.

Es ist daher wichtig, mit kleinen Anregungen die Eigenaktivität herauszufordern, indem durch ein Signal ein Wechsel erfolgen soll.

Übungsbeispiel

Alle stehen im Kreis und ein Ball wird in einer Richtung von einem zum anderen geworfen. Jetzt bringt die Therapeutin den Vorschlag: »Wenn einer, der den Ball gerade in den Händen hält, Lust verspürt, die Wurfrichtung zu ändern, also in die entgegengesetzte Richtung zu werfen, dann soll er das tun.«

Genauso wird beim Gehen ein Richtungswechsel angeregt, den ein Patient durch ein Klatschzeichen bestimmt, oder einen Platzwechsel, der ebenfalls durch ein Signal von einem Patienten angezeigt wird.

Es dauert manchmal lange, bis dieser Wechsel in Schwung kommt. Denn Wechsel ist Veränderung, aus dem Gleichen ausbrechen und zwar aus eigenem Antrieb.

Allmählich erleben die Patienten, dass sie durch ihre Eigenaktivität, die bei diesen Spielen nur im Geben von einfachen Zeichen besteht, etwas in der Gruppe bewirken können. Das macht ihnen Freude.

Es wird versucht, dem Patienten die Möglichkeit zu geben, allmählich seine *eigene persönliche Aktivität zu erspüren und zu entfalten.* Dazu müssen ihm Anregungen und Zeit gegeben werden, bis er es langsam wagt, seine ganz eigenen Bedürfnisse zu entdecken und in Handlungen umzusetzen.

Zeigt ein Patient Interesse an einem Ball, schlägt die Therapeutin ihm nicht gleich eine bestimmte Spielweise vor, sondern wartet ab, was er von sich aus mit dem Ball anfängt. Sie unterstützt ihn aber in seinem Tun, indem sie die Situation so gestaltet, dass er zu dem Spiel kommt, das mit seiner inneren, wenn auch noch unklaren Vorstellung, übereinstimmt.

Dadurch kann er in kreativer Weise selbstständig, eigenaktiv, Kontakt mit der Umwelt aufnehmen. Bestimmt aber die Therapeutin die Spielweise mit dem Ball, kann sich dieser Prozess nicht vollziehen, der Patient bleibt in dem gewohnten Muster der Unselbstständigkeit. Er nimmt nicht selbst Kontakt auf, sondern reagiert nur auf die Kontaktaufnahme von außen in seiner gewohnten Weise.

Ein weiteres Beispiel, die persönliche Aktivität zu wecken, ist nachfolgendes:

Übungsbeispiel

In einer Gruppenstunde hatte die Therapeutin die Vorstellung, jeder Patient sucht sich aus der Vielfalt von Bällen und Kugeln mit unterschiedlichster Qualität das Objekt heraus, das er gerne berührt, in den Händen hält, damit spielt, kurz und gut, das er einfach mag.

Ein Patient entschied sich für einen kleinen Schaumstoffball. Immer wieder warf er ihn auf den Boden und fing ihn mit seinen Händen wieder auf. Die Frage der Therapeutin, warum er sich für diesen Ball entschieden hat, wurde von ihm so beantwortet: »Er kommt immer wieder zurück.« (Abb. 4.14)

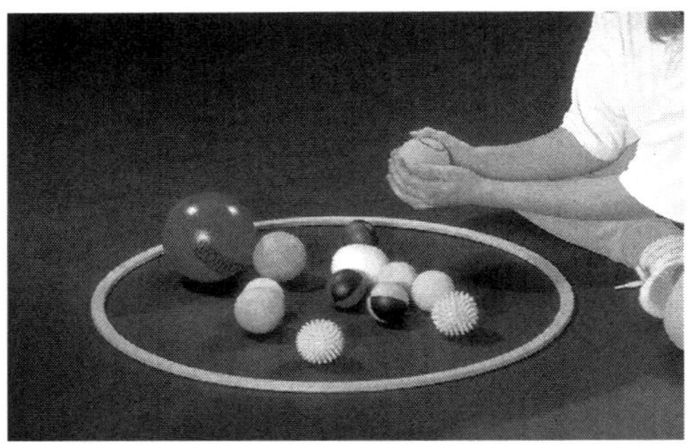

Abb. 4.14 Die Wahl fällt auf den Schaumstoffball

Über seine Eigenaktivität hat er zu seinem persönlichen Ausdruck gefunden. Wenn dies symbolisch gedeutet wird, lässt er die Mutter los und sie kommt zurück. Jedes Mal, wenn der kleine Ball in die Hände zurückgekommen war, umfasste er ihn eine ganze Weile sehr einfühlsam. Der Ball war weich, wodurch er anschmiegsam in den Händen lag, er konnte gut springen, um immer wieder zurückzukommen.

Auch bei gemeinsamen Bewegungsspielen in der Gruppe versucht die Therapeutin zu jedem passenden Zeitpunkt einen Freiraum zu setzen für die eigenen, ganz persönlichen Impulse.

Übungsbeispiel

Gemeinsam haben alle auf den Pezzibällen die verschiedensten Bewegungsmöglichkeiten ausprobiert, auch nach Vorgaben der Therapeutin. Es ist wichtig, dass es wiederholbare Übungsabläufe sind, die mit den Patienten gefunden und geübt werden. So können sie das Gefühl bekommen, das macht mir Spaß, das kann ich gut, jenes besonders gut. Dadurch prägen sich Abläufe ein und werden erinnerbar. Die Patienten können sie nun selbstständig wiederholen, wenn die Therapeutin auffordert: »Jetzt bewegt sich jeder für sich alleine, so wie es ihm Freude macht und solange er Lust hat.«

Das Gefühl »ich kann etwas« bringt das Gefühl nach sich »ich möchte zeigen, was ich kann«.

Dann ist es gut, wenn die Therapeutin auffordert: »Wer Lust hat, zeigt seine Übung, und alle machen sie nach.«

Ein anderer Aspekt, warum die Erfahrung der Eigenaktivität für den Patienten so wichtig erscheint, ist der, dass der Patient dadurch mehr und mehr gegen die Fremdbestimmung angehen kann.

Je mehr Eigenaktivität sich im Patienten entfaltet, um so weniger beeinträchtigend erlebt er die Fremdbestimmung.

Eine Patientin hatte nach einer dramatischen Fremdbestimmung ihre Eigenaktivität wiedergefunden. Unter psychotischem Einfluss hatte sie ihre Eigenaktivität schon einmal zerstörerisch erlebt. Sie zerstörte etwas zu ihrem Leben Gehörendes, mit dem sie eng verbunden war. Danach war sie »lahmgelegt«, weil sie Angst hatte, ihre Bewegungen könnten weiterhin zerstören, ohne dass sie dies beeinflussen kann.

In der Bewegungstherapie ahmte sie die Bewegungen der Therapeutin nach. Sie schrieb der Therapeutin später in einem Brief: »Ihnen passierte nichts bei Ihren Bewegungen, machte ich dieselben Bewegungen nach, konnte mir auch nichts passieren.«

Damit meinte sie, dass die Bewegungen der Therapeutin nicht wie bei ihr eine zerstörerische Handlung zur Folge hatten, sondern diese Bewegungen erlebte sie als ungefährlich. Das gab ihr Schutz und Sicherheit zum Mittun.

Aus diesem Beispiel zeigt sich, wie wichtig es auch sein kann, dass die Therapeutin den Patienten ermöglicht, Bewegungen nachzuahmen.

Im Verlauf einiger Stunden erlebte diese Patientin, dass auf Aufforderung der Therapeutin immer wieder einzelne Patientinnen eigene Bewegungsformen vorzeigten, die die ganze Gruppe nachmachte. »Nie passierte etwas.« So gewann sie die Sicherheit, einmal selbst ihre ganz eigenen Bewegungen zu zeigen, die wiederum die Gruppe übernahm.

Sie erlebte so ihre Eigenaktivität wieder in konstruktiver Weise.

4.5 Als Person leiblich Identität erfahren

Die Gruppe bietet spielerisch einige besondere Möglichkeiten, wodurch sich der Einzelne in seinem *Ähnlichsein* oder *Anderssein,* sowie in seinem *Besonderssein* erlebt.

Übungsbeispiel

Alle bewegen sich nach Musik. Sie haben die Aufgabe, sich beim Gehen umzusehen, wer hat zum Beispiel die gleiche Hosenfarbe, Pulloverfarbe. Wird die Musik gestoppt, treffen sich diejenigen mit den gleichen oder ähnlichen Farben. Es gibt viele Variationen dieses Spiels: Wer ist gleich groß, wer hat die gleiche Haarfarbe, wer hat die gleiche Augenfarbe.

Eine andere Übung ist, als Person aus der Gruppe positiv herauszutreten, zu zeigen, ich kann etwas Besonderes. Sie wird sowohl von der Therapeutin als auch von der Gruppe angeschaut, beachtet und anerkannt.

Der Name

Beim eigenen Namen gerufen zu werden gibt ein Gefühl der Identität, »das bin ich«.

In der Bewegungstherapie sind Namensrufspiele von Bedeutung. Dabei kann beobachtet werden, wie die Mimik des Patienten sich verändert, wenn er beim Ballspiel mit seinem Namen gerufen wird. Sogar freudvoll kann er in die Mitte springen, um den Ball zu erreichen. Nun sieht er sich wach und interessiert um, »wen rufe ich auf?«.

Vor- und Nachnamen spielen dabei eine unterschiedliche Rolle. Mit dem Vornamen wird mehr kindliche Identität verbunden, mit dem Nachnamen die Herkunftsidentität. Mit meinem Vor- und Nachnamen unterscheide ich mich von allen anderen in der Gruppe.

Übungsbeispiel

Alle stehen im Kreis. Die Therapeutin hat einen Ball in der Hand und stellt sich mit ihrem Vor- und Nachnamen vor. »Ich bin die N. N.«

Die Patienten haben die Möglichkeit, sich mit »ich bin …« oder mit »ich heiße …« oder »mein Name ist …« vorzustellen, denn es ist ein Unterschied zwischen diesen verschiedenen Vorstellungsmöglichkeiten. Mit »ich bin …« zeige ich mich als Person, mit »ich heiße …« oder »mein Name ist …« trete ich als Person mehr zurück.

Die Therapeutin gibt, nachdem sie sich vorgestellt hat, den Ball an ihren Nachbarn weiter, es könnte auch ein anderer Teilnehmer in der Runde sein. Wer den Ball hat, stellt sich vor.

Wenn sich die Patienten kennen, macht es Spaß, Namensspiele in den verschiedensten Variationen zu spielen. Besonders das Gerufenwerden mit dem Vornamen gibt Identität.

Es ist sehr unterschiedlich, wie sich die Patienten bei diesen Namensspielen verhalten. Manche sprechen ihren Namen so leise, dass man ihn nicht verstehen kann. Hinter diesem leisen Sprechen des Namens verbirgt sich Scheu, erkannt zu werden oder sogar Angst, »entlarvt« zu werden, wie sich eine Patientin äußerte.

Der Aufforderung der Therapeutin, sich nach den Namen des rechten und linken Nachbarn zu erkundigen, kommen nicht alle Patienten nach. Dies kann verschiedenste Gründe haben, die respektiert werden müssen.

Die Hände

Zur Identität gehören auch die Hände, mit denen ich die Welt ergreife, erfasse und in Handlung komme.

Die Hände des Schizophrenen wirken wie die ganze Person, unlebendig, leer, ratlos. Die Patienten berichten selbst, dass sie ihre Hände so erleben.

Die Patienten bekommen Geräte in die Hände, mit denen sie die leeren Hände füllen können und Erfahrungen des Handelns sammeln, auch mit einem Partner und mit mehreren in der Gruppe. Mit diesem spielerischen Tun sollen im Patienten Impulse lebendig werden, die es ihm ermöglichen, die Dinge im Alltag zu ergreifen und zu handeln.

In der Art des persönlichen Handelns zeigt sich die Identität.

Das Gesicht

Zu meiner Identität gehört vor allem mein Gesicht, denn an meinem Gesicht erkennt mich jeder.

Im akuten Schub der Psychose haben die Kranken oft das schlimme Erlebnis, dass sich ihr Gesicht verändert. Deshalb bietet die Therapeutin ihnen zu einem Zeitpunkt, der ihr adäquat erscheint an, das eigene Gesicht mit den Händen zu erspüren, Stirn, Augen, Nase, Wangen, Lippen, Kinn.

Ganz besonders auffällig ist, dass die Patienten den Blickkontakt vermeiden. Sie schauen niemanden an, vielleicht weil sie selbst nicht angeschaut werden wollen. Im Zeigen ihres Gesichtes könnte die vermeintliche Veränderung gesehen werden, oder der andere könnte erkennen, was in ihnen vorgeht.

Manche Patienten schauen die Therapeutin auf besondere Weise an, starr, mit geringem Pupillenspiel, haftend, haltsuchend, saugend, verschlingend, leer, manchmal durch sie hindurchschauend. Dieses Anschauen kann mit den Beziehungen zu den frühen Bezugspersonen zusammenhängen.

Im positiven Sinn bedeutet den anderen anschauen, mit ihm in Beziehung treten zu wollen. Die Therapeutin versucht, den Patienten dies in spielerischen Aufgaben nahezubringen, ich werfe demjenigen den Ball zu oder wechsle mit demjenigen den Platz, mit dem ich zuerst Blickkontakt aufgenommen habe. Dadurch habe ich ihm signalisiert, dass er gemeint ist, mit mir in eine Handlung zu kommen.

Mit einem kurzen Ausschnitt aus dem Brief einer Patientin, den sie nach zweieinhalb Jahren Bewegungstherapie im psychiatrischen Landeskrankenhaus unmittelbar nach ihrer Entlassung an die Therapeutin schrieb, wird die Wichtigkeit der Beziehung zum eigenen Körper noch einmal verdeutlicht.

»*Ich bin wieder ein Mensch geworden, ich bin wieder eine Frau geworden,* die lachen darf, aber auch den anderen zulächeln, doch auch traurig sein. Meine ganzen Gedanken konnte ich durch Bewegung verändern. Ich lernte in der Bewegungstherapie Ziele setzen, Ziele erreichen. Auch einfache Spiele, wie zum Beispiel das Necken und Herumspringen, Schlendern usw. konnte ich üben. So bekam ich ein Gefühl für ernste Dinge und für Heiteres.«

5 Beziehung zu Raum und Zeit

Über die Erfahrung der realen Raum-Zeit-Dimension durch Rhythmus und Bewegung sich in Raum und Zeit eingeordnet fühlen.

5.1 Entwicklung von Halt und Vertrauen über die Beziehung zum Boden

Im Gehalten-Sein durch die Mutter kann sich im Kind Urvertrauen entwickeln. Diesen Halt, den der Säugling internalisiert, kann er später auf den Boden projizieren. Rycraft schreibt dazu:

»Wenn der Säugling krabbelt und später gehen lernt, übernimmt der Boden immer mehr die stützende Funktion der Mutter; das mag einer der Hauptgründe dafür sein, warum die Erde unbewusst als die Mutter angesehen wird« (Rycraft in Winnicott 1994, S. 127).

Wenn die Erfahrung des *Gehalten-Seins* im Säuglingsalter mangelhaft ist, wird der Boden als nicht zuverlässig erlebt.

Es ist wesentlich, dass die positive Seite des Bodens, die haltgebende Funktion in Erfahrung gebracht wird, nämlich »festen Boden unter die Füße zu bekommen«. Der Boden, der Halt gibt, lässt Vertrauen entstehen.

In der akuten Psychose erleben die Patienten den Boden häufig angstvoll. »Der Boden schwankt«, »gibt nach«, »tut sich auf«, »hält fest«.

Aber nicht nur im akuten Schub zeigen sich die mangelhaften Erfahrungen von Gehalten-Sein. Es werden grundsätzlich vielfältige Verhaltensmuster von mangelndem Halt beobachtet, sowohl im Liegen, Sitzen und Stehen, als auch in der Fortbewegung.

Liegen

Da die Erfahrung von Halt in den frühesten Lebensmonaten geschieht, in denen der Säugling noch liegt, sind Übungen in dieser Position von Bedeutung.

Die Therapeutin lässt die Patienten aber nicht einfach auf dem Boden liegen, sondern jeder Patient bekommt eine Matte als Unterlage. Diese Zwischenschicht nimmt dem Boden die Gefährlichkeit. Der Patient lässt sich nicht direkt auf den Boden ein, sondern spürt die Matte. Sie gibt ihm Halt und ist sowohl Abgrenzung gegen den Boden als auch Abgrenzung im Raum. Sie vermittelt dem Patienten den eigenen Platz, auf dem er sich geschützt fühlen kann.

Die Beziehung zur Matte

Kräftige Bewegungen gegen die Matte, z. B. Treten, Klopfen, Schlagen, Drücken, sollen das Gefühl vermitteln, *die Matte ist da und bleibt da*, sie geht nicht weg durch diese heftigen Bewegungen (Abb. 5.1).

»Ich kann mir auch selbst Halt verschaffen, indem ich mich mit den Händen an ihr festhalte« (Abb. 5.2).

In einem weiteren Angebot regt die Therapeutin an, die Wahrnehmung auf den Körper zu richten. Es werden meist nur die knochigen Punkte, z. B. Steiß, Hinterkopf, Ellenbogen, Fersen, gespürt. Dieser knochige Kontakt sagt aus, dass sich der Patient mit seinen Knochen in die Matte drückt und dadurch in der Anspannung des Sich-Festhaltens bleibt. Damit hält er auch seine Atmung an. Er lässt sich nicht auf den »gefährlichen« Boden ein.

Die Therapeutin hat jetzt die Aufgabe, dem Patienten etwas anzubieten, dass er sich loslässt, um Halt auf der Matte/Boden zu erleben. Die starren Gelenke sollen sich lösen, damit er sein Gewicht loslassen kann.

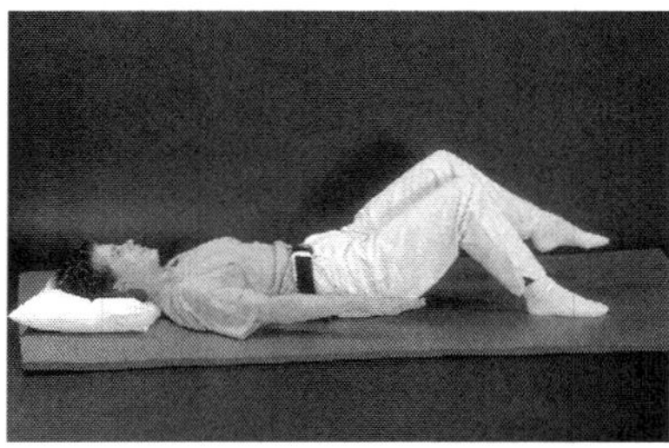

Abb. 5.1 Treten und Schlagen gegen die Matte

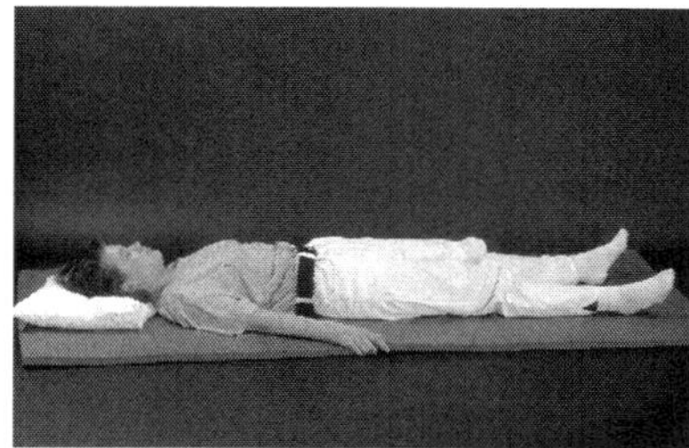

Abb. 5.2 Sich mit den Händen festhalten

Übungsbeispiel

Jeder Patient bekommt einen weichen Schaumstoffball mittlerer Größe, der nacheinander an drei Punkten der Wirbelsäule, unteres Kreuz (Becken), oberes Kreuz (mittlere BWS), oberstes Kreuz (atlanto-occipitaler Übergangsbereich) untergelegt wird (Termini nach Fuchs 1989 S. 57–60).

Mit dem unteren Kreuz wird begonnen. Die Patienten liegen mit dem Becken auf dem Ball und die Therapeutin fordert sie auf, Bewegungen mit dem Becken in die verschiedenen Richtungen auszuführen. Wenn die Patienten zu wenig oder manche gar keine Bewegungen finden, gibt die Therapeutin Richtungen und Bewegungsarten vor (Abb. 5.3a–b).

Anschließend wird der Ball herausgenommen. Erfahrungsgemäß liegt das Becken jetzt mehr auf, denn durch das Lösen der Hüftgelenke und der gelenkigen Wirbel hat sich das Gewicht schon etwas in die Breite verteilt.

Das Unterlegen des Balles am oberen und obersten Kreuz wird mit derselben Aufgabenstellung, Bewegungen in die verschiedenen Richtungen zu finden, angeboten (Abb. 5.4a–b und 5.5a–b).

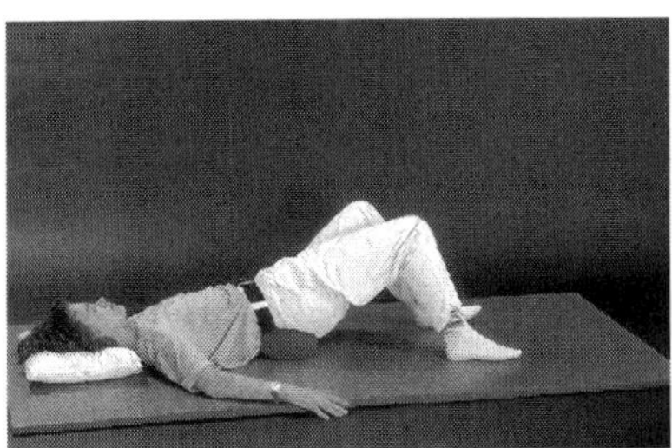
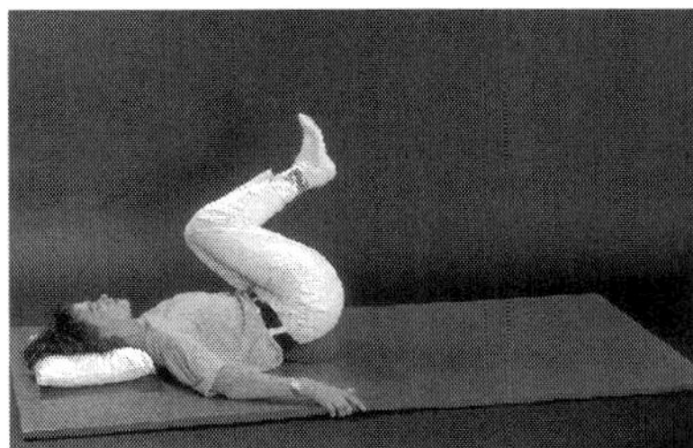

Abb. 5.3a/b Beweglichkeit im unteren Kreuz

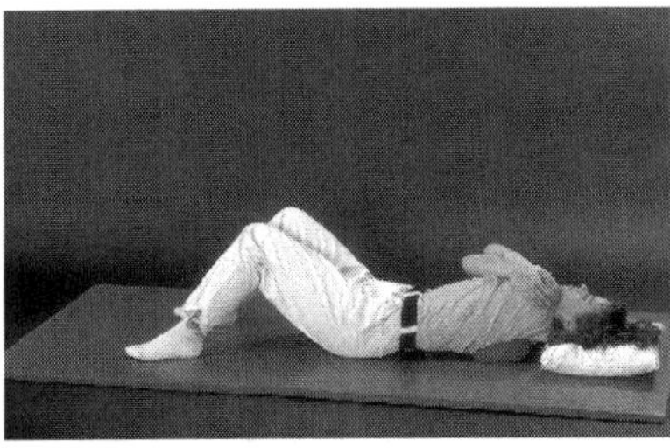
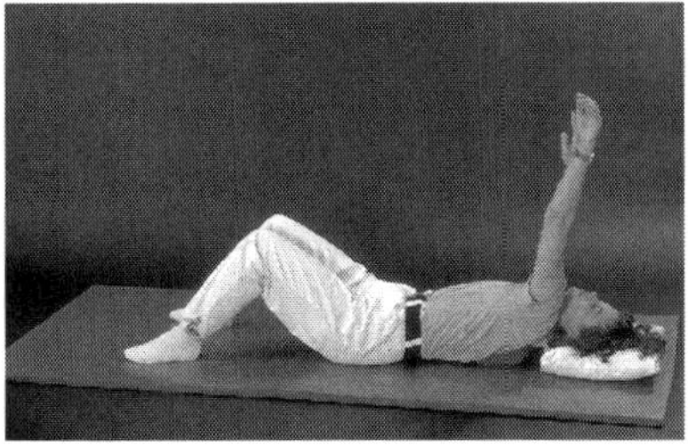

Abb. 5.4a/b Beweglichkeit im oberen Kreuz

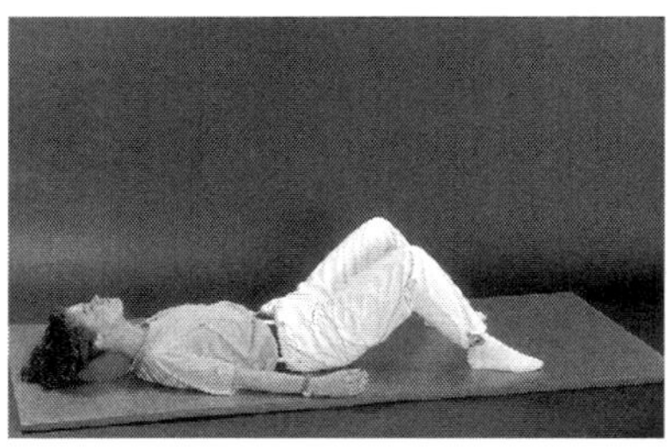
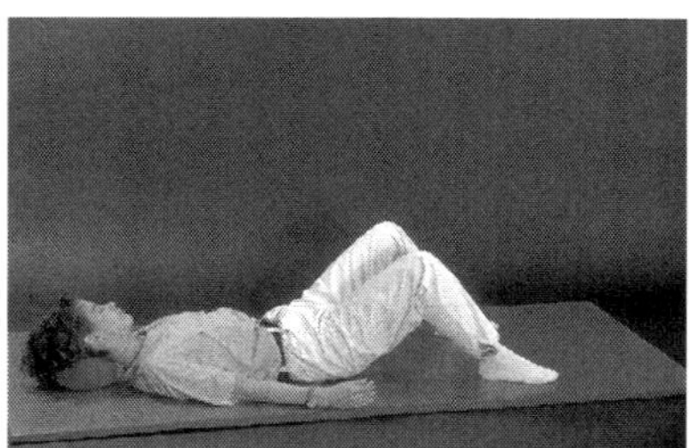

Abb. 5.5a/b Beweglichkeit im obersten Kreuz

Neben den angenehmen Körperempfindungen, die die Patienten nach Herausnehmen des Balles nennen, »leichter, lockerer, wärmer, flacher aufliegend, breiter aufliegend, schwerer aufliegend«, kann es auch bei dem einem oder dem anderen zu einer unangenehmen Empfindung kommen: »Es fehlt etwas«, oder sogar: »Die Stelle fühlt sich wie ein Loch an«.

Es kann daraus geschlossen werden, dass der Patient sich mit dem Ball symbiotisch verbunden erlebte und der Verlust diese unangenehme Körperempfindung hervorruft. Diese Stelle des Körpers ist nicht integriert. Durch nochmaliges Unterlegen des Balles in dem Sinne, dass diese Stelle flexibel wird und sich mit der übrigen Wirbelsäule verbindet, kann das unangenehme Körpergefühl aufgehoben werden.

Nachdem die Patienten ihre Erfahrungen an den drei wichtigen Kreuzbereichen der Wirbelsäule gemacht haben, können sie selbst wählen, wo sie den Ball noch einmal unterlegen, und wie sie sich darauf bewegen möchten.

Zu Beginn der Übung haben sich fast alle Patienten nur punktuell im Kontakt mit der Matte erlebt. Jetzt hat sich das Gewicht über den ganzen Körper besser verteilt. Der Patient spürt, dass er flächiger aufliegt, er fühlt sich angenehmer auf der Matte und gibt deshalb sein Gewicht viel selbstverständlicher ab.

Durch Aufforderung der Therapeutin kann sogar Lust zum Sich-Räkeln entstehen, um sich dann mit einem Seufzer der Matte zu überlassen, d. h., auch die Atmung ist ins Fließen gekommen.

Soweit die Patienten ihren Pseudohalt durch das Sich-Selbst-Festhalten aufgegeben haben, soweit können sie jetzt den Halt vom Boden annehmen.

Eine Variante des Halt-Findens auf dem Boden findet sich in folgender Übung.

Übungsbeispiel

Wieder liegen die Patienten in Rückenlage auf den Matten und werden aufgefordert, sich mit ihrem Körper wie im Sand eine Kuhle zu graben, sich Platz zu verschaffen.

Die Therapeutin nennt die einzelnen Körperteile, wodurch dieses Sich-Platz-Schaffen möglich wird.

⇩

Es ist gut, wenn die Matten von der Beschaffenheit sind, dass sie den Bewegungen der Patienten etwas nachgeben und die Schwere des Körpers aufnehmen. Mit der Schwere gibt der Patient sein Gewicht ab und überlässt sich der Matte/Boden.

Ist das Gefühl für das Abgeben des Gewichtes an den Boden in etwa geweckt, kann der Unterschied zwischen Sich-Selbst-Halten und vom Boden-Gehalten-Werden bewusster werden.

Die Therapeutin fordert die Patienten auf, den rechten Arm einige Zentimeter vom Boden abzuheben und ihrer Wahrnehmung zu folgen: »Wo spüre ich Spannung, wenn ich den Arm selbst halte?« Jetzt den Arm ablegen und nachspüren, »löst sich die Spannung, wenn ich den Arm vom Boden halten lasse?«

In dieser Weise werden nacheinander alle Körperteile angehoben und wieder abgelegt und dadurch der Unterschied von Sich-Selbst-Halten mit der entstehenden Spannung und von Sich-Halten-Lassen mit dem Nachlassen der Spannung erspürt.

Bei diesem Nachlassen der Spannung sind auch immer wieder Seufzer zu hören oder ein leichtes Stöhnen was bedeutet, dass die Atmung in Fluss kommt und nicht mehr festgehalten wird.

Es ist klar, dass die Patienten, falls sie tatsächlich das Gehalten-Werden von der Matte/Boden erleben, dies für lange Zeit nur auf die Therapiesituation beschränkt bleibt.

Sitzen

Es sind Stühle mit Lehne geeignet, denn sie können zum großen Teil die haltgebende Funktion des Bodens übernehmen. Das Sitzen ist vor allem für unruhige

Akutkranke, die noch nicht auf der Matte liegen können, sowie für ältere Patienten von Vorteil.

Im Sitzen kommt es in der Hauptsache auf drei Kontaktflächen an, die Fußsohlen auf dem Boden, das Gesäß auf der Sitzfläche, der Rücken an der Lehne.

Es wird häufig beobachtet, dass die Patienten diese drei Kontaktflächen, an die sie ihr Gewicht abgeben könnten, nicht als solche benutzen. Füße und Beine werden in den unterschiedlichsten Stellungen angespannt gehalten oder die Patienten sacken in schlaffer Haltung in sich zusammen, die Knie fallen auseinander, die Füße berühren nur mit der Außenkante den Boden.

Durch ihre Haltungen vermitteln die Patienten, dass sie keinen Bezug zu Stuhl und Boden haben.

Was kann die Therapeutin anbieten, damit die Voraussetzung entsteht, den Stuhl als angenehmen Ort zum Ausruhen zu erleben?

Entsteht mit den Füßen Kontakt zum Boden, wird es auch möglich, dass sich Gesäß und Rücken auf den Stuhl einlassen können. Diese drei Körperbereiche Füße, Gesäß und Rücken müssen zuerst sensibilisiert werden, damit Kontakt entstehen kann.

Ein gutes Hilfsmittel für die Füße sind kleine Bälle mit unterschiedlicher Qualität, z. B. Tennisball, Stachelball, Schaumstoffball, mit denen die Fußsohlen massiert werden. Dafür ist es notwendig, die Schuhe auszuziehen.

Übungsbeispiel

Die Therapeutin schlägt vor, welcher Ball zuerst unter eine Fußsohle gelegt wird.

Sie begleitet die Handlungen der Patienten verbal: »Wie möchte ich mit meiner Fußsohle diesen Ball spüren, mit kräftigem Druck, mit leichtem Druck?« Dies wird im Vor- und Zurückrollen über die ganze Fußsohle, über den Außenrand, den Innenrand, im Kreisen auf einer Stelle, ausprobiert. »Gibt es Stellen am Fuß, an denen sich der Ball besonders gut anfühlt, oder Stellen, die etwas schmerzen?«

Mit den verschiedenen Bällen werden verschiedene Erfahrungen gesammelt und der Patient findet heraus, welchen Ball er am liebsten spüren mag. Mit diesem Ball kann er nochmals, für sich alleine, seine Fußsohle abrollen mit den Bewegungen, die er bevorzugt (Abb. 5.6).

Danach wird der Fuß auf der Unterlage abgestellt mit der Frage: »Wie fühlt sich der Fuß jetzt an?«

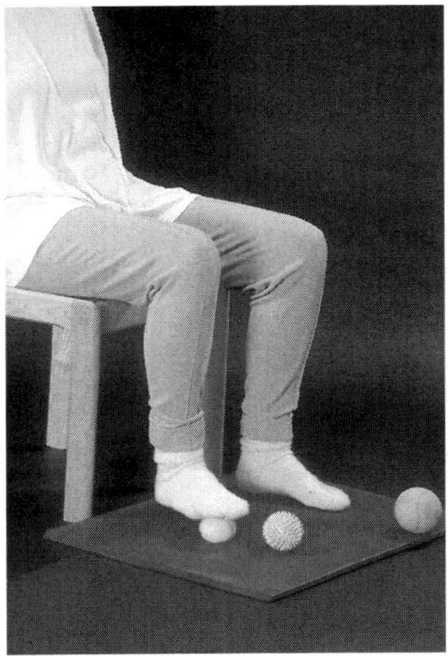

Abb. 5.6 Massieren der Fußsohle

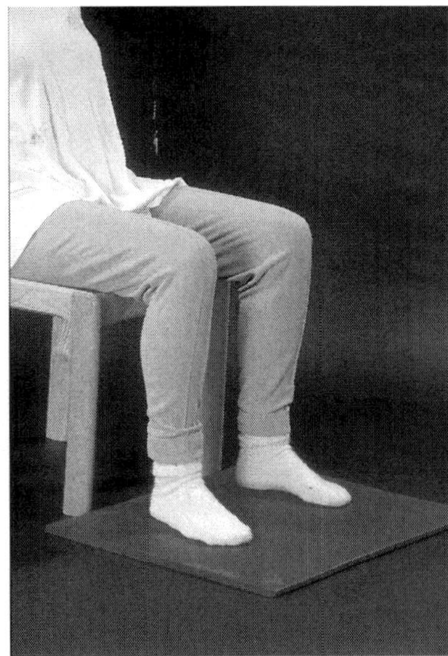

Abb. 5.7 Guter Bodenkontakt

Die Therapeutin fordert auf, den behandelten Fuß mit dem nicht-behandelten zu vergleichen. Jeder kann eine Veränderung feststellen, die sich auf das Spüren der Fußsohle bezieht oder auf den ganzen Fuß, auch räumlich bis zum Fußrücken oder sogar noch weiter nach oben ins Bein.

Die zweite Frage, die sie stellt, bezieht sich darauf, wie der Fuß den Boden jetzt wahrnimmt. Die Antwort kann verschieden ausfallen. Zum Beispiel: »Der Boden ist fest«, »er ist mehr da«, »er fühlt sich sicherer an«, oder es kann auch ein negatives Gefühl bewusster werden, z. B. »der Boden hält mich fest.«

Danach ist der andere Fuß an der Reihe, der mit freier Auswahl des Balles und der Bewegungsformen behandelt wird.

Nach diesem gezielten Üben im Sitzen sind die Füße auf alle Fälle bewusster, auch im Kontakt zum Boden (Abb. 5.7).

Damit das Gesäß sich mehr auf die Sitzfläche des Stuhles einlassen kann, wird versucht anzuregen, dass über Bewegungen des Beckens dieses breiter und schwerer wird, um den Stuhl »in Besitz zu nehmen«.

Damit der Rücken die Lehne in Anspruch nimmt, fordert die Therapeutin die Patienten auf, durch Druck und Bewegung die verfügbare Lehne zu entdecken und zu benutzen (Abb. 5.8).

Je mehr es den Patienten gelingt, Kontakt zu Boden und Stuhl herzustellen, um so mehr können sie erleben, dass ihnen der Stuhl Halt gibt. Sie wagen es, ihr Gewicht abzugeben, sich auszuruhen (Abb. 5.9).

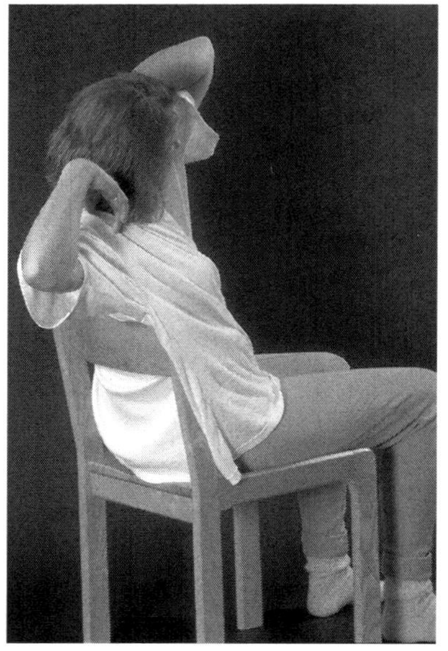

Abb. 5.8 Bewegung gegen die Lehne

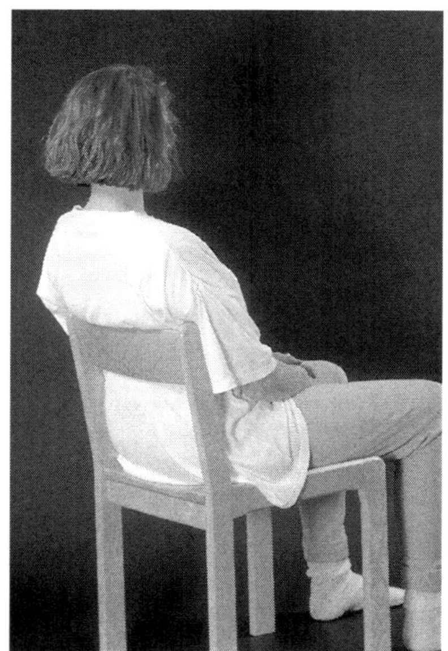

Abb. 5.9 Der Stuhl gibt Halt

Im nächsten Schritt geht es um die aktive Aufrichtung des Körpers. Dazu ist der Halt vom Boden, der Halt von der Sitzfläche des Stuhls und der Halt der flexiblen Wirbelsäule nötig.

Übungsbeispiel

Die Übungen beginnen mit dem aktiven Sich-Aufrichten im Sitzen. Die Füße haben den bereits beschriebenen guten Bodenkontakt, mit den Sitzhöckern suchen die Patienten den Kontakt zum Stuhl, damit die Wirbelsäule sich aufrichten kann. Ein Hilfsmittel, um die Sitzhöcker besser ins Gespür zu bringen, können die eigenen Hände oder ein Stab sein.

Bewegungen, ausgehend von den Hüftgelenken, können dadurch besser an den Sitzknochen wahrgenommen werden und die Verbindung nach unten in Beine und Füße sowie nach oben durch die ganze Wirbelsäule bis in den Kopf, kann sich ergeben.

Die Erfahrung ist jedoch die, dass sich der schizophren Kranke mit seiner Ich-Schwäche schwer tut mit dem Aufrichten der Wirbelsäule, seiner Ich-Achse. Dies würde voraussetzen, dass er bereits soviel Halt auf dem Boden gefunden hat, dass er die Stuhllehne als Stütze nicht mehr benötigt. Die Aufrichtung kann ihm wohl in der Übung gelingen, aber er kann sie noch nicht halten. Er sinkt wieder zurück in sein altes Haltungsmuster.

Deshalb ist ein Schwerpunkt der Bewegungstherapie, die funktionelle Beweglichkeit der Wirbelsäule, die zur Aufrichtung führt, bei allen entsprechenden Angeboten im Auge zu haben.

Die Mobilisierung der Wirbelsäule fängt beim Baby im Liegen an. So versucht auch die Therapeutin, immer wieder im Kontakt zum Boden aus Rückenlage, Seitenlage, Bauchlage, im Hochkommen zum Sitzen und Vierfüßlerstand diesen Weg in die Aufrichtung nachzuvollziehen (Abb. 5.10a–b, 5.11a–b und 5.12a–b).

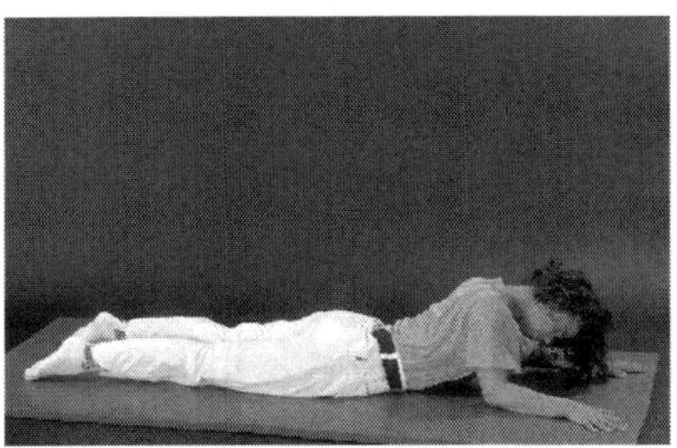

Abb. 5.10a Aus der Bauchlage ...

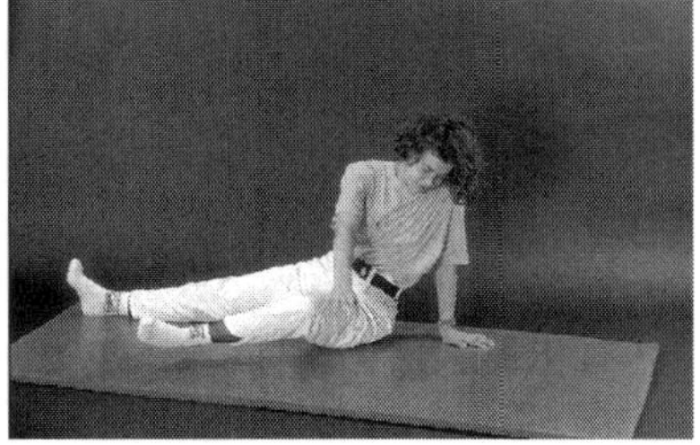

Abb. 5.10b ... zum Sitz

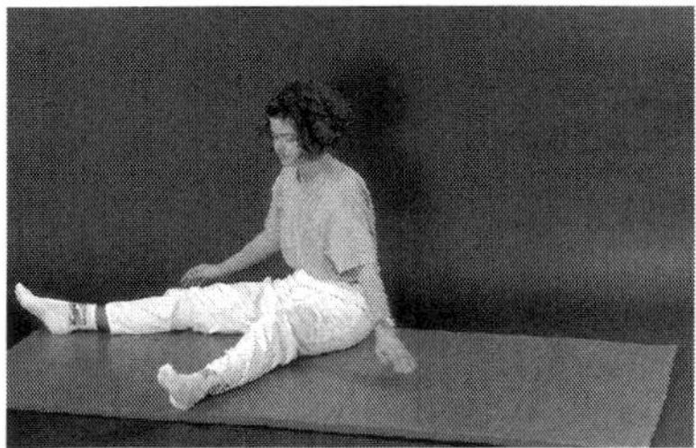

Abb. 5.11a Aus dem Sitz ...

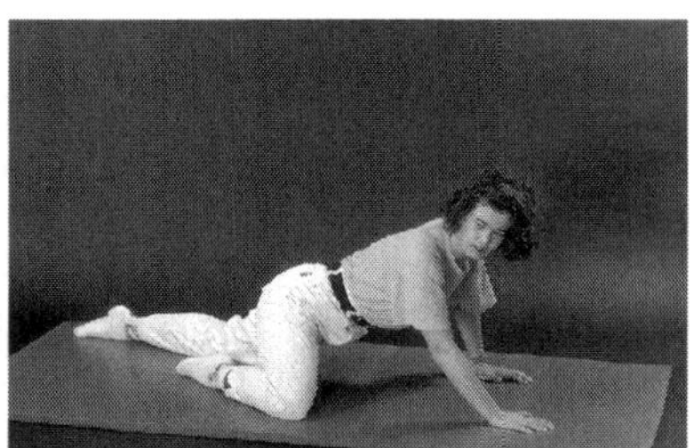

Abb. 5.11b ... zum Vierfüßlerstand

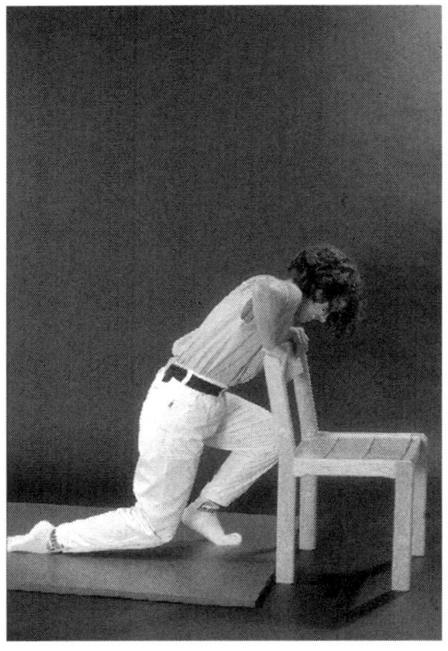

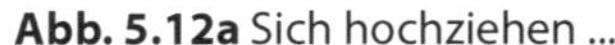

Abb. 5.12a Sich hochziehen ...

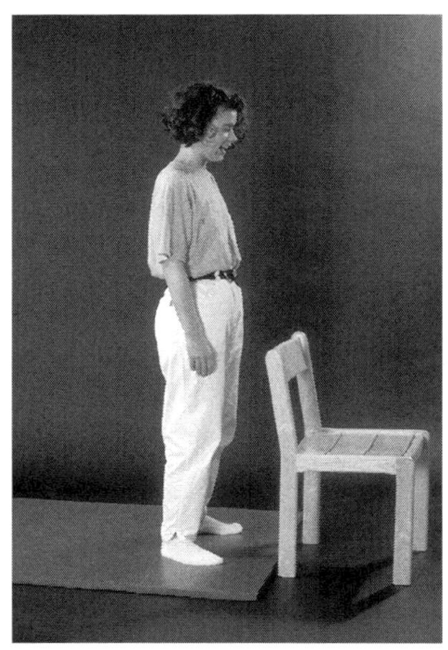

Abb. 5.12b ... zum Stand

Stehen und Gehen

In der nächsten Position, im Stehen und Gehen, sind nur noch die Füße im Kontakt mit dem Boden. Es ist schwierig für den Kranken, bei allen Vorbereitungen zum Stehen und Gehen sich wirklich in aufgerichteter Haltung dem Boden zu überlassen und im Gleichgewicht zu sein.

Klammert er sich mit seinen Zehen am Boden fest, ist die freie Beweglichkeit der Gelenke, die für das Gleichgewicht erforderlich ist, stark eingeschränkt. Dadurch verlagert er beim Gehen sein Gewicht nur mehr oder weniger von einer Seite zur anderen. Sein Gang ist weniger vorwärts-/zukunftsgerichtet, mehr auf der Stelle tretend. Eine andere Auffälligkeit beim Gehen ist das Vorwärtstappen auf flachen Sohlen, ohne Kontakt zum Boden aufzunehmen. Eine andere Auffälligkeit ist, die Fersen beim Gehen hart in den Boden zu schlagen oder nur auf den Fußspitzen zu gehen. Wird der Boden als Symbol für die Mutter (Mutter Erde) gedeutet, drücken diese Auffälligkeiten die Beziehungsstörung aus.

Beim Gesunden kommt im Gehen mit dem Abrollen der Füße von den Fersen bis zu den Zehen das Kontaktaufnehmen mit dem Boden und wieder Lösen vom Boden zustande. Dieses Wechselspiel bringt den Schwung in die Vorwärtsrichtung und löst über die Beweglichkeit der Gelenke die Mitbewegungen im ganzen Körper aus. Es ist dem Gesunden der Boden als Halt so gewiss, dass er das Lösen in der Schrittfolge selbstverständlich vollziehen kann. Der Kranke vermeidet im Schritt die Trennung vom Boden, was symbolisch als nicht vollziehbare Trennung von der Mutter gesehen werden kann.

Wie kann die Therapeutin mit den Patienten weiter vorgehen, um das Gefühl im Stehen und Gehen zu fördern, der Boden gibt mir Sicherheit, ich kann mich vermehrt auf ihn verlassen. Dafür ist das Gleichgewicht wichtig und notwendig. Sich darin zu üben, macht den Patienten Spaß, sie sind mit Aufmerksamkeit und Eifer dabei. Immer wieder neu und anders müssen sie mit ihren Füßen Kontakt zum Boden oder zu verschiedenen Unterlagen aufnehmen. Dadurch werden auch ihre Gelenke beweglicher.

Übungsbeispiele

- Abwechselndes Massieren jeweils einer Fußsohle mit einem kleinen Ball, wie im Sitzen beschrieben
- Stehen auf gefüllten Säckchen (Sand, Bohnen) (Abb. 5.13)
- Stehen auf unterschiedlichen Unterlagen, z. B. weiche Matte, fester Boden, flach getretener Medizinball (Abb. 5.14 und Abb. 5.15)
- Spielen eines Balles von einem Fuß zum anderen
- Festhalten eines kleinen Balles unter der Fußsohle, der gegen den Partner verteidigt wird (Abb. 5.16)

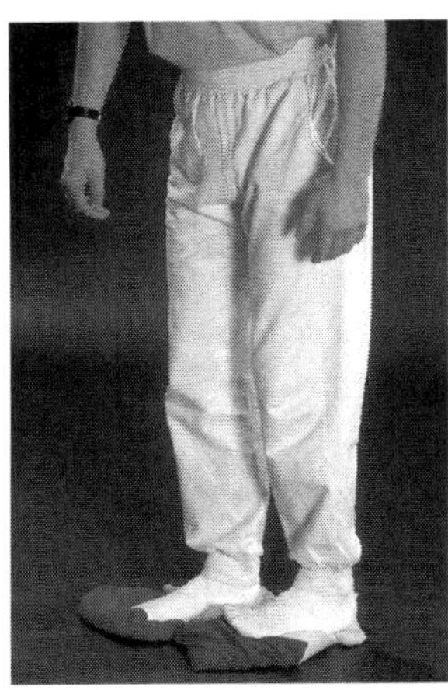

Abb. 5.13 Stehen auf gefüllten Säckchen

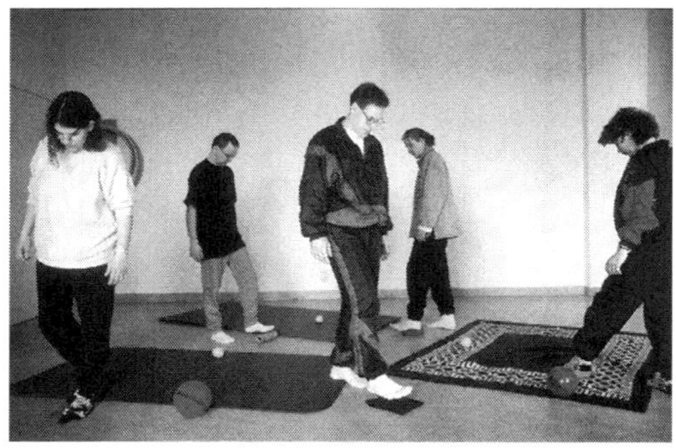

Abb. 5.14 Stehen auf unterschiedlichen Unterlagen

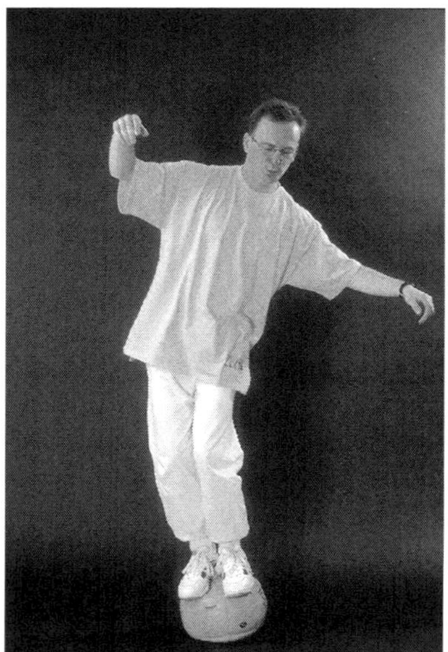

Abb. 5.15 Stehen auf flachgetretenem Medizinball

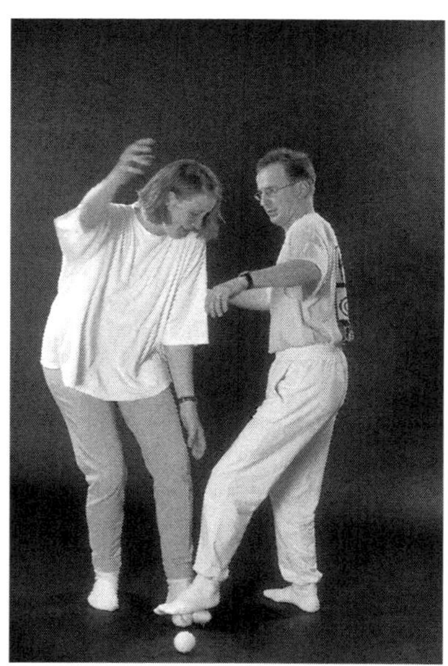

Abb. 5.16 Kleines Spiel mit dem Ball

Durch diese spielerischen Angebote erleben die Patienten mehr Sicherheit und wagen sich im Gehen vermehrt in das Kontaktaufnehmen mit dem Boden und Lösen vom Boden.

Das Lösen vom Boden, also der Moment der Trennung, wird im Springen und Hüpfen intensiviert. Der Boden wird zum Widerstand, um sich im Springen kräftig davon abzudrücken. Es geht letztlich darum, beide Füße im Hochspringen aus dem Kontakt mit dem Boden zu lösen, um ihn beim Niederkommen wieder zu gewinnen.

Der Entwicklungslinie des Säuglings folgend wurde beschrieben, wie mittels des Kontakterlebens mit dem Boden die Entwicklung von Halt und Vertrauen sich anbahnen kann. Es muss aber die beschriebene Entwicklungslinie nicht unbedingt eingehalten werden. Manche Patienten haben Angst, auf dem Boden zu liegen, auch mit einer Matte als Unterlage. Andere sind zu unruhig, um es liegend an einem Platz auszuhalten, wieder andere verlieren sich auf dem Boden. Die Therapeutin beginnt dann mit ihnen im Sitzen, Stehen und Gehen. Das Liegen bietet sie erst an, wenn die Patienten einigermaßen Vertrauen in den therapeutischen Vorgang gewonnen haben.

Jedoch im Liegen Halt und Vertrauen zu gewinnen, ist die Basis, um später Boden unter den Füßen zu haben. Der Weg zum Stehen und Gehen verläuft nicht kontinuierlich, sondern durch die einzelnen Erfahrungen ergeben sich Inseln, aus denen langsam Festland werden kann.

5.2 Einordnung in die reale Raum-Zeit-Dimension

Im Hier und Jetzt leben heißt, in der realen Umwelt leben und sich zu dieser Umwelt ständig in Beziehung setzen. Dieses In-Beziehung-Setzen geschieht in der räumlichen und zeitlichen Dimension. Es beinhaltet die Begegnung mit den Mitmenschen.

Der schizophren Kranke kann sich auf dem raum-zeitlichen Feld der menschlichen Begegnung nicht mehr adäquat bewegen. Die Raum-Zeit-Struktur ist für ihn in Unordnung geraten, nicht nur in der Umwelt, auch in seinem Körper.

Der Schlaf-Wach-Rhythmus ist gestört, der Rhythmus der Nahrungsaufnahme und der Verdauung, der Atemrhythmus, wie bereits beschrieben.

Diese Rhythmusstörungen sind sichtbar in der Verarmung der Bewegung, der inneren Unruhe, der unterdrückten Erregung bis hin zur Starre, in der motorischen Unruhe, im Verlust der natürlichen Dynamik bis hin zur Stereotypie.

Unordnung ist entstanden. Der Kranke fällt aus der Beziehung zu sich und seiner Umwelt heraus. So erlebt die Therapeutin die Patienten, wenn sie im Stadium schwerer Erkrankung den Raum betreten. Sie wirken beziehungslos, zeitlos. Orientierungslos bleiben sie irgendwo im Raum stehen, nehmen diesen gar nicht wahr.

Gesunde Gruppenteilnehmer würden sich z. B. auf die Schwebebank setzen, an die Sprossenwand hängen, neugierig zum Fenster hinausschauen oder einen Ball zur Hand nehmen. Sie würden die Zeit ausfüllen, bis die Stunde beginnt.

Nicht so die Patienten. Sie stehen verloren herum, nur mit Hilfe können sie den nötigen Platz finden, den sie brauchen, um den Bewegungsangeboten der Therapeutin zu folgen.

Es geht in den Übungen zur Raumerfahrung zunächst darum, die *räumlichen Richtungen und Grenzen am Körper bewusster werden zu lassen:* Oben-Unten, Vorne-Hinten, Rechts-Links. Ein Gerät als Mittel, hier der Ball, unterstützt die Selbsterfahrung.

Übungsbeispiel

Die Therapeutin benennt die Richtungen und mit den Richtungen die Bezugspunkte am Körper, wohin der Ball geführt werden soll. Ihre Worte unterstützen das Tun der Patienten. Sie können auch selbst mitsprechen, aber es müssen Worte und Handlung übereinstimmen.

Danach versucht die Therapeutin *die Umsetzung dieser Körpererfahrung von Richtungen und Grenzen in den konkreten Raum.* Sie benutzt hier ebenfalls den Ball. Die Patienten werfen ihn nach oben bis zur Decke, schauen ihm nach, ob er die Decke erreicht, lassen ihn nach unten auf den Boden aufprellen, um ihn dann zu fangen. Oder sie prellen ihn auf den Boden und schauen ihm nach, wie hoch er springt.

Jedes Mal durchmisst der Ball den Raum von unten nach oben oder von oben nach unten.

Die seitlichen Begrenzungen des Raumes sind die Wände. Die Therapeutin fordert die Patienten auf, den Ball an die verschiedenen Wände zu werfen, wodurch sie ganz selbstverständlich in Bewegung kommen und so den Raum in seiner Ausdehnung erfahren. Das bedeutet die spielerische Erfahrung der Dreidimensionalität Höhe, Breite, Tiefe (Abb. 5.17).

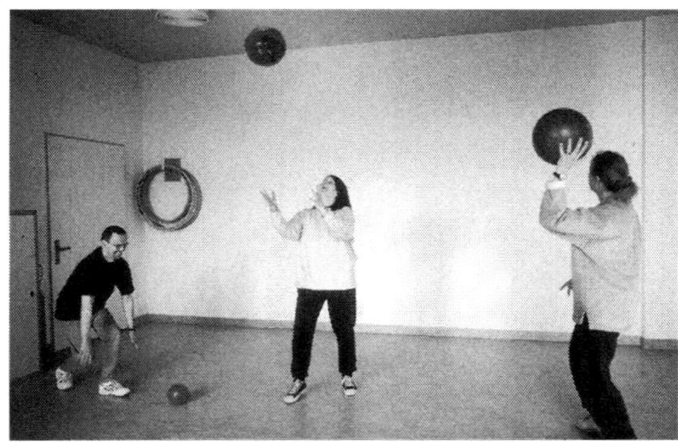

Abb. 5.17 Den Raum erleben im Ballspiel

Es kann sich hieraus ein Bewegungsspiel mit dem Ball im Raum entwickeln.

Raum-Zeitliche Übungsbeispiele mit dem Ball
Die Patienten stellen sich alle an einer Wand des Raumes auf. Die Aufgabe ist, zur gegenüberliegenden Wand zu gehen und dabei den Ball auf den Boden zu prellen. Jeder Patient versucht selbst herauszufinden, wie oft prelle ich den Ball auf, bis ich das Ziel erreicht habe. Jeder braucht für den Weg seine eigene Zeit. Es kann ein großer Anreiz sein, immer weniger oft aufzuprellen, was mit schnellerem Laufen verbunden ist.

Eine Variation dieses Spiels ist, den Ball nicht zu prellen, sondern hochzuwerfen, zum Beispiel dreimal oder zweimal oder nur einmal und dabei den Raum ebenfalls zu durchqueren.

Ich kann aber auch den Ball rollen und wiederum muss ich ihn erreichen, ehe er die andere Wand berührt. Wenn ich ihn kräftig anstoße, muss ich rennen, stoße ich ihn schwach an, kann ich gemütlich neben ihm hergehen.

⇩

Beobachtet die Therapeutin, dass die Patienten Spaß an diesem Tun haben, regt sie ein Wettspiel an.

Eine andere raum-zeitliche Erfahrung ist die, mit Anlauf den Ball an die Wand zu werfen und ihn wieder aufzufangen. Dabei spielt es eine große Rolle, wie stark oder wie leicht der Ball an die Wand geworfen wird. Werfe ich den Ball kräftig, kommt er schnell zurück, werfe ich ihn leicht, habe ich mehr Zeit, ihn zu fangen.

Haben die Patienten etwas Erfahrung in diesem Ablauf gesammelt, folgt eine Erschwerung, indem Anlauf, Werfen und Fangen in einen Rhythmus eingebunden werden. Die Therapeutin gibt mit dem Tamburin diesen Rhythmus vor: Anlauf – Werfen – Fangen.

⇩

Es entsteht für den Patienten eine reizvolle Spannung, herauszufinden, wie schnell muss ich laufen, wie stark oder leicht muss ich werfen, um im Rhythmus zu sein. Das starke oder leichte Werfen verlangt die Dosierung der Kraft.

Bei dem folgenden Beispiel Werfen und Fangen zu zweit soll aufgezeigt werden, welche und wie viele raum-zeitliche Anforderungen dieses Spiel beinhalten kann.

Der Werfende bestimmt die Richtungen, der Fänger muss sich in die Richtung, in die der Ball geflogen kommt, bewegen. Der Werfende kann dem Fänger gezielt zuwerfen oder eine ganz andere Richtung wählen. Er kann kräftig oder leicht werfen, wodurch die Zeit bestimmt wird.

⇩

In der spielerischen Forderung, den Ball in die verschiedenen Richtungen zu werfen und aus verschiedenen Richtungen zu fangen, sind die Schwierigkeiten der Patienten zu erkennen. Es ist die Komplexität unterschiedlicher, sich gleichzeitig vollziehender Funktionen im Raum und in der Zeit, die der Patient in seiner Handlung bewältigen muss.

Der Fänger muss auf den fliegenden Ball schauen und seine Bewegungen der Richtung und dem Tempo anpassen. Derjenige, der wirft, sieht wo der Fänger steht und muss einschätzen können, welchen Raum dieser überwinden kann, sei es nach den Seiten rechts oder links, sei es nach vorne oder zurück. Dabei kann er den Wurf auch noch hoch und niedrig variieren, schnell oder gemäßigt im Tempo.

Dies setzt voraus, dass der Werfende selbst diese Fangmöglichkeiten im eigenen Körper erspürt.

Unterschiedlichste Ballspiele, wie zum Beispiel Ball über die Schnur, entwickeln sich hieraus.

Ein Ziel gibt Orientierung

Die Beziehungslosigkeit im Raum wird auch an der Orientierungslosigkeit der Patienten sichtbar. Der Schwerpunkt der nachfolgenden Übung ist das zielgerichtete Gehen.

Übungsbeispiel

Jeder sucht sich einen Platz am Rand des Raumes. Die Therapeutin fordert die Patienten auf, sich Ziele auszusuchen, wohin jeder gehen will, zur Sprossenwand, zum Fenster, zur Langbank usw. Das Ziel muss vom Betreffenden, bevor er los geht, ins Auge gefasst werden, damit das Gehen wirklich zielgerichtet wird. Durch eine rhythmische Einteilung, die auf dem Tamburin vorgegeben wird, ist die zeitliche Strukturierung bestimmt. Für den Patienten liegt die Aufgabe dieser Übung darin, seine Schritte so einzurichten, dass er zur rechten Zeit am Ziel ankommt. Ist das Ziel weit entfernt, muss er schneller gehen, um rechtzeitig da zu sein; liegt das Ziel nahe, kann er sich Zeit lassen. Jetzt hat er die Aufgabe, sich nach einem neuen Ziel umzusehen. Diese Vorbereitungsphase ist ebenfalls zeitlich begrenzt, hörbar dadurch, dass die Therapeutin nun den Rhythmus auf den Holzrand des Tamburins schlägt. In Aufmerksamkeit erwartet der Patient den Neubeginn, gekennzeichnet durch Schlagen auf das Fell.

Die Raumstruktur (Ausgangspunkt, Weg und Ziel) und die rhythmische Zeitstruktur (Beginn, Ausführung, Ende) geben die Orientierung. Allmählich kann diese Raum-Zeit-Struktur verinnerlicht werden.

Die Übungen sind bis jetzt nur auf das Vorwärtsgehen eingerichtet. Um aber im Leben ein Ziel zu erreichen, geht es fast niemals nur vorwärts, sondern auch immer wieder rückwärts. Doch, und das ist das Wichtigste, dem Rückwärtsschritt folgt immer wieder der Vorwärtsschritt.

Dieser lebensnahe Ablauf kann rhythmisch als Übung gestaltet werden. Das Ziel wird nicht aus dem Auge gelassen, es wird immer neu darauf zugegangen und schließlich erreicht.

Eine Patientin rief einige Jahre nach ihrer Entlassung aus dem Landeskrankenhaus die Therapeutin an und erzählte ihr, dass sie oft in ihrem Leben an diese Übung denkt und sich nach einem Rückschlag immer wieder auf das Vorwärtsgehen einrichtet.

Freies Bewegen in Raum und Zeit

Ist der Raum für die Patienten einigermaßen erlebbar geworden und hat sich eine gewisse Beziehung zum Raum entwickelt, bietet sich das freie Bewegen mit Musik an. Es ist wichtig, dass eine Musik gewählt wird, die auffordernd wirkt und mit ihren dynamischen, rhythmischen Bögen zum Variieren der Bewegungsabläufe motiviert.

Alle Bewegungsabläufe sind möglich, vorwärts- und rückwärtsgehen, hüpfen, schlendern, sich-drehen, Wechseln der Richtungen, Wechseln des Tempos.

Jetzt kann sich jeder nach seinem Vermögen in freien Bewegungen im Erfassen von Raum und Zeit erproben.

Dieses freie Bewegen im Raum führt zu der Begegnung mit den anderen. Die

Vielfältigkeit der Begegungsmöglichkeiten, die die Therapeutin den Patienten anbietet, wird mit einem Wortspiel beschrieben:

Aufeinander zugehen, zusammen gehen, umeinander herum gehen, sich aus dem Weg gehen, gegeneinander gehen, miteinander gehen, die eigenen Wege gehen und noch manches andere.

Rhythmus gibt Inhalt und Grenzen

Ein wichtiger Aspekt, den jeder kennt, der mit schizophren Kranken bewegungstherapeutisch arbeitet, ist der, dass es den Patienten schwerfällt, ein Zeitmaß zu finden und es mit innerer Beteiligung zu füllen. Dies hängt natürlich vom Schweregrad der Erkrankung ab oder vom Grad der Chronifizierung.

Fordert die Therapeutin zu einer bestimmten Übung auf, dauert es oft lange, bis die Patienten beginnen. Haben sie begonnen, können sie nicht mehr aufhören. Sie können kein Ende setzen, und das, was sie tun, wirkt leer. Möglicherweise bewegen sich die Patienten noch eine Weile nach Ansage der Therapeutin mit, doch schon bald versiegt der Bewegungsfluss.

Durch diese Auffälligkeiten erwecken die Patienten den Eindruck, als ob sie aus dem Gleichgewicht ihres Lebensrhythmus herausgefallen wären.

Rhythmus ist Ordnung, die ganze Natur lebt in dieser rhythmischen Ordnung, z. B. Tag und Nacht, Sommer und Winter, Ebbe und Flut. Es verbinden sich zwei Pole rhythmisch miteinander, wie Ein- und Ausatmen, Tun und Lassen, Spannen und Lösen.

Es ist gerade dieses Unvermögen, die zwei Pole Beginn und Ende miteinander zu verbinden. Das zeitlose Gehen der Patienten im Raum ist dafür ein Beispiel. Trotz motivierender Musik wirkt das Gehen ohne innere Beteiligung. Die Patienten erwecken den Eindruck, als ob sie gar nicht mehr spüren, dass sie gehen. Die Schritte setzen sich von selbst voreinander, mechanisch, immer so fort. Sie schauen sich nicht um, sie schlagen keine andere Richtung ein, sie wenden ihren Blick nicht zur Therapeutin oder zu einem Mitpatienten. Selbst wenn die Musik geendet hat, geht das leere Gehen der Patienten weiter.

Das einfache rhythmische Prinzip von Beginn und Ende, von Tun und Lassen, von Spannen und Lösen, das bei vielen Themen wesentlich ist, ist in den Patienten nicht lebendig.

Wie kann dies angesprochen werden? Eine einfache Übung ist, die Patienten über einen rhythmischen Ablauf, der auf dem Tamburin vorgegeben wird, im Raum gehen zu lassen. Ein klanglich anderer Ablauf kennzeichnet das Ausruhen. Dazu setzen sich die Patienten auf Stühle. Diese beiden Phasen wechseln sich ab.

Ein anderes Beispiel: Der Patient liegt auf der Matte und tritt über einen bestimmten rhythmischen Zeitraum mit den Füßen auf diese oder klatscht mit den Händen darauf. Danach ruht er sich über den folgenden rhythmischen Zeitraum aus. Auch diesmal wird der Rhythmus von der Therapeutin vorgegeben.

Dann aber versucht sie, dass jeder Patient seinen eigenen Rhythmus in sich spürt. Dazu macht sie während des Tuns aufmerksam auf Zeichen bei sich zu achten: »Wann bin ich müde, wann bin ich befriedigt, wann habe ich genug?« Wenn die Patienten diese Zeichen erkennen, sollen sie aufhören. Mit diesem Aufhören-Können findet der Patient seine Grenze. Er ruht sich aus, wieder bis zu seiner Grenze, das heißt, bis er den inneren Impuls spürt, jetzt möchte ich wieder beginnen.

Aber gerade dieser innere Impuls zum Neubeginn, der mit dem vitalen Antrieb zusammenhängt, scheint nicht mehr spürbar zu sein. Die Therapeutin erlebt selten, dass er spontan kommt. Es ist aber etwas Wesentliches, diesen Rhythmus von Tun und Lassen mit den Patienten zu üben, damit sich allmählich doch der jedem Menschen eigene, individuelle Rhythmus von Spannen und Lösen wieder einstellt.

5.3 Rhythmusinstrumente und Musik

Die gebräuchlichsten Rhythmus- und Klanginstrumente sind das Tamburin, der Gong und die Triangel.

Das Tamburin kann mit den Händen oder mit einem Schlegel in reicher Variationsbreite geschlagen werden. Nicht nur die Therapeutin benutzt es, sondern auch die Patienten können sich darin üben. Wiegende Rhythmen, Rhythmen zum Schwingen, Gehen, Hüpfen, können geschlagen werden. Je nachdem wirken sie beruhigend, entängstigend, aktivierend, aufweckend.

Als elementare Ordnung gibt Rhythmus Sicherheit.

Die Triangel eignet sich, um Klangsignale zu setzen, ebenso der Gong. Beide Instrumente regen zum Hinhören an. In Bewegung bleiben, bis der Klang verschwindet, fordert wache Aufmerksamkeit und bewirkt durch häufige Wiederholung innere Sammlung bei jedem einzelnen sowie in der Gesamtgruppe.

So unentbehrlich wie der Einsatz der Rhythmusinstrumente ist der Einsatz der Musik. Sie ruft Lust hervor, sich zu bewegen. Alle hören auf die Musik und richten ihre Bewegungen darauf ein. Etwas Gemeinsames und Verbindendes belebt die ganze Gruppe. Die Musik motiviert, miteinander in Bewegung zu kommen und miteinander in Bewegung zu bleiben, also eine Zeitspanne zu füllen, die durch die Dauer des Musikstücks vorgegeben ist.

Auch bestimmte Stimmungen regt die Musik an, nicht nur Fröhlichkeit und Munterkeit, sondern auch Besinnlichkeit und Ruhe.

Die Auswahl der Musik soll so sein, dass sie zu der betreffenden Gruppe passt. Ältere Menschen möchten etwas anderes hören als jüngere.

Die Musik soll auf die Übungsinhalte abgestimmt sein. Der Rhythmus soll leicht aufzunehmen sein, damit keine Schwierigkeit entsteht, ihn in die Bewegung umzusetzen. Er muss geeignet sein, die Ausführung der Bewegung ordnend zu unterstützen.

Aber es gibt auch Übungssituationen, in denen die Musik nur zur Anregung dient. Ein Spiel macht oft mehr Spaß, wenn es von einer passenden Musik begleitet wird.

6 Beziehung zu den Dingen

Die Dinge als Realität erfahren in ihrer jeweiligen Eigenart und der jeweiligen Möglichkeit, damit in Handlung zu kommen.

In der Bewegungstherapie handelt es sich bei den Dingen um Geräte.

Geräte wahrnehmen, mit Geräten umgehen

Die Beziehungslosigkeit der schizophren Kranken zeigt sich auch in ihrer Beziehungslosigkeit zu den Geräten, die in der Bewegungstherapie verwandt werden.

An der Art, wie die Kranken zum Beispiel etwas in den Händen halten, ist zu sehen, dass sie diesen Gegenstand gar nicht richtig wahrnehmen. Es scheint für sie gleichgültig zu sein, was sie in den Händen halten. Es wirkt auf den Betrachter sogar so, als ob sie nichts in ihren Händen halten würden.

Der Gegenstand in seiner besonderen Eigenart wird nicht mit dem Ich-Gefühl erfasst, er ist noch kein abgegrenztes Gegenüber.

Eine Aufgabe in der Bewegungstherapie ist es, den Patienten aufzufordern, das Gerät, das er in den Händen hält, in seiner realen Eigenschaft wahrzunehmen. Wie fühlt es sich an, habe ich es gerne in der Hand, was kann ich mit ihm anfangen?

Es werden viele unterschiedliche Geräte benutzt, harte und weiche, große und kleine, raue und glatte, leichte und schwere. Dies ist wichtig, damit die Kranken Unterschiede entdecken können. Wie fühlt sich dieser Ball an, wie jener? Habe ich lieber etwas Raues in meinen Händen oder etwas Glattes? Etwas Hartes, das mir Widerstand bietet oder etwas Weiches, das ich drücken kann? Was kann ich mit diesem großen Ball anfangen, wie kann ich mit dem Reifen spielen?

Die Therapeutin vermittelt dem Kranken viele Möglichkeiten des Umgehens mit jedem Gerät. Haben die Patienten verschiedenste Erfahrungen gewonnen, entdecken sie ihre Vorlieben für dieses oder jenes Gerät.

Der Ball ist das beliebteste Gerät, er kann im Patienten Erinnerungen an seine Kindheit hervorrufen.

Ich kann den Ball werfen und fangen, ich lasse ihn aufspringen und er kommt von selbst zurück, ich kann ihn wegwerfen, wegrollen und ihm nachlaufen. Ich kann ihn mit Händen und Füßen, sogar mit anderen Körperteilen spielen. Ein Spiel zu zweit oder zu mehreren ergibt sich spontan (Abb. 6.1).

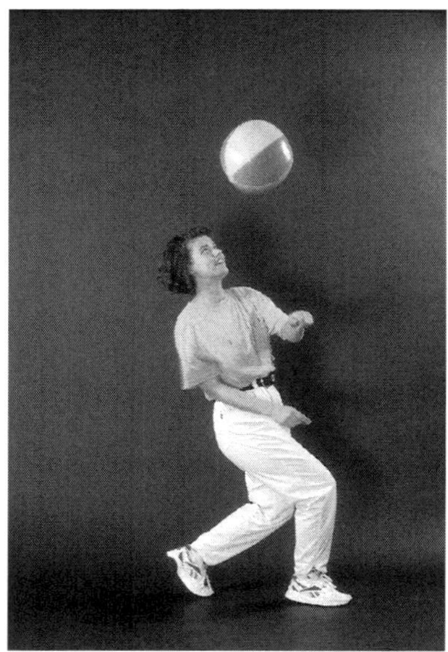

Abb. 6.1 Spiel mit dem Wasserball

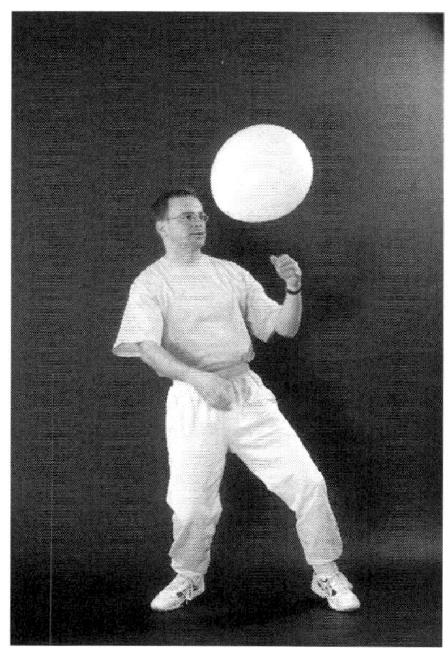

Abb. 6.2 Aufmerksamkeit für den Luftballon

Der Luftballon ist leicht, und eine leichte Berührung genügt, dass er fliegt. Er kann hoch fliegen, ich schaue ihm nach und warte, bis er sanft in meine Hände zurückkommt. Ich kann ihm mit leichtem Schlag eine Richtung geben und immer wieder eine andere. Folge ich ihm, führt er mich auf diese Weise durch den Raum. Nicht nur mit der Hand, mit jedem Körperteil kann ich ihn berühren und ihn auf diese Weise in der Luft halten. Auf einen kräftigen Schlag reagiert er eigenwillig in Tempo und Richtung. Ich muss viel Anpassung aufbringen, um mit ihm im Spiel zu bleiben (Abb. 6.2.).

Der Holzreifen in seiner runden festen Form eignet sich zum Rollen auf dem Boden. Ich kann ihn einem anderen zurollen oder neben dem rollenden Reifen herlaufen, ihn wie einen Kreisel andrehen und stoppen, ehe er auf den Boden fällt. Ich kann in ihn hineinspringen, in ihm stehen oder sitzen. Er bietet mir einen abgegrenzten Platz. Ich kann ihn schützend um meinen Körper tragen und mich auf diese Weise im Raum bewegen oder mich von einem anderen in diesem schützenden Rahmen führen lassen. Wenn zwei sich am selben Reifen halten, ist er die Verbindung, um miteinander in Bewegung zu kommen (Abb. 6.3).

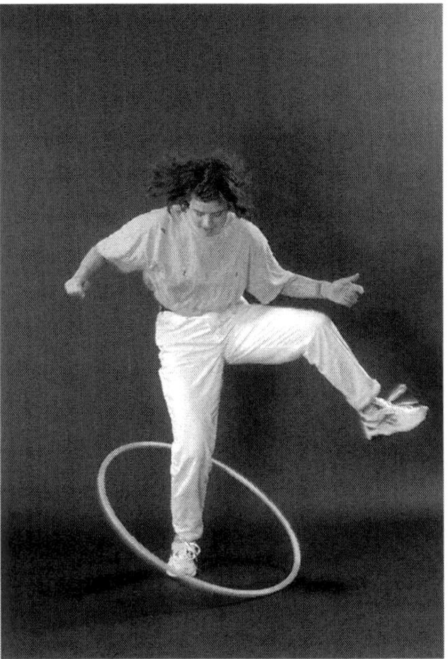

Abb. 6.3 In den Reifen springen

Der Stab ist das Gerät, an dem ich mich festhalten kann, auf das ich mich stützen kann. Dabei gibt mir der Stab Halt. Im Gegensatz dazu halte ich ihn balancierend auf meiner Hand, sogar auf meinem Kopf (Abb. 6.4.).

Umfasse ich ihn mit meinen Händen an seinen Enden, kann ich ihn in verschiedene Richtungen führen; nach oben, nach unten, nach den Seiten und mich von ihm in diese Richtungen mitnehmen lassen. Ich kann ihn an meinem Körper entlangrollen und dabei meine Körperform spüren. Bei einer Partnerübung entsteht eine stabile Verbindung für gemeinsame Bewegungen (Abb. 6.5.).

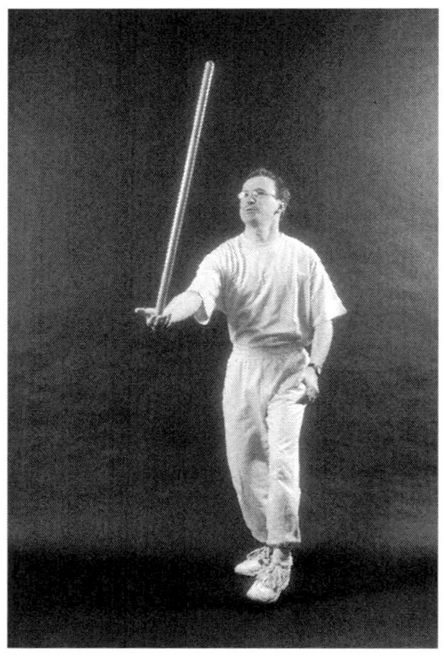

Abb. 6.4 Balancieren auf der Hand

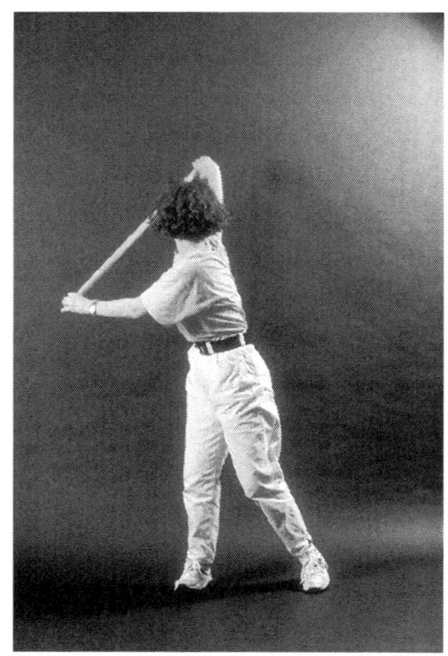

Abb. 6.5 Führen nach rückwärts

Das lange Seil, das von Zweien geschwungen wird, bietet dem, der durchlaufen will, einen besonderen Anreiz zur rechten Zeit loszulaufen, um ohne Seilberührung die andere Seite des Raums zu erreichen. Es kann im schwingenden Seil auch gesprungen werden, was kindliche Fertigkeiten in Erinnerung ruft (Abb. 6.6).

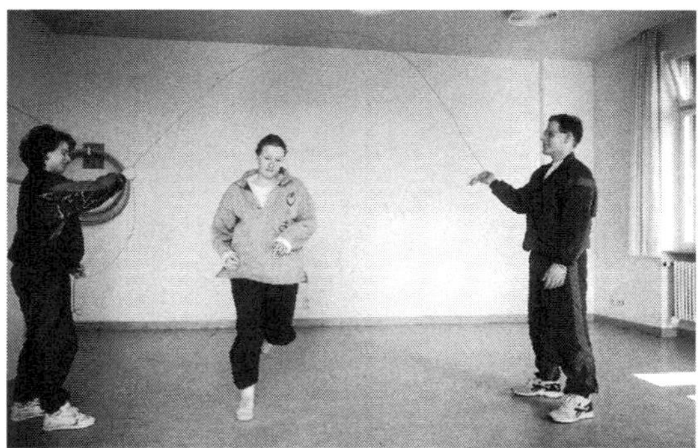

Abb. 6.6 Schnelles Durchlaufen

Das Tuch wird zumeist in eine schwingende Bewegung gebracht. Ich schwinge es vom Platz aus in den Raum hinein, nach oben und unten, seitlich hin und her, vor und zurück. Der Schwung kann groß sein, er kann klein sein, er kann unterschiedlich im Rhythmus sein. Haben die Tücher schöne leuchtende Farben, macht es Freude, sie in Bewegung zu sehen (Abb. 6.7a–b).

Die Tücher können aber auch ganz anders benutzt werden. Auf dem Boden ausgebreitet, können alle herumgehen und sie betrachten. Welches gefällt mir am besten, auf welchem möchte ich mich niederlassen?

Ich kann das Tuch auch auf den Boden schlagen, so kräftig, dass es knallt. Wessen Tuch knallt am lautesten?

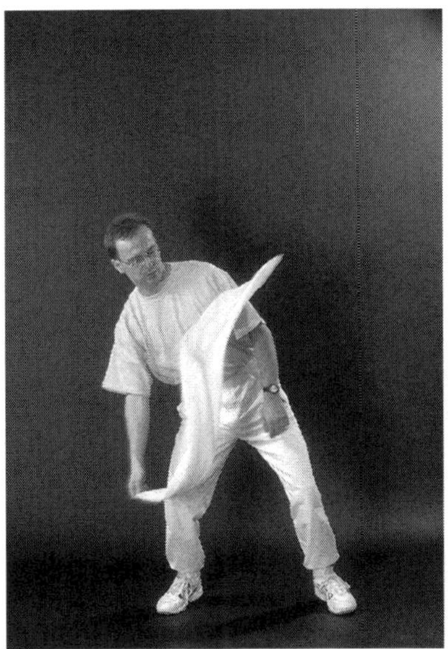

Abb. 6.7a Das Tuch ...

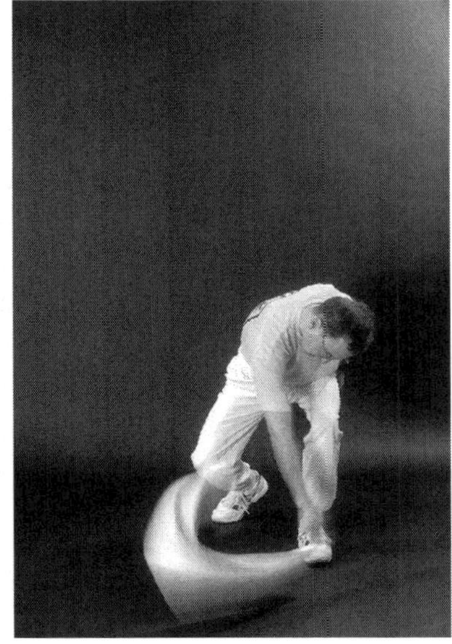

Abb. 6.7b ... in Bewegung sehen

Ein großes Tuch gemeinsam zu schwingen, verlangt, sich im Zeit- und Raummaß der Bewegung aufeinander einzustellen. Nur dann macht das Schwingen Freude. Während das Tuch hochgeschwungen wird, kann einer oder können mehrere unten durchlaufen (Abb. 6.8).

Im Tuch kann ein Ball bewegt werden. Er wird von einem zum anderen geschickt, im Kreis am Rande des Tuches bewegt, mit dem Tuch hochgeworfen und wieder aufgefangen. Einer aus der Gruppe kann sich im Tuch wiegen lassen.

All diese Bewegungsspiele verlangen die Einfühlung von jedem Einzelnen in die gemeinsamen Bewegungen.

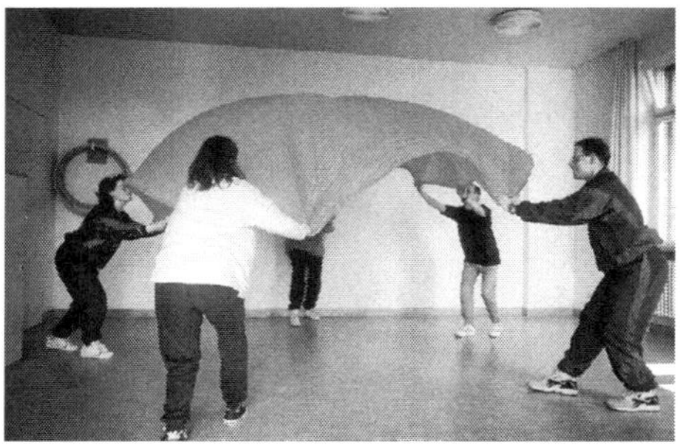

Abb. 6.8 Gemeinsam das große Tuch zum Schwingen bringen

Mit verschiedenen Inhalten gefüllte Säckchen zum Auflegen und Unterlegen am Körper sind äußerst beliebt, besonders wenn sie warm sind. Sie eignen sich aber auch zum Werfen und Fangen, zum Tragen auf dem Körper, zum Abschütteln vom Körper (Abb. 6.9a–c).

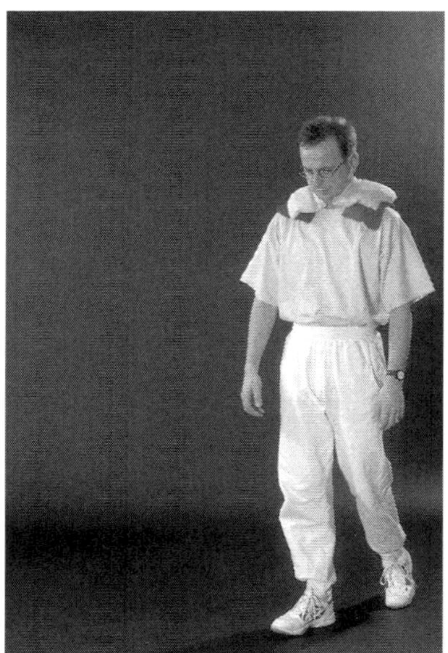

Abb. 6.9a Last auf den Schultern

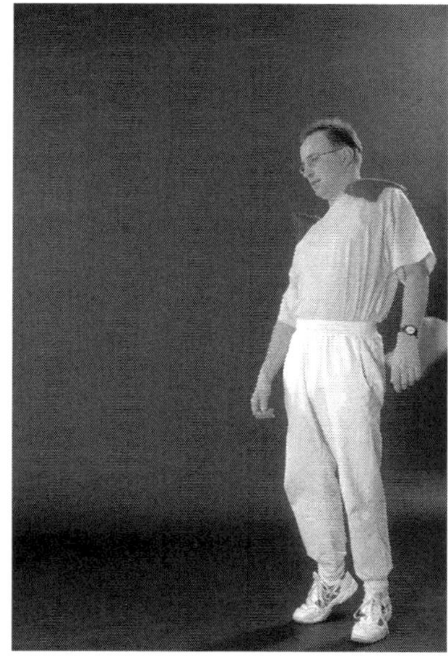

Abb. 6.9b Die Last abschütteln

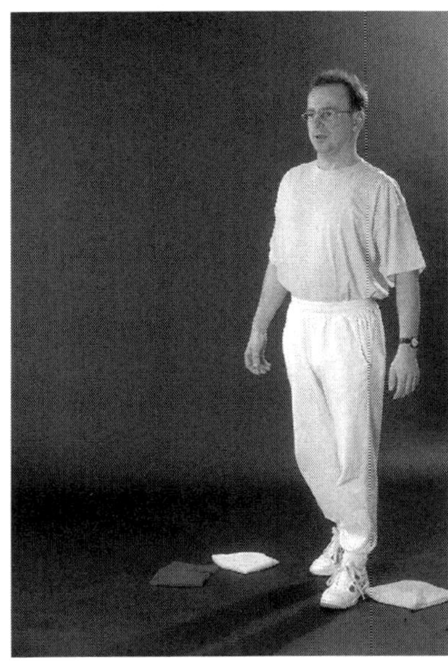

Abb. 6.9c Befreit!

Schaukelbretter, große Rollen, Pezzibälle, tragen und wiegen jeden, der es geschehen lässt.

Haben die Patienten über viele Stunden erfahren, wie sie mit den verschiedensten Gegenständen spielen und umgehen können, entwickeln sie Vorlieben für dieses und jenes. Was spüre ich gerne in meinen Händen, was spüre ich gerne an meinem Körper, mit was für einem Gerät spiele ich am liebsten, wie spiele ich damit am liebsten? (Abb. 6.10a–b)

Entdeckt der Patient »sein Gerät« und die Art, wie er damit umgehen oder spielen möchte, wirkt er beteiligt und in Beziehung.

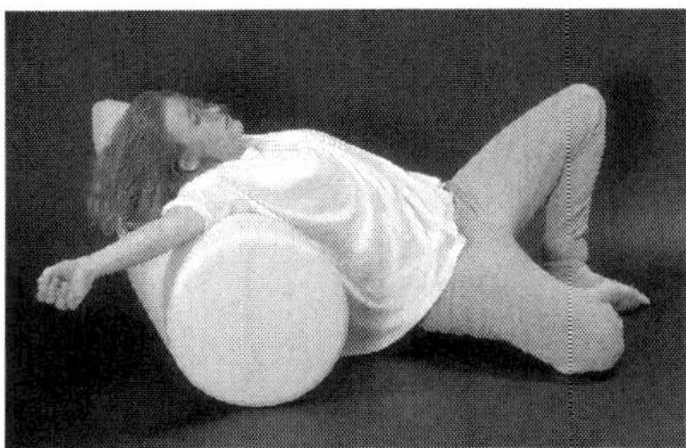

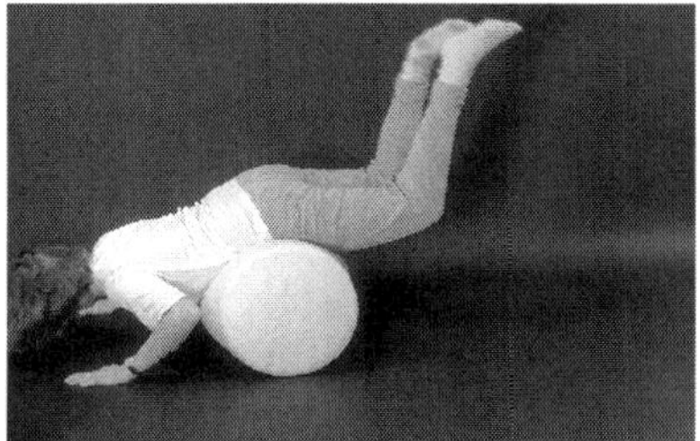

Abb. 6.10a/b Ich mag die Rolle am liebsten

Der Umgang mit den Geräten kann Gefühle wecken, Freude, Spaß, Zärtlichkeit, Ärger, Wut, Eifer, Zufriedenheit.

Die Therapeutin kann die Patienten anregen, ein Gefühl mit dem Gerät auszudrücken.

Haben zum Beispiel alle einen weichen Ball in den Händen und die Therapeutin spürt, dass es zur Stimmung passt, kann sie das Stichwort Zärtlichkeit in die Gruppe geben. Wie kann ich Zärtlichkeit mit dem Ball ausdrücken? Einige streicheln den Ball mit den Händen, andere halten ihn liebevoll im Arm, wiegen ihn hin und her. Wieder andere schmiegen ihre Wange an ihn (Abb. 6.11).

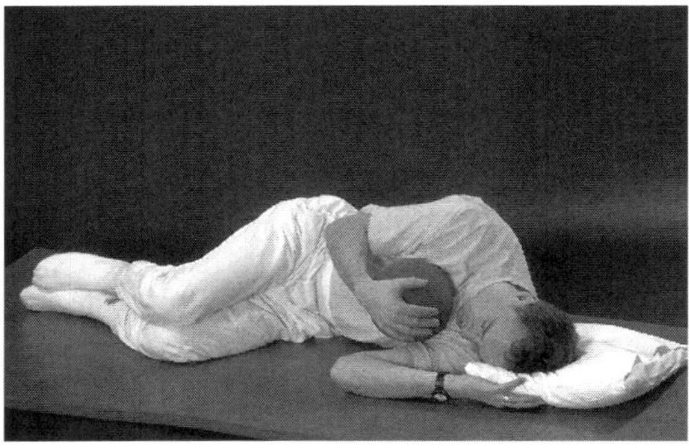

Abb. 6.11 Zärtlichkeit

Manchmal ist es auch angebracht, Ärger oder Wut auszudrücken. Ein Ball wird in entsprechender Weise auf den Boden oder an die Wand geknallt. Oder es wird etwas einem anderen vor die Füße geworfen. Dafür eignet sich ein Medizinball oder ein aus Tüchern zusammengeknotetes Bündel. Diese oder ähnliche Dinge bleiben auf dem Boden liegen. Bälle könnten durch Hochspringen verletzen (Abb. 6.12).

Eifer kommt bei kleinen Wettspielen auf (Abb. 6.13).

Zufriedenheit kann erlebt werden, wenn ein einzelner »sein« Gerät und eine ihn zufriedenstellende Weise des Umgehens damit gefunden hat. Das kann auch zu zweit oder in der Gruppe geschehen (Abb. 6.14).

Es macht Freude, mitzuerleben, wie sich die kranken Menschen verändern, wenn sie mit ihrem Gefühl beteiligt sind. Sie wirken wach und lebendig und im Moment ganz gesund.

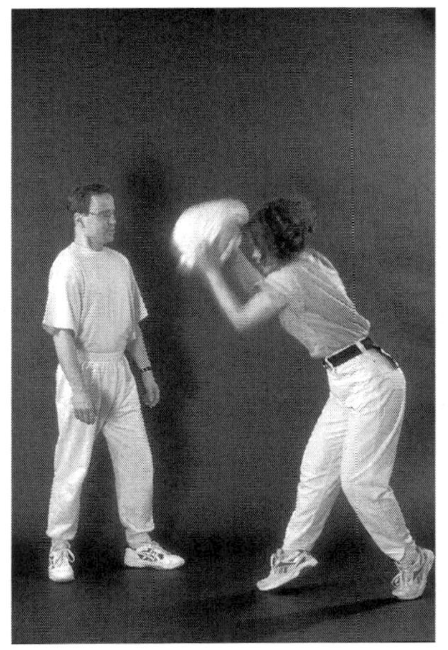

Abb. 6.12 Wut

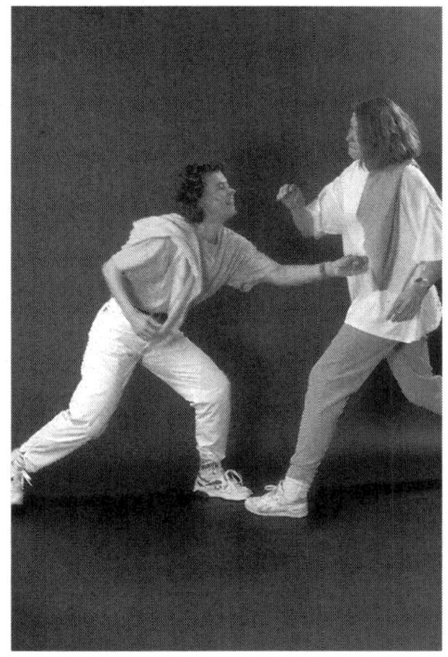

Abb. 6.13 Eifer

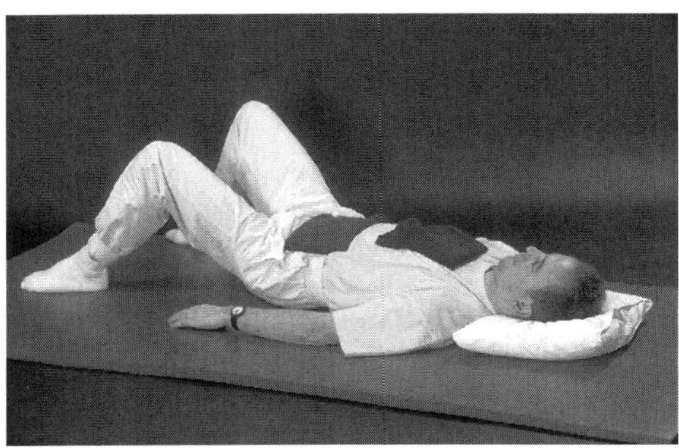

Abb. 6.14 Zufriedenheit

7 Beziehung zu den Mitmenschen

Es geht um die Erfahrung von Beziehung zu zweit und in einer kleineren und größeren Gemeinschaft.

7.1 Die Zweierbeziehung

Die erste Beziehung im Leben eines Menschen ist die Zweierbeziehung. Es ist die Beziehung zwischen Mutter und Kind. Beziehung ist immer ein Wechselspiel im Hin und Her. So schaut das Kind die Mutter an, die Mutter schaut zurück, ebenso umgekehrt. Das Kind gibt Töne von sich, die Mutter gibt Töne zurück, ebenso umgekehrt. Es meldet sich mit Hunger, die Mutter stillt den Hunger. Es schmiegt sich an die Mutter an, diese schmiegt sich mit ihrem Körper dagegen. Dieses rhythmische Spiel hat Beginn und Ende. Einmal bestimmt dies das Kind, einmal die Mutter. Durch die Einfühlsamkeit der Mutter werden diese Beziehungsrhythmen zu einem befriedigenden Erlebnis für das Kind. Dieser Wechsel von Hin und Her gehört zu jeder Beziehung, das ganze Leben hindurch.

Die Zweierbeziehung ist die meistgelebte Beziehungsform. Für den schizophren Kranken ist sie oft mit Angst besetzt wegen allzu großer Nähe. Er kann sich ausgeliefert fühlen und muss sich dadurch noch mehr in sich zurückziehen, auch direkt räumlich zurückziehen. Er kann aber auch die Nähe eines anderen suchen, um unabgegrenzt mit ihm zu verschmelzen. Aus mangelnder Abgrenzung kann er sich der überstülpenden Nähe eines anderen nicht erwehren.

Es ist immer wieder zu erleben, dass die schizophren Kranken in Zweiersituationen bei Übungen nicht die selbstverständliche Aktivität zur Beziehung haben. Wenn sie aktiv mit einem Partner etwas tun, können sie die eigene Aktivität nicht auf den anderen abstimmen.

Diese Störung ist immer individuell gefärbt.

Zum Person-Sein gehört in Beziehung-Sein und so ist die Zweierbeziehung ein wichtiger Inhalt der Bewegungstherapie. Ein direktes Gegenüber zu haben, auf das ich mich beziehen kann, eine Person, die ich anschauen, die ich hören, die ich spüren kann, deren Namen ich weiß, lockt am ehesten, mich mit meiner Person einzubringen.

Damit die Patienten sich darauf einlassen können, bietet die Therapeutin ihnen einen bestimmten Rahmen, wodurch sie ermutigt werden, sich innerhalb dieses Rahmens in der Zweierbeziehung zu erproben. Das Gerät ist ein gutes Mittel, es lässt Verbindung zwischen zwei Patienten entstehen. Es gibt einerseits Schutz vor allzu großer Nähe, andererseits regt es zur gemeinsamen Handlung an.

7.2 Das Wechselspiel im Hin und Her der Zweierbeziehung

Rede und Antwort auf dem Tamburin

Übungsbeispiel

Zwei Patienten sitzen oder stehen sich mit je einem Tamburin gegenüber. Es »sprechen« nicht beide gleichzeitig, sondern jeder wartet, bis der andere »ausgeredet« hat.

Deutlich fällt in diesem Wechselspiel die Hauptschwierigkeit der Patienten auf: Einer findet kein Ende, der andere kann nicht beginnen, oder einer hat seine Mitteilung noch nicht beendet und der andere beginnt bereits.

Die Therapeutin macht auf das Nicht-Zustande-Kommen der Unterhaltung aufmerksam und gibt Hilfen, indem sie anregt, die eigene Mitteilung mit einem lauten Schlag zu beenden. Dadurch wird für den anderen hörbar, dass er jetzt beginnen kann.

Weiter macht die Therapeutin auf den Inhalt der Unterhaltung aufmerksam. Was höre ich aus der Mitteilung des anderen heraus? Was gebe ich für eine Antwort darauf? Wie kann die Unterhaltung sein, friedlich, lustig, langweilig, interessant, heftig, wird vielleicht sogar gestritten?

Falls möglich, können die Patienten sich anschließend darüber unterhalten, was sie ausdrücken wollten und wie sie den anderen verstanden haben (Abb. 7.1).

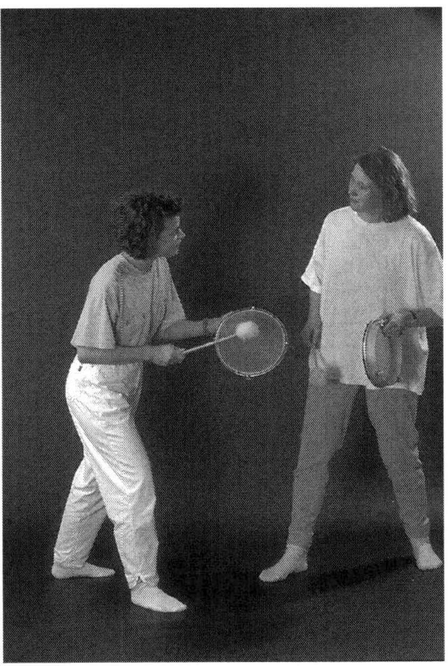

Abb. 7.1 Was erzählt sie?

Spüren des gegenseitigen Körpergewichts

Übungsbeispiel

Zwei Patienten stehen sich gegenüber, verbunden durch zwei Tennisringe, die sie mit ihren Händen umfassen. Es ist ein anderes Anfassen, als zum Beispiel an einem Stab. Durch die Form des Ringes ist ein Hineingreifen möglich und dadurch ein besserer Halt, der Sicherheit gibt. So können die Patienten allmählich der Aufforderung der Therapeutin nachkommen, sich im Wechsel an den Ringen eine kleine Strecke im Raum hin und her zu ziehen. Einmal nimmt der eine, einmal der andere seinen Partner im Rückwärtsgehen mit. Der Hinweis der Therapeutin, beim Ziehen jeweils das Gewicht des anderen wahrzunehmen, regt zu einfühlsamer Aufmerksamkeit an. Wach werden, den anderen spüren und sehen, mit ihm Kontakt aufnehmen, ist nötig, damit es zu dem gegenseitigen Überlassen des Gewichts im Hin und Her kommen kann und schließlich Lust für dieses Tun entsteht.

Ist aber eine wache Aufmerksamkeit füreinander, das gegenseitige Einfühlen nicht möglich, entsteht auch kein Kontakt. Stattdessen beobachtet die Therapeutin ein automatenhaftes Bewegen hin und her ohne Beziehung, oder ein allmähliches Versiegen eines zunächst gemeinsamen Bewegungsablaufs. Oder es zeigt sich die Dominanz eines Partners, der ohne Einfühlung und Abstimmung mit dem anderen handelt. Dieser andere wiederum überlässt sich willenlos der Aktivität ohne Gegenwehr zu zeigen.

Was hat die Therapeutin für Hilfen anzubieten? Was hat sie für Möglichkeiten, in das automatenhafte Bewegen Leben zu bringen? Ein lebendiger Rhythmus im Mitsprechen oder geschlagen auf dem Tamburin ist eine positive Herausforderung und macht wach.

Die Ursache für das Versiegen des Bewegungsablaufs kann in einer zu großen Schwierigkeit der Bewegungsaufgabe liegen oder im Nachlassen der Konzentration. Die Therapeutin verändert dann die Bewegungsform oder das Zeitmaß.

Bei einem Paar mit dominierender Aktivität des einen sowie dem willenlosen Mit-sich-geschehen-Lassen des anderen, kann die Therapeutin die Aufgabe rhythmisch mit dem Tamburin so gestalten, dass der Wechsel deutlich zu hören und zu erfassen ist.

Ich setze mich gegen den anderen durch

Übungsbeispiel

Die Patienten haben bereits geübt, Tücher in verschiedenen Formen zu schwingen. Nun stehen sich zwei mit ihren Tüchern gegenüber. Nach einer Musik, die die Bewegung unterstützt, schwingt einer sein Tuch in einer bestimmten Form. Der andere nimmt diesen Schwung auf und bleibt so lange dabei, bis er in sich die Lust verspürt, selbst aktiv zu werden. Nun setzt er sich mit einer anderen Form des Schwingens gegen seinen Partner durch und fordert ihn damit auf, seinem Schwung zu folgen. Diese Initiative wechselt einige Male.

Die zu beobachtende Schwierigkeit ist die, die Initiative zu ergreifen, der jetzt gemeinsamen Bewegungsform einen neuen Schwung entgegen zu setzen. Die Therapeutin macht die Patienten während ihres Tuns mit Worten immer wieder darauf aufmerksam, wahrzunehmen, wann der rechte Moment ist, einen Wechsel zu wagen.

Führen und Sich-führen-Lassen

Das bedeutet, dass einer die Verantwortung übernimmt und der andere sich ihm anvertraut.

Übungsbeispiel

Diese Übung entwickelt sich aus dem Gehen zu zweit. Die erste Aufgabe ist, dass das Paar in den gleichen Schritt kommt. Zur Erleichterung setzt die Therapeutin entsprechende Musik ein. Die Musik erfüllt den Raum und lässt Motivation entstehen. Es macht Freude, im gleichen Schritt zu gehen (Abb. 7.2).

Haben alle Paare den Schritt erfasst, sagt die Therapeutin die nächste Aufgabe an. Jetzt übernimmt einer der beiden die Führung, indem er den Weg durch den Raum bestimmt, den er mit dem anderen geht. Die Therapeutin macht darauf aufmerksam: »Wie fasse ich als Führender den mir Anvertrauten an, damit er sich sicher fühlt auf dem Weg?« Jedes Paar probiert das für sich aus. In der Verantwortung des Führenden liegt es, dass der andere ihm im gleichen Schritt folgen kann. Die Führung sollte nicht zu schnell gewechselt werden. Deshalb gibt die Therapeutin zunächst den Wechsel an. Es braucht Zeit und Geduld, bis sich jeder in seine Rolle hineingespürt hat (Abb. 7.3a–c).

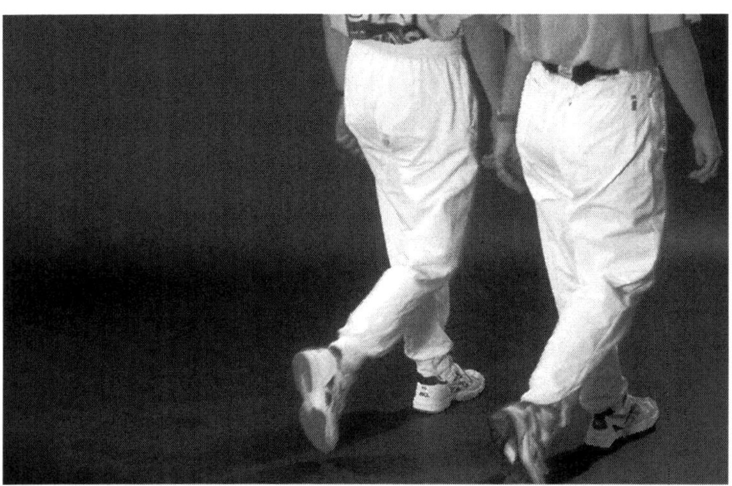

Abb. 7.2 Im gleichen Schritt sein

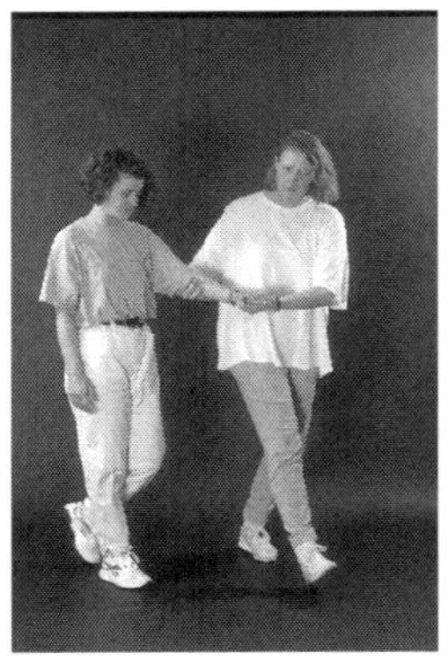
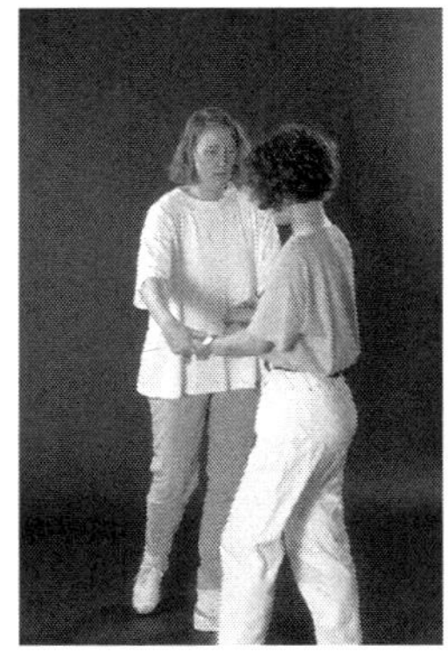
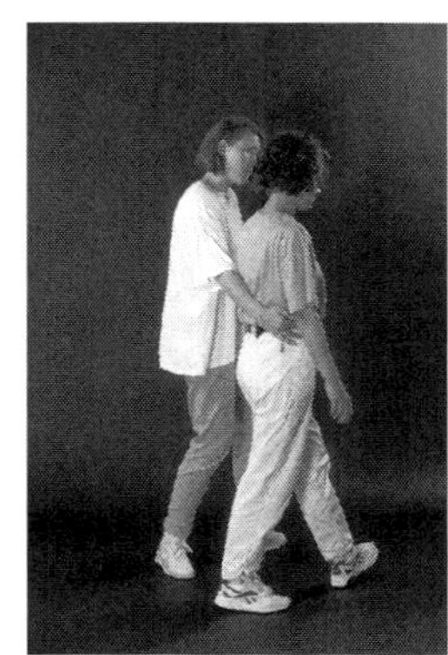

Abb. 7.3a/b/c Sichere Führung

Die Therapeutin beobachtet, wie geführt wird und wie die Führung angenommen wird. Oft ist es unklar. Dem Führenden ist seine Rolle gar nicht bewusst, das Finden der Wege dieses Paares ist rein zufällig. Eine andere Auffälligkeit zeigt sich in der Dominanz eines Führenden, der den, den er führt, gar nicht beachtet.

Die Hilfe der Therapeutin sieht so aus: Sie macht die Partner auf ihre Rollen aufmerksam, sodass mehr Bewusstsein für die einzelnen Aufgaben entsteht.

Ist bei jedem Paar etwas Sicherheit entstanden, können die Beiden im gegenseitigen Einverständnis selbstständig ihre Rollen tauschen, sodass sich das Wechselspiel von Hin und Her nach ihrem eigenen Empfinden ergibt.

7.3 Ich-Sein erfahren, Abgrenzung erleben

Um sich abgrenzen zu können, muss das Ich-Sein im Unterschied zum Anders-Sein des Partners erfahren werden. Außerdem muss das Ich-Sein trotz Abstimmung mit dem anderen bewahrt werden. Dies führt zum Erlebnis der Abgrenzung.

Abgrenzung gegen symbiotische Verschmelzung

Übungsbeispiel

Die Patienten werden aufgefordert, sich zu zweit Rücken an Rücken auf einer Matte zusammenzusetzen. Nachdem sich beide gegenseitig durch Berühren mit ihrem Rücken vertraut gemacht haben, beginnt die eigentliche Aufgabe. Ein Patient gibt mit seinem Rücken eine feste Stütze, die zum Widerstand wird, wenn sich der andere dagegen bewegt. Dadurch wird ein symbiotisches Verschmelzen vermieden, das leicht entsteht, wenn sich beide gleichzeitig bewegen.

Der Aufbau folgender Übung beginnt mit dem unteren Kreuzbereich. Es wird dieser Körperstelle viel Aufmerksamkeit gewidmet, weil sie die Basis für die Aufrichtung der Wirbelsäule ist. Damit eine Berührung mit diesem Teil der Rückseite zustande kommt, müssen beide ihren Rücken nach vorne beugen. Jetzt können sie mit dem Becken eng aneinanderrücken. Einer räkelt sich aus den Hüften gegen den widerstandgebenden Partner (Abb. 7.4a–b).

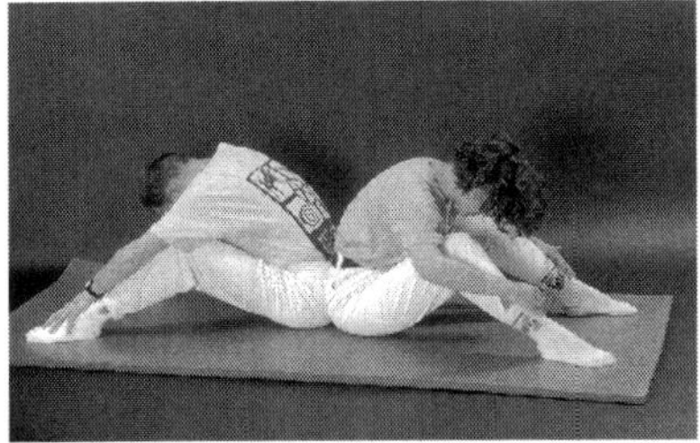

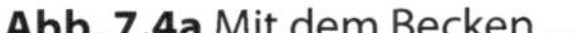

Abb. 7.4a Mit dem Becken ...

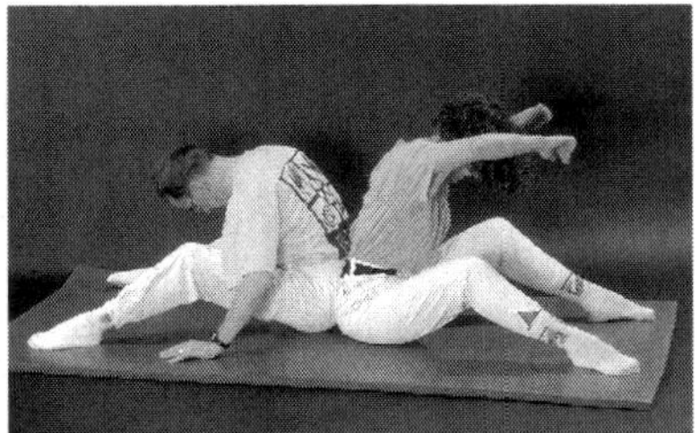

Abb. 7.4b ... in Bewegung kommen

Das Spüren dieser Körperstelle wird von den beiden unterschiedlich erlebt. *Der eine spürt sich durch die Bewegung, der andere durch Gegenhalten.* Dieser kann sogar die Bewegung des Partners als wärmende Massage empfinden. Bei beiden wird der ganze Beckenbereich bewusster. Die Rollen werden getauscht.

Für den oberen Kreuzbereich, Brustwirbelsäule und Schultern, gilt dieselbe Aufgabenstellung. Die Brustwirbelsäule ist meist starr und unbeweglich. In dieser Haltung liegt das ganze In-sich-zurückgezogen-Sein. Durch Bewegung kann diese Fixierung ein wenig gelöst werden. Es kommt dabei sehr auf den stabilen Widerstand des Partners an, um sich mit der eigenen Brustwirbelsäule über die Brustwirbelsäule des Partners hin- und herzuschieben oder sich zu runden und zu strecken. Wieder werden die Rollen getauscht (Abb. 7.5).

Der oberste Kreuzbereich, Halswirbelsäule und atlanto-occipitaler Übergang muss noch in seiner Starrheit angegangen werden. Einer der beiden versucht sich so hinzusetzten, dass sein Kopf bequem auf dem nach vorne gebeugten Rücken des Partners liegt. Es kommt darauf an, das Gewicht von Kopf und Schultern an den Rücken des Partners abzugeben und sich nicht mehr selbst in den Gelenken festzuhalten. Am Rücken des anderen können jetzt die Schultern bis nach außen zu den Schultergelenken bewegt werden. Dabei kommt es zu einer Dehnung im vorderen oberen Brustbereich. Durch diese Dehnung streckt sich auch die Halswirbelsäule. Der Kopf kann auf dem Rücken über die Wirbelsäule des anderen hin- und hergerollt und auf und ab bewegt werden. Dabei bleibt er immer im Kontakt mit dem Rücken des Partners und wird nicht angehoben. Rollentausch! (Abb. 7.6)

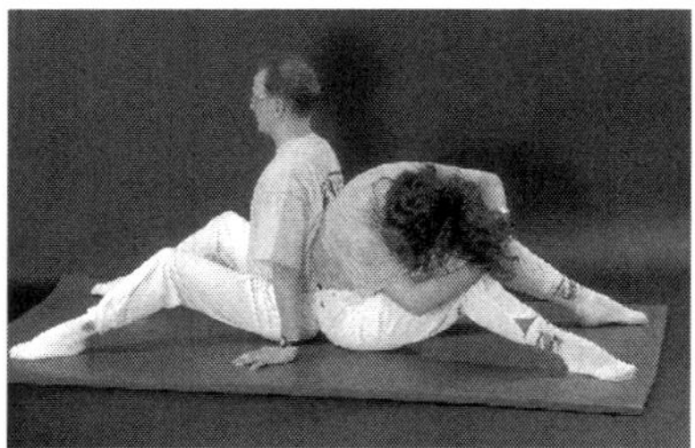

Abb. 7.5 Die Brustwirbelsäule in Bewegung bringen

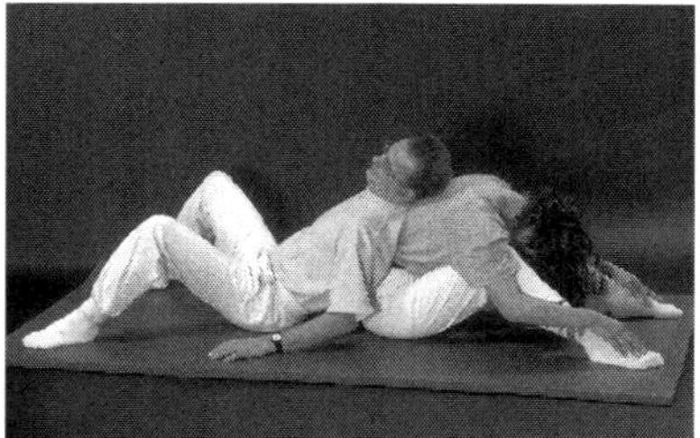

Abb. 7.6 Der Kopf liegt bequem

Bei beiden Übenden ist nun die ganze Wirbelsäule und Rückseite von unten nach oben durchgearbeitet.

Um sich noch einmal von der Beckenbasis bis nach oben, einschließlich des Kopfes in Verbindung zu bringen, richtet sich zunächst der eine an der Rückseite des anderen auf. Sie hat Erhebungen und Mulden, harte und weiche, runde und eckige Stellen. Der Sich-Aufrichtende benutzt diese Unebenheiten und lässt sich in seiner Bewegung darauf ein, wodurch sein eigener Rücken geschmeidiger wird. Rollentausch! (Abb. 7.7)

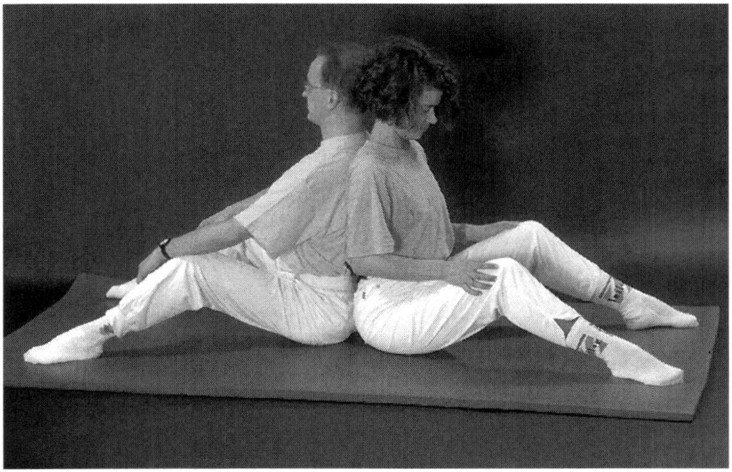

Abb. 7.7 Beide sind aufgerichtet

Das Thema dieser Übung war Erfahren des Ich-Seins über die Bewegung im direkten Körperkontakt. Jeder der beiden Übenden hat die eigene Rückseite im Unterschied zur Rückseite des anderen erlebt und damit die Erfahrung gemacht, das bin Ich, das ist der Andere.

Als Abschluss des gesamten Übungsablaufes drehen sich beide zueinander, jetzt sieht einer den anderen. Die Therapeutin fordert sie auf, miteinander über die gemachten Erfahrungen zu sprechen.

Druck und Zug mit dem Stab

Übungsbeispiel

Zwei Patienten stehen sich gegenüber und halten einen Stab waagrecht zwischen sich.

Die Aufforderung der Therapeutin lautet, mit ausgestreckten Armen gegeneinander Druck zu geben. *Druck und Gegendruck* werden von beiden gegenseitig ausgetestet und aufeinander abgestimmt (Abb. 7.8).

⇩

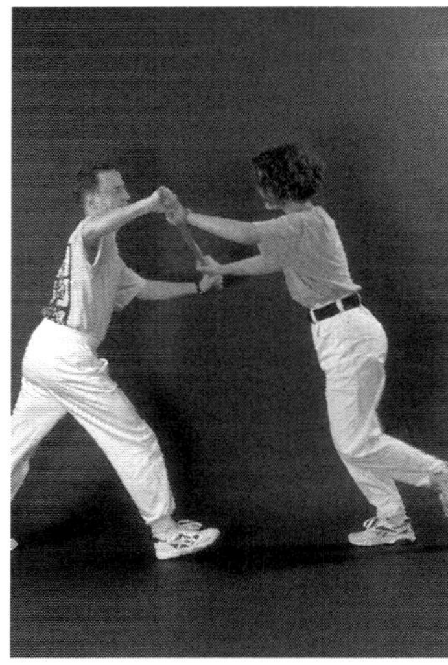

Abb. 7.8 Druck und Gegendruck

Die eigene Kraft oder auch Schwäche wird an der Kraft oder Schwäche des Partners erfahren und oft mit Überraschung aufgenommen. Es ist gut, diese Erfahrung mit verschiedenen Partnern, die nach der eigenen Einschätzung gewählt werden, zu intensivieren. Zeigt mir mein Partner seine Kraft, wage ich auch, meine einzusetzen.

Nun kann die Therapeutin auch einmal auffordern, herauszufinden, wer ist der Stärkere von beiden?

Allmählich bekommt jeder durch dieses Ausprobieren mehr Sicherheit für sich selbst. Sowohl das eigene Gewicht und die eigene Kraft als auch das Gewicht und die Kraft des Partners werden vertrauter. Die Übung kann folgendermaßen weitergeführt werden:

Einer schiebt den anderen, der ihm jedoch einen angemessenen Widerstand entgegensetzt, auf der geraden Linie durch den Raum. Ehe sich der Weggeschobene an die Wand drücken lässt, soll er energisch stoppen und damit zu verstehen geben, *bis hierher und nicht weiter*, um dann seinerseits den Partner auf die andere Seite zu schieben, bis dieser ihn ebenso deutlich stoppt.

Dieses deutliche Stoppen, das Zeigen der Grenze – bis hierher und nicht weiter –, ist für den einzelnen Patienten sehr schwierig. Er muss sich mit seiner ganzen Person, seinem Gewicht und seiner Kraft an diesem Übungsgeschehen beteiligen, um seinen Impuls, dem anderen die Grenze zu zeigen, in Aktivität umzusetzen.

Das Gegenteil von Drücken ist *Ziehen.*

Übungsbeispiel

Wieder stehen sich zwei Partner gegenüber und halten den Stab waagrecht zwischen sich.

Die Übungsfolge kann wie beim Drücken gehandhabt werden. Jedoch ist beim Ziehen zu beachten, dass das Bewegen nach hinten verunsichernd und ängstigend ist. Die Patienten nehmen deshalb zunächst die Wand als Schutz im Rücken (Abb. 7.9). Einer der beiden lehnt sich an der Wand an. Aufgabe ist jetzt, ich lasse mich nicht von der Wand wegziehen, oder anders herum, habe ich so viel Kraft, meinen Partner von der Wand wegzuziehen?

Nach dem kampfmäßigen Ausprobieren wird ein wechselseitiges Einspüren jeweils in das Gewicht des anderen geübt. Zum Beispiel, will ich denjenigen, der an der Wand angelehnt ist, zum aufrechten Stehen bringen oder ihn im freien Raum halten, oder ihn aus dem Sitz vom Boden hochziehen, dann verlangt das die jeweilige Dosierung meiner Kraft (Abb. 7.10).

Können die Übenden auch ihre Kraft so aufeinander abstimmen, dass sie gleichzeitig aus dem Sitz vom Boden hochkommen und in der Balance stehen? (Abb. 7.11)

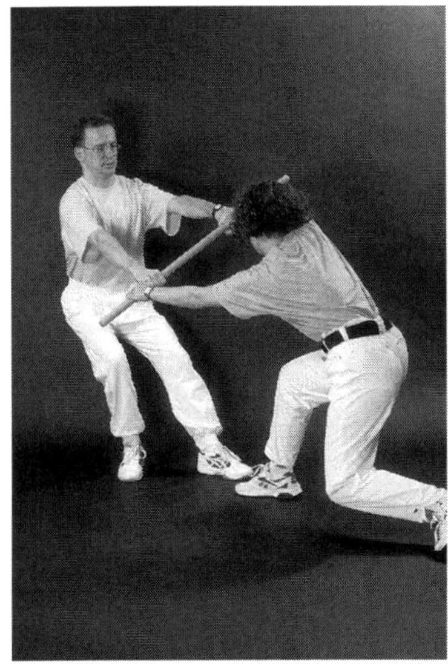

Abb. 7.9 Ziehen

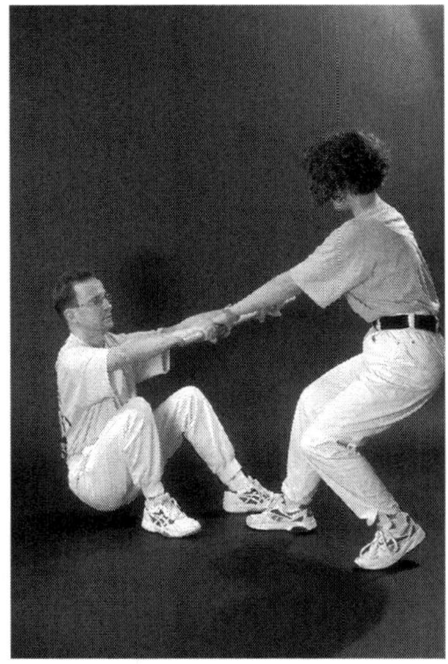

Abb. 7.10 Hochziehen vom Boden

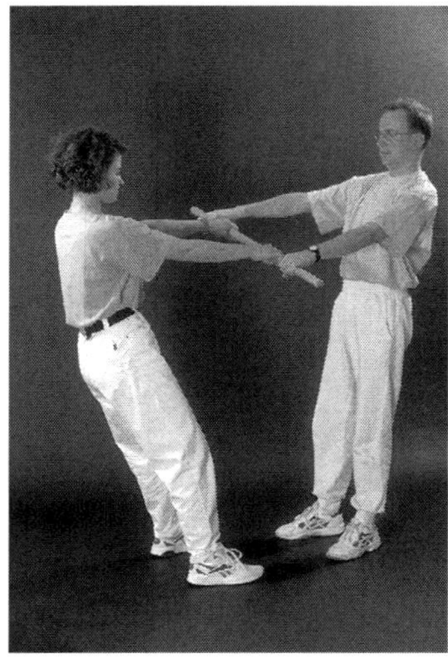

Abb. 7.11 In der Balance stehen

Die eigene Grenze anzeigen, die Grenze des Partners respektieren

Es werden Pezzibälle eingesetzt.

Übungsbeispiel

Alle machen sich zunächst in spielerischer Form mit dem Ball vertraut und üben das sichere Sitzen auf dem Ball.

Dann fordert die Therapeutin die Patienten auf, sich zu zweit mit einem Ball zusammen zu tun.

Einer der beiden nimmt jetzt auf dem Ball den Sitz so sicher ein, wie ihm das möglich ist. Der andere steht rechts neben ihm. Er gibt ihm mit seinen Händen Druck an der rechten Schulter und spürt, wie viel Gegenwehr er von dem Sitzenden bekommt. Der Druck darf nicht stärker sein, als der Sitzende Gegenwehr geben kann, er darf aber auch nicht schwächer sein, sodass keine Gegenreaktion notwendig ist. Er muss so bemessen sein, dass der Sitzende an die Grenze seiner Kraft herankommt. In diesem Moment ruft er »Stopp«, um nicht vom Ball heruntergeworfen zu werden. Der Partner respektiert dieses »Stopp«. Beide halten nun einen Moment die Spannung an dieser Grenze aus. Dann nimmt der Stehende langsam seinen Druck zurück, löst seine Hände und geht auf die andere

Seite. Hier wiederholt er den Ablauf, danach wird der Druck von hinten gegeben, zuletzt von vorne, was am schwierigsten ist.

Der wichtigste Moment der ganzen Übung ist das rechtzeitige »Stopp« rufen des einen und das Eingehen des anderen auf dieses Signal (Abb. 7.12).

Das gegenseitige Spüren von angemessenem Krafteinsatz und angemessener Reaktion muss öfter bis oft erlebt werden, um diese Erfahrung zur Verfügung zu haben.

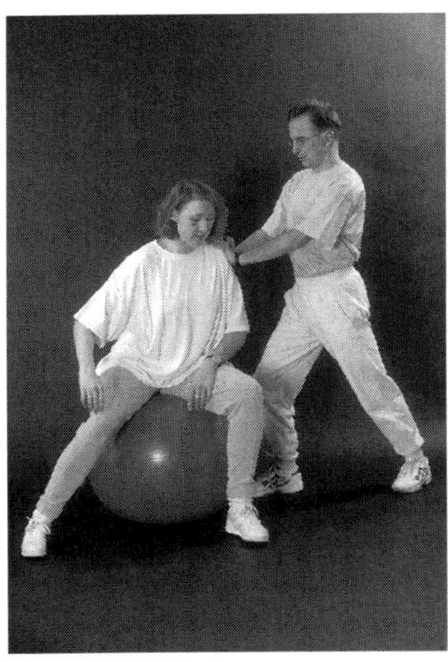

Abb. 7.12 Die Grenze respektieren

Die positive Erfahrung in der Partnerübung

In den verschiedenen Beispielen wurde aufgezeigt, wie vielfältig Zweierbeziehung erfahren werden kann. Das geht auch aus all den Partnerübungen hervor, die in den gesamten Ausführungen zu den verschiedensten Themen beschrieben wurden.

Die Vielfalt ist wichtig, damit der Patient die Möglichkeit hat, bei der einen oder der anderen Übung Positives zu erfahren. Denn die positive Erfahrung bei dem Tun zu zweit ist das Wesentliche. Und dies hängt davon ab, wie die beiden, die sich als Paar zusammentun, manchmal auch willkürlich zusammenkommen, Beziehung miteinander aufnehmen können.

Kommen zwei Patienten zusammen, zwischen denen durch den Schweregrad ihrer Erkrankung gar keine Beziehung entsteht, können sie auch nichts Positives erfahren. Die Therapeutin muss aufmerksam sein, um dies zu sehen und zu erkennen. Es muss in diesem Fall ein Partnerwechsel erfolgen, den sie, je nach dem, sogar direktiv steuert. Sie muss dafür sorgen, dass diese Patienten einen Partner bekommen, am besten einen Co-Therapeuten, der seinerseits fähig ist, Beziehung aufzunehmen, der es versteht, Kontaktangebote in einer Form zu machen, dass der andere sich allmählich mitnehmen lässt, sich der Führung anvertraut. Versteht es der Co-Therapeut, Aktivität im Patienten zu locken, ihm eigene Einfälle zuzutrauen, kann sich das Wechselspiel im Hin und Her entwickeln. Der Kranke erfährt lebendige Zweierbeziehung.

7.4 Beziehung in einer kleineren oder größeren Gemeinschaft

Miteinander im Rhythmus sein, zum Beispiel in einer einfachen Tanzform im Kreis, lässt Gemeinsamkeit entstehen. Je nach Rhythmus, im Schwingen, Gehen, Stampfen, überträgt sich die elementare Bewegungsfreude von einem auf den anderen, alle sind einbezogen (Abb. 7.13).

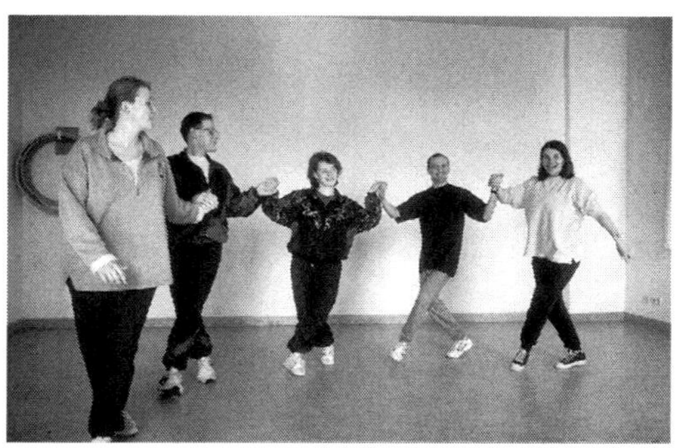

Abb. 7.13 Miteinander im Rhythmus sein

Einer führt die Gruppe an

Übungsbeispiel

Die Gruppenmitglieder stehen im Kreis, jeder hat einen Stab vor seinen Füßen liegen. Einer nimmt den Stab mit seinen Händen hoch und bewegt ihn. Die Bewegungsform muss einfach sein, damit alle sofort mit ihrem Stab in diese Form mit einstimmen können. Legt derjenige, der begonnen hat, seinen Stab wieder auf den Boden, tun es alle. Nun verlässt jeder seinen Platz, um sich einen neuen Platz hinter einem anderen Stab zu suchen. Wieder ergreift ein Teilnehmer die Initiative und zeigt mit seinem Stab eine neue Bewegungsform, alle schließen sich an.

Von einer entsprechenden Musik begleitet, bringt dieser Wechsel von Heraustreten aus der Gruppe und Gemeinsamkeit erleben, von Stehen am Platz und Sich-Bewegen im Raum, ein harmonisches Gruppenerlebnis.

Von der Gruppe gehalten und gewiegt werden

Übungsbeispiel

Fünf Patienten tun sich zusammen. Drei Pezzibälle liegen hintereinander auf dem Boden.

Ein Gruppenteilnehmer, der von den vier anderen gehalten wird, liegt in Rückenlage auf diesen Bällen. Vom Kopf bis zu den Füßen spürt er die Unterstützungsfläche der Bälle. Einer der Helfer steht am Kopfende und hält die Hände des Liegenden, der seine Arme nach hinten ausstreckt. Ein anderer Helfer steht am Fußende und hält die Beine an den Fußgelenken. Auf je einer Seite wird der Liegende an seinen Hüften unterstützt.

Er fühlt sich nun ganz gesichert und überlässt sich der wiegenden Bewegung – Hin und Her, sowie Auf und Ab (kopf- und fußwärts) – die von den vier Helfern ausgeführt wird (Abb. 7.14).

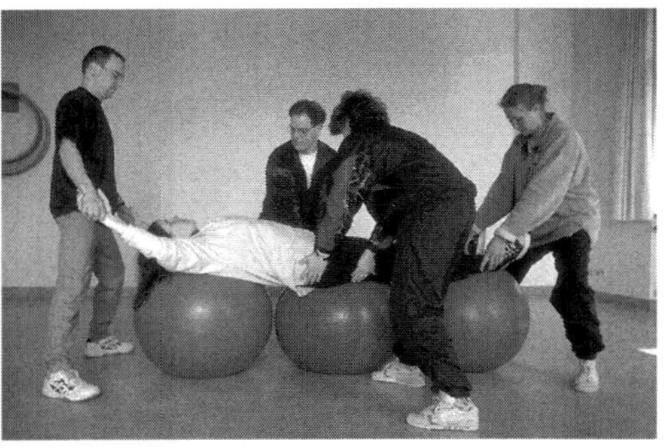

Abb. 7.14 Von der Gruppe gehalten und gewiegt werden

Es gehört Mut dazu, die Rolle des Liegenden zu übernehmen, aber ist ein Patient dieses Wagnis eingegangen, äußert er sich überrascht zu diesem positiven Erleben, getragen, gehalten und gewiegt zu werden.

Von der Gruppe gewärmt werden

Viele gefüllte Säckchen werden auf Heizkörpern vorgewärmt.

Übungsbeispiel
Ein Patient liegt in Bauchlage auf einer Matte, die anderen sitzen im Kreis um ihn herum. Nacheinander werden von einzelnen die Säckchen langsam und einfühlsam auf die Rückseite des Patienten aufgelegt. Dieser teilt mit, ob die Säckchen am richtigen Platz liegen – wo er noch gewärmt werden möchte – und wann er genug Säckchen auf seinem Körper spürt. Wie lange tut ihm die Wärme – das Zugedecktsein – gut? – Möchte er, dass die Säckchen langsam wieder weggenommen werden – oder möchte er sie selbst abschütteln? (Abb. 7.15)

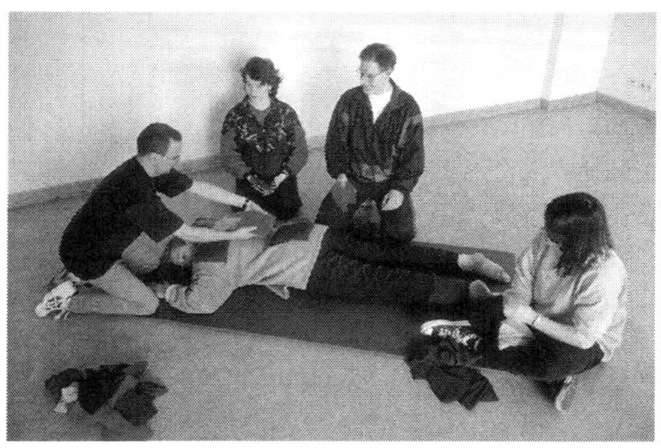

Abb. 7.15 Die Säckchen werden aufgelegt

Von der Gruppe getragen werden, zum Beispiel in einem großen Tuch, wurde in dem Kapitel »Beziehung zu den Dingen« beschrieben.

Außer dem oben erwähnten Mut gehört auch Vertrauen dazu, um sich von der Gruppe halten, wiegen, wärmen, tragen zu lassen. Nur freiwillig entscheiden sich die Patienten dafür.

Sich für die eigene Mannschaft einsetzen in den verschiedensten Spielen, Staffelspiele, Ball über die Schnur, Sitzfußball usw.

Etwas Gemeinsames bilden

Der Abschluss einer Stunde kann das gemeinsame Legen eines Bildes mit verschiedenem Material sein, zum Beispiel mit Tüchern, Seilen oder anderem, was vorher in der Stunde benutzt wurde (Abb. 7.16).

Das fertige Bild wird nun von allen betrachtet und jeder nimmt den Standpunkt ein, von dem aus es ihm am besten gefällt.

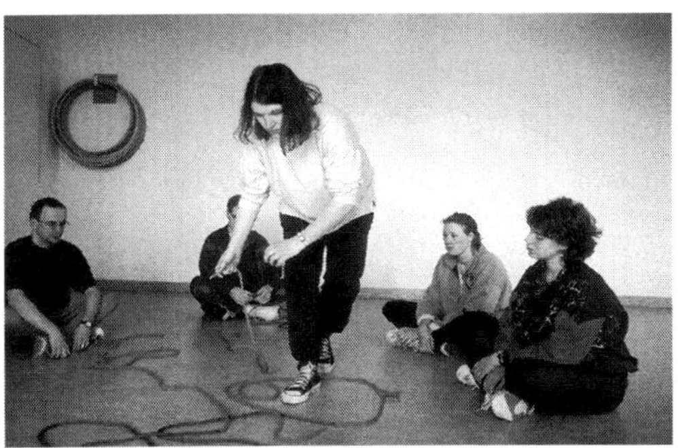

Abb. 7.16 Es entsteht ein Bild mit Seilen

Freies Spiel zu zweit in der Gruppengemeinschaft

Die Gruppe hat den Vorteil, sich immer wieder neue Partner wählen zu können. Mit jedem werden andere Erfahrungen gemacht.

Die Therapeutin bietet beim freien Spiel mit verschiedenen Geräten an, sich selbstständig einen Partner zu suchen, sich mit ihm abzusprechen, mit was für einem Gerät sie zunächst miteinander spielen wollen, mit ihm einig zu werden, wann sie das Gerät wechseln wollen, oder das Spiel ganz beenden.

Damit das Interesse am Spiel wachgehalten wird, stellt die Therapeutin immer wieder Fragen in den Raum: »Macht mir unser Spiel noch Spaß – möchte ich es ändern – und wie kann ich meinen Partner dazu auffordern? – Möchte ich das Spiel beenden – und wie kann ich dies meinem Partner vermitteln? – Wollen wir miteinander mit einem anderen Gerät weiterspielen – oder wollen wir uns trennen und neue Partner suchen?«

Die Erfüllung dieser Anregungen liegt bei den Patienten.

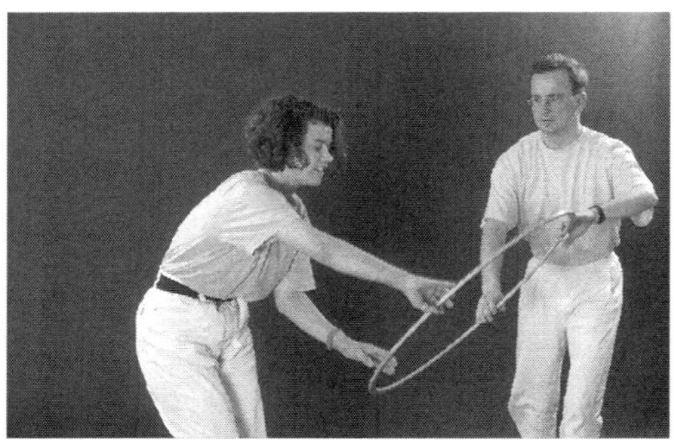

Abb. 7.17 Sie fordert ihn zu seiner Änderung auf

7.5 Zusammenfassung der Beziehungsinhalte in der Gemeinschaft

Es wird noch einmal zusammengefasst, was an Beziehungsinhalten in allen praktischen Übungen, in der die Beziehung zum Mitmenschen im Vordergrund steht, angesprochen wird.

- Innere Bereitschaft und Einstellung zum jeweiligen Übungsangebot
- Impuls zur Veränderung bei sich wahrnehmen – die Initiative ergreifen
- Einfühlungsbereitschaft zum Partner – aktive Anpassung
- Der Initiative des anderen folgen
- Verantwortung entwickeln für sich und den anderen, Halt geben können, Führung übernehmen können
- Sich vertrauensvoll überlassen können
- Sich durchsetzen, sich wehren, angreifen, was in den aufgeführten Spielen in einer besonders spontanen Form zum Tragen kommt

8 Elemente der Funktionellen Entspannung in der Bewegungstherapie mit schizophren Kranken

Sophie Krietsch

Elemente der Funktionellen Entspannung sind in die Bewegungstherapie mit schizophren Kranken eingeflossen.

Marianne Fuchs hat die Funktionelle Entspannung für psychosomatisch Kranke und Kranke mit funktionellen Störungen entwickelt.

Im Mittelpunkt der Methode steht der Atemrhythmus mit seinem autonomen Antrieb aus dem Zwerchfell. Bei psychosomatisch Kranken und Kranken mit funktionellen Störungen ist der freie Fluss des Atemrhythmus gestört. Emotionen, wie Angst oder Wut, können ein Sich-Festhalten in den Gelenken bewirken. Geschieht dies immer wieder, entstehen aus diesem Festhalten Blockaden, die den Atem nicht mehr frei fließen lassen.

Über das körperliche Lösen dieser Blockaden durch feinste Bewegungsreize in Verknüpfung mit dem Loslassen des Atems können die psychischen Hintergründe aus dem Unbewussten auftauchen. Krankheits-, sowie Lebenszusammenhänge können verstanden werden. Das Lösen der Blockaden verlangt aber die *Verlässlichkeit, der Basisstrukturen, der körperlichen Ich-Strukturen von Halt und Abgrenzung*. Haben sich diese in der frühen Kindheit gebildet und wurden verinnerlicht, können sie in der Therapie erinnert werden.

Beim schizophren Kranken kann keine Erinnerung an Halt und Abgrenzung auftauchen, da solche Erfahrungen nie internalisiert wurden. Mit ihm müssen in der Therapie die Basisstrukturen erst entwickelt werden. Mit dieser Entwicklung reguliert sich auch der Atemrhythmus. Er bleibt für den Patienten unbewusst. Nur die Therapeutin beachtet ihn als reale Funktion des Lebendigen und regt ihn mit ihren Angeboten auf die Weise an, wie der Patient folgen kann.

In der Darstellung »Entwicklung von Halt und Vertrauen über die Beziehung zum Boden« wird beschrieben, wie der Bezugspunkt »Matte«, die auf dem Boden liegt, in der Weise eingesetzt wird, dass sie allmählich als verlässliches Objekt erfahren werden kann. Die Matte steht für die Verlässlichkeit der Mutter, wenn sie ihr Baby in den Armen hält. Sie ist da und bleibt da, wie immer ich mich darauf bewege, sie geht nicht weg, sie hält mich. Ich kann mich auf sie verlassen. Dadurch wird das Loslassen des Gewichtes möglich und verbindet sich mit dem Loslassen des Atems, soweit konkret Halt in diesem Moment gespürt wird. Das Loslassen des Atems kann zudem durch Seufzen oder Töne angeregt werden und auf die Ausatmung erfolgt selbstverständlich die Einatmung.

Irgendeine Korrektur gibt die Therapeutin nicht. Sie sorgt nur dafür, dass die Matte von der Beschaffenheit ist, dass sich die Patienten gerne auf sie einlassen. So möchte vielleicht mancher zusätzlich eine Decke haben, ein Kissen für den Kopf, eine Rolle unter den Knien.

Der Boden (Matte oder auch ein Stuhl) gibt als verlässliches Objekt den äußeren Halt. Den inneren Halt gibt das knöcherne Gerüst. In der Funktionellen Entspannung (im weiteren FE) wird das knöcherne Gerüst folgendermaßen gegliedert.

Die drei Kreuze:

Unteres Kreuz	– Becken – Verbindung in die Beine und Füße
Oberes Kreuz	– Brustkorb – Verbindung in die Arme und Hände
Oberstes Kreuz	– Kopf
Wirbelsäule	– verbindet die drei Kreuze

Diese Gliederung wurde für die Bewegungstherapie mit schizophren Kranken übernommen.

Die Wirbelsäule nennt Marianne Fuchs die »Ichachse«. Es ist bezeichnend für die schizophrene Ich-Störung, dass die Wirbelsäule des Kranken starr ist. Es fehlt die Lebendigkeit, die sich in der Beweglichkeit zeigt und über die Gelenke den Körper in Zusammenhang bringt. So wird in der Therapie angestrebt, dass neben dem Boden der Körper allmählich zum verlässlichen Objekt wird. Dazu gehört noch in hohem Maß die Entwicklung der Körpergrenzen.

Ein jugendlicher Patient schildert sein Vermögen, sich abzugrenzen so: »Ich schotte mich ab wie ein Pferd mit Scheuklappen und ziehe mich ganz nach innen zurück. Ansonsten bin ich vollständig offen und alles kann in mich eindringen.« Die Funktion der Haut, den Körper abzugrenzen, schützend zu umhüllen, hat sich nicht entwickelt.

Wie die Haut als kontaktfähige Grenze in die Empfindung kommen kann, wird in den praktischen Ausführungen beschrieben und besonders im Kapitel 9 »Ich habe den Boden gewonnen«.

Zum weiteren leiblichen Material der FE gehören noch die Körperräume und die Körperöffnungen. Diese werden aber erst in die Therapie mit einbezogen, wenn der Kranke durch eine einigermaßen stabile Entwicklung von Halt und Grenzen die Körperräume von selbst wahrnimmt.

Im Abschnitt »Wahrnehmung von Körperempfindungen« wird die Vorgehensweise zum Spüren von Empfindungen und Finden stimmender Worte geschildert. Zur Körperempfindung soll der Patient das begleitende Gefühl, Wohlsein oder Unwohlsein, finden. Spürt er z. B. Unwohlsein, sucht die Therapeutin mit ihm zusammen die Veränderung zum Wohlsein, denn Wohlsein lässt den Atem fließen.

»Die angenehmen, lustvollen Erfahrungen (»Harmonie« und »Gleichgewicht« nach Piaget) signalisieren positive Empfindungsmöglichkeiten, die unangenehmen und unlustvollen Erfahrungen signalisieren nicht nur »Spannung«, sondern auch Gefahr und Bedrohtheit, eventuell Vernichtungsgefahr« (Johnen und Müller-Braunschweig in Fuchs 1989, S. 176).

So ist es von Bedeutsamkeit, wenn Unwohlsein auftritt, Veränderungen zu suchen, die zum Wohlsein führen.

In der Einzeltherapie kann die Funktionelle Entspannung am wirkungsvollsten sein

Einzeltherapie bedeutet die Aufnahme einer Zweierbeziehung, die der tragende Grund für den therapeutischen Prozess ist. Bei Menschen mit einer schizophrenen Psychose gestaltet sich die Beziehung so, dass von der Therapeutin mütterliche Qualitäten gefordert werden.

»Nach einem oft zitierten Ausspruch von Searles bedeutet bei einem Schizophrenen der Therapeut nicht die Mutter, er *ist* die Mutter« (Lempa 1995, S. 137).

Am Anfang wurde über Winnicotts aktive Anpassung der Mutter zu ihrem Baby geschrieben und wie dies in der Beziehung zum Patienten therapeutisch umgesetzt wird. Nach Winnicott geschieht die Gefühlsentwicklung mit der Körperentwicklung.

Mit der Methode der FE kann der Patient sehr schnell auf seine Körperebene geführt werden. Durch das Benennen der Körperteile wird er angeregt, sich selbst zu spüren. Fragen und Antworten gehen bald hin und her, in Worten, in Blicken oder nur in der Körpersprache. Es ergibt sich eine Kommunikation darüber, was gespürt wird, wie es gespürt wird, aber auch, dass nichts gespürt wird, keine Worte gefunden werden können.

Neben dem Spüren im Tun ist das Nachspüren im Nicht-Tun wichtig. Jedoch auch nur Sich-Ausruhen, das In-Ruhe-Sein-Dürfen, die Erlaubnis zum Nicht-Tun zu bekommen, ist wichtig.

Zur Verdeutlichung dieses Prozesses folgt eine Schilderung aus der dritten Behandlungsstunde mit einem jugendlichen Patienten.

Der Patient setzt sich, wie bereits in den ersten zwei Stunden, in den altmodischen Sessel, der ihn auch seitlich mit großen Lehnen umgibt. Seine Füße bewegen sich auch heute schnell und unruhig auf dem Boden. Ich spüre in dieser Bewegung Aggression und frage ihn, was ihm seine Füße mit dieser Bewegung sagen. »Die möchten sich austoben.« Er nimmt den Widerstand, den ich ihm jetzt mit den Händen gebe, an und seine Bewegung wird viel kraftvoller und eher rhythmisch. Ich fordere ihn auf, so lange dabei zu bleiben, bis er genug hat. Anschließend wählt er die Seitlage auf der Liege. Er möchte durch meine Hände seine »Begrenzung« an der Brustwirbelsäule spüren. Er schaukelt sich mit seinen schnellen Bewegungen dagegen. Wieder geht meine Aufforderung dahin, sich so lange zu schaukeln, bis er genug hat. Danach geht er seinem Impuls nach, sich auf den Rücken zu legen. Er sagt: »Ich liege gut« – »Ich habe Ruhe gefunden«. Ich sage: »Genießen Sie es, solange Sie möchten«, und setze mich, ebenfalls ausruhend, auf den Stuhl neben ihn. Er liegt einige Minuten völlig gelassen.

Ich habe oben erwähnt, dass ich den Patienten auffordere, so lange bei seinem Tun zu bleiben, bis er genug hat. Damit möchte ich dem Patienten gewähren, sich ohne zeitliche Einschränkung zu bewegen. Ich begleite ihn jedoch bei seinem Tun, spüre mit ihm zusammen, wann er seine Grenzen erreicht hat, nämlich dann, wenn seine Bewegung mechanisch wird. Jetzt folgt das Ausruhen. Mit diesem Wechsel versuche ich einen ersten Rhythmus von Tun und Lassen anzubahnen. Ich verfolge aber auch das Ziel, dass der Patient allmählich eigenständig seine Grenze findet.

Das gesunde Baby auf dem Arm der Mutter wendet seinen Kopf weg, wenn es genug hat, hört auf zu saugen, wenn es satt ist.

9 »Ich habe den Boden gewonnen«

Bericht einer Einzeltherapie mit Funktioneller Entspannung

Sophie Krietsch

Anhand eines Abrisses der Behandlung von »Anna« möchte ich darstellen, in welcher Weise ich mit der FE gearbeitet habe und arbeite. Dazwischen sind Sequenzen aus Behandlungen mit anderen Patienten und einige theoretische Ausführungen eingefügt.

Anna kam in die psychiatrische Praxis meines Mannes, geschickt von einem Psychoanalytiker, den sie zuerst aufgesucht hatte. Nach zwei Aufenthalten in psychosomatischen Kliniken suchte sie eine ambulante Behandlung.

Sie berichtete, dass sie die Realität ihres Alltags nicht mehr richtig wahrnehmen kann, was in ihr große Angst auslöst, »verrückt zu werden«. Sie wollte auf keinen Fall Psychopharmaka nehmen, mein Mann übergab sie mir daraufhin zur FE-Therapie.

Sie war die erste Patientin mit einer so schweren Störung, die nur mit FE von mir behandelt wurde. In der Klinik, so meine Erfahrung, war die FE ja immer eingebunden in verschiedene Therapieangebote zusätzlich zu der Einnahme von Medikamenten, die der Arzt verordnete.

Anna hatte eine Randpsychose, sie ist nie akut psychotisch eingebrochen. Ich habe sie insgesamt 303 Therapiestunden in zehn Jahren begleitet. Sie war mit einem über das Maß erhöhten Gefühl für Pflichterfüllung ausgestattet und konnte sich dadurch in ihrem Beruf halten, wenn sie sich auch immer an der Grenze fühlte.

Anna betrat mein Zimmer, sie wirkte, obwohl 26 Jahre alt, kindlich, lächelte fast verlegen, stand einfach so da, bis ich sie aufforderte, sich auf einen Stuhl zu setzen. Dann schaute sie mich erwartungsvoll, wenn auch schüchtern, an. Ich konnte sie sofort annehmen, spürte, dass neben der Hilflosigkeit etwas sehr Eigenwilliges in ihr sein musste.

In der ersten Stunde legte sie sich auf den Boden und fühlte sich wohl. In der zweiten Stunde konnte sie kaum sitzen, war voller Unruhe, meinte, weglaufen zu müssen. Sie erzählte: »Ich lief immer zum Fluss und wenn ich eine Zeitlang dem Tosen des Wassers zugeschaut hatte, dann konnte ich ruhigen Schrittes zurückgehen.« Damit berichtete sie mir, wie sich im Spiegel des tosenden Wassers ihr eigenes inneres Tosen, das sie nicht benennen konnte, beruhigte.

Durch das Spüren des Körpers zeigte sich bei Anna in der 12. Stunde eines der Kernsymptome. Sie lag mit dem Rücken auf dem Boden und auf meine Frage, wie sie sich fühle, musste sie sehr weinen. Dann sagte sie: »Ich möchte wissen, warum ich immer das Gefühl habe, *ich lebe nicht.*« Dabei erinnerte sie sich an eine Erfahrung, wie sie ihre linke Seite »dürr, in Asche zerfallen« gespürt hatte. Und zwei Stunden später: »Wenn ich nicht immer im Kopf bin, und denke glaube ich, ich lebe nicht.«

Außerdem zeigte sich das Symptom des *Entgrenzt-Seins*. Sie lag in Seitlage auf dem Boden und sagte: »Es drückt fast überall.« Ich fragte: »Empfinden Sie Ihre Umwelt auch so bedrückend?« Ihre Antwort: »Ja, sie ruft dasselbe Gefühl hervor, das ich jetzt habe, wenn ich den Boden spüre. Wenn jemand um mich herum ist, bedrückt es mich, dann sag' ich irgendwas, damit die Leute wieder weggehen, aber dann fühl' ich mich entgrenzt.« Auch zu viele Fragen meinerseits erlebte sie als entgrenzend, ich vermutete, in sie eindringend. Sie sagte: »Ich möcht' gar nicht antworten, ich möcht' überhaupt nur das sagen, was in mir ist, sonst habe ich wieder das Gefühl, dass ich nicht mehr bei mir bin und das gibt mir das Gefühl des Entgrenzt-Seins.«

Um sich zu spüren, möchte sie Härte. Der rechte Arm ist am Schultergelenk »mit einem Eisenring« begrenzt und der linke zusätzlich mit einem »Messer«. Sie möchte, dass dieses Messer ins Fleisch schneidet und weh tut. Sie will den harten Boden. Sie erzählte mir, dass sie eine Geschichte gehört hat von einem Kind, das zu einer Frau gekommen ist, die es ganz hart behandelt hat. Dann hatte dieses Kind keine andere Möglichkeit, als eine Heilige zu werden.

Das war auch der Wunsch von Anna. Ich denke, sie musste sich selbst erhöhen, weil ihr Selbstgefühl sich nur ungenügend entwickeln konnte.

Sie ist Bauerntochter, die älteste einer größeren Geschwisterreihe. Sie erzählt über ihr Zuhause: »Die Mutter durfte nicht im Haus sein, Hausarbeit war für den Vater keine Arbeit. Nur in einem Winter strickte die Mutter einen roten Kittel für mich, die Stube war eingeheizt. Sonst war es immer kalt.« – »Zu Hause durfte man auch nicht ›Ich‹ sagen, sondern nur ›man‹; ›man tut das, man schafft das‹. – Ich durfte auch nicht ›Ich will‹ sagen.« Anna sagte es manchmal zornig, worauf die Mutter mahnte: »Ich will – gibt es überhaupt nicht.«

Anna berichtete mir damit, zu dem, was ihr Körper bereits aussagte, dass sie nur Härte erfahren hat.

Mit 16 Jahren verließ sie das Elternhaus, um eine Berufsausbildung zu beginnen und seitdem, so sagte sie, habe sie den Boden unter den Füßen verloren. Mit dieser Aussage erfuhr ich, dass sie keinen mütterlichen Halt verinnerlicht hatte. Nur das elterliche Haus hatte wahrscheinlich etwas Boden gegeben.

Der therapeutische Prozess mit der Entwicklung von Halt und Abgrenzung und dem Wecken von Leben in Annas Körper begann damit, dass ich Anna verlockte, über meine Hände ihren Atemrhythmus zu spüren. Sie war völlig erstaunt, es war die 19. Stunde, dass sie ihren Rücken, ja ihre Wirbelsäule, ganz lebendig wahrnahm. Zwei Stunden später spürte sie Weichheit im Brustkorb, im Bauch. Sogar der Boden war nicht mehr so hart, wenn sie sich mit der eben gewonnenen Weichheit darauf einließ.

Es war ein wichtiger Gesichtspunkt, dass sich dieses »im Körper lebendig werden« möglichst unbewusst vollzog, da Anna durch Fragen meinerseits, wie bereits erwähnt, irritiert wurde. Sie wusste dann nicht mehr, was sie wirklich spürte, glaubte spüren zu müssen, was ich sie fragte.

So wartete ich einfach, was sie von sich aus meldete. Das war oft ganz erstaunlich. Ich hielt zum Beispiel ihre Knie, während sie auf dem Rücken lag, und sie spürte: »Der Mund geht auf und die Augen haben mehr Platz, sogar der Hals wird etwas offen.« Es zeigten sich also Verbindungen im Körper. Sah ich, dass sie die Luft anhielt, stöhnte ich einfach, wodurch ich sie zum Mitstöhnen aufforderte. Einmal lagen meine Hände unter ihrer Brustwirbelsäule und ich federte sie leicht, da entstand kurz eine Verbindung vom Brustkorb zum Becken. Das war ein ganz neues und großes Erlebnis für sie. »Es schnauft an allen Stellen«, die neu im Erleben für sie sind. Dann wieder hielt ich ihren Rücken und sie meldete: »Jetzt spüre ich meine Haut und sie breitet sich aus.«

Dies war die eine Seite der Therapie. Ich passte mich ihren Möglichkeiten an, die körperlichen Veränderungen geschahen einfach. Bald aber trat die Gegenseite in ihr zutage. Sie sagte: »Ich kann gar nicht mehr so viel spüren wie am Anfang der Therapie.« Wenn sie sich auch einerseits über die neuen Körperempfindungen freute, so kam jetzt gleichzeitig das Gefühl durch, das darf nicht sein. Sie erzählte mir auch, dass sie sich wieder zurückziehe und abkapsele.

Es wurde ihr wohl bewusst, dass ich sie in eine ganz andere Realität zu führen begann, als dies ihrer Vorstellung von »Heilig-Werden« entsprach. Darauf wollte sie sich nicht mehr einlassen. Zornig sagte sie: »Mein Wille ist dagegen; mich auf die Realität einlassen bedeutet für mich sterben.«

Zu dieser Realität gehörten auch ihre Eltern. »Ich will meine Eltern nicht, es sind nicht meine Eltern.« Sie hatte nie Berührung von ihrer Mutter geduldet und wenn sie sonst von jemand berührt wurde, bereitete ihr das große Schmerzen.

»Vor zwei Jahren hätte ich diese Therapie noch gar nicht machen können.« Zornig warf sie mir all diese Worte hin. Ich musste dabei an den »tosenden Fluss« denken.

Ihr Rückzug zeigte sich in der Therapie so, dass sie sich am liebsten in die Erde zurückziehen wollte. Des Öfteren kauerte sie sich im Fersensitz auf den Boden: »Am liebsten möchte ich in die Erde hineinschlupfen, aber ich spüre, dass die Erde festgetreten ist und ich nicht hineinkomme.« Gerne lag sie in der Embryonalhaltung. Sie erzählte, dass sie zu Höhlen eine besondere Beziehung hat. Ich denke, dass sie sich in den Mutterleib zurückziehen wollte. Mit diesem Rückzug spürte sie in ganz besonderer Weise ihre angespannten und zurückgezogenen Fersen. Es erinnerte sie daran, dass sie auch im Stehen und Gehen nur mit den Fußspitzen den Boden berührte.

Zurückgezogene Fersen zwingen die Knie in eine starke Beugehaltung und wenn der Körper dem Rückzug weiter folgt, kommt er in eine innerliche Embryonalhaltung. Dieser Rückzug der Fersen, den ich bei jedem Patienten erlebe, zwingt dazu, die Arbeit mit den Füßen von Beginn an als einen wichtigen Teil der Therapie zu sehen.

Ich beobachte auch, ob im Liegen oder Sitzen, dass die Form der Beine und Füße der eines Babys gleicht. Die Beine sind von der Hüfte aus rund nach außen gebogen bis in die Zehen, die sich festklammern, wenn auch nichts zum Klammern da ist, oder sich nach Halt suchend in die Leere ausstrecken. Das bedeutet für mich, dass die Beine und Füße dieses erwachsenen Menschen psychisch nicht mitgewachsen sind. Es war niemand da, an dem er sich festhalten konnte oder der ihm Halt gab. Dann kann sich auch das Loslösen nicht entwickeln, die Trennung von Mutter und Vater, wie es zur psychischen Selbstständigkeit nötig ist.

Ich schildere, wie ich mit den Füßen arbeite. Sitzt der Patient, setze ich mich in der Weise neben ihn, dass mein Stuhl im rechten Winkel zu ihm steht und er sein Bein auf meine Oberschenkel legen kann. Sein Knie unterstütze ich mit meinem Knie. Meine Hand lege ich an seine Fußsohle, dass er sich mit seinen Zehen daran festhalten kann, wenn er dies spontan von sich aus tut oder ich ihn dazu auffordere. Ich erlaube ihm, bei diesem Festhalten so lange zu bleiben, bis er genug hat, dann erst lösen. Er kann das Halten und das Lösen wiederholen, so oft er es von sich aus möchte.

Wichtig ist folgendes: Löst der Patient seine Zehen, nehme ich meine Hand auf keinen Fall weg. Der Patient muss spüren und allmählich muss es ihm bewusst werden, die Hand bleibt da und gibt mir Halt, ich muss mich gar nicht festhalten oder festklammern. Durch das Erleben des Dableibens kann allmählich Verlässlichkeit, Vertrauen entstehen.

Die Arbeit mit den Fußgelenken beginne ich so, dass ich meine Finger immer wieder an eine andere Stelle des Gelenks lege und den Patienten auffordere, von dieser Stelle aus eine Bewegung zu finden. Durch Wiederholungen in vielen Stunden kommt die Ferse aus ihrem Rückzug heraus, der Fuß gewinnt Halt in meiner Hand, im Weiteren auf dem Boden. Wenn sich Verbindung, ausgehend von den Zehengrundgelenken, über Fuß-, Knie- und Hüftgelenke bis in die Wirbelsäule ergibt, kommt es zur aufrechten Haltung.

Das Wichtigste dabei ist, dass durch die therapeutische Beziehung die Lust zu innerem Wachsen in die Selbstständigkeit einen Anstoß bekommt.

Anna hatte sich zurückgezogen, am liebsten bis in den Mutterleib, weil sich ihre Vorstellungen von Realität nicht erfüllten. Es zeigte sich jetzt auch, dass sie bestimmte Vorstellungen hatte, wie ihr Körper reagieren sollte. Kam eine spontane Bewegung, die sie nicht vorgedacht hatte und fiel ganz anders aus, als sie sie annehmen wollte, wurde sie wütend. Genauso wütend wurde sie, als sie sich einmal in der Therapie als »hilfloses Kind« erlebte und ein andermal als Kind, das sitzt, aber den Kopf noch nicht halten kann. »Das will ich nicht«, rief sie.

Von ihrer Vorstellung, eine Heilige zu werden, war sie noch nicht abgerückt. Ich versuche, hier Winnicotts Gedanken zur Realitätsbildung zu formulieren. Sie hängen mit der »aktiven Anpassung« der Mutter zusammen. Der Säugling hat bereits die Brust erfahren. Nun hat er Hunger und die »Illusion« der nahrungsspendenden Brust steigt in ihm hoch, er schreit. Die aktiv angepasste Mutter gibt ihm jetzt die Brust. Dadurch, dass die Mutter seinen Hunger zu diesem Zeitpunkt stillt, wenn ihr Säugling die Illusion von der nahrungsspendenden Brust hat, entsteht in ihm das Gefühl, er kann die Realität, wie er sie braucht, erschaffen.

»Eine genügend gute Mutter wird mit einer fast völligen Anpassung an die Bedürfnisse des Neugeborenen beginnen und sich im Laufe der Zeit immer weniger anpassen, je mehr das Kind in der Lage ist, mit dieser Entsagung fertig zu werden« (Winnicott 1993, S. 20). Dieses »Weniger-Anpassen« ist die »Desillusionierung«, die die Mutter leisten muss, damit ihr Kind sich später der Realität des Lebens anpassen kann. Beide Erfahrungen, Befriedigung der Illusion und Fertigwerden mit der Desillusionierung, sind unentbehrlich für die Realitätsbildung.

Ich erfuhr von Anna, dass sie in den ersten Wochen nach der Geburt, so hatte es ihr die Mutter erzählt, alleine im Haus war, die Eltern gingen aufs Feld. Sie hätte viel geschrien. Die Mutter war nicht da, um nach ihr zu schauen, was sie jetzt gerade brauchte, sei es Nahrung, auf den Arm genommen werden, gewickelt werden oder ein Plauderstündchen. So ist es zu verstehen, dass Anna endlich heute, selbstschöpferisch, nach ihrer Vorstellung die Realität erschaffen möchte.

Da ich nicht darauf einging und sie keinen Weg dafür sah, wollte sie sich am liebsten in den Mutterleib zurückziehen. Trotzdem blieb sie in der Therapie, und wie immer nach einem gewissen Abstieg ging es wieder aufwärts. Ich denke, Anna erfuhr ja nicht nur Desillusionierung in der therapeutischen Beziehung, sondern als Gegengewicht die Befriedigung einer inneren Illusion, der Illusion von Gehalten-Werden. Und es war notwendig, dass sie dieses Gehalten-Werden immer wieder als Realität erlebte. Durch die dabei gewonnenen Erfahrungen hatten sich bei ihr innere Vorstellungen gebildet, um jetzt sagen zu können, wo meine Hände an ihrem Körper liegen sollten, wie viel Druck sie geben sollten, um sich an verschiedenen Stellen wahrzunehmen, um ihre Körpergrenzen zu spüren. So hatten meine Hände sie auch oft an den Fersen gehalten und jetzt forderte sie meine Hände an den Fersen, drückte sich hinein und erlebte Halt. Dieses *Halt-Erleben* »lässt es im Bauch fließen, es weckt Sehnsucht nach mir selbst«. Ein andermal, als sie mit ihren Fersen Halt in meinen Händen fand, sagte sie: »Das macht mich fröhlich und Lust, was zu tun.«

Annas »Ich-Aktivität« kommt zum Durchbruch. Sie wird selbstschöpferisch und spürt dabei Sehnsucht nach sich selbst, »dass das Eigentliche, wer ich bin, rauskommt«. Sie sucht ihre Identität.

Diese neuen, ihr unbekannten Körpererlebnisse lösten aber auch ab und zu Angstgefühle aus. Als sie zum Beispiel einmal auf dem Rücken lag und spürte, dass »die Nase offen wird« und es ihr in der Brust »wohliger« wird, sagte sie: »Wo führt das hin, wenn es mir in der Brust so wohl ist?« Doch sie kann die Angst annehmen und in der nächsten Stunde kann sie Neues ohne Angst geschehen lassen.

Sie saß auf dem Boden und lehnte sich gegen den Sessel. Während ich ihr an den Füßen Widerstand gab, fand sie »Fleckle um Fleckle« ihrer Wirbelsäule mithilfe des Sessels. »Der Sessel ist mir Stütze, der Boden ist mir Stütze, aber eine größere.« Sie erlebte äußere Objekte als verlässliche Stütze.

Sie sagte: »Ich habe den Boden gewonnen, da ist jetzt etwas, wo früher nichts war.« – »Er ist wie ein buckliger Feldweg. Ich habe Feldwege gerne, in der Mitte wächst Gras und wenn ich meine Fußsohlen spüre, laufen sie über dieses Gras.« Sie hatte den Boden gewonnen, die Mutter Erde.

Eine Woche später fühlte sie sich »weit in der Erde drin, ohne Gefühl, wie tot, aber das ist mir ganz recht.« Ich fragte mich damals selbst, ob sie sich wohl *zum Leben* gebären wird?

Es geschah eine Woche später. Sie fühlte sich als Maulwurf unter der Erde, der mit der Nase nach oben schnuppert. »Er spürt auch, dass es grün wird, will aber noch nicht heraus.« In Rückenlage lag sie auf der Liege, konnte sich mit viel

Zeit immer mehr loslassen. Dann kam ein Impuls, sie arbeitete heftig mit dem linken Arm. »Er (der Maulwurf) ist aus der Erde rausgekommen, es ist kühl.«

Zwei Wochen später, wieder in Rückenlage auf der Liege, fühlte sie sich unmittelbar unter einer Wasseroberfläche. Sie lag wohlig, nachdem sie auch den Kopf untertauchen lassen konnte. Unter sich spürte sie »viel Wasser«. Keine Bewegung drängte nach außen. Ich wartete. Nach einigen Minuten, in die Stille hinein, sagte sie: »Jetzt will ich aus dem Wasser heraus« und setzte sich dabei auf. Sie brauchte Stütze und wir setzten uns auf dem Boden, Rücken an Rücken. Sie spürte zunächst nur mich, meinen Rücken, der sie stützte. Dann kam spontan eine Bewegung von ihr. Sie drückte sich mit ihrem unteren Kreuz, mit kräftigen Bewegungen, gegen mich, spürte sich an meinem Rücken, der ihr weiter verlässliche Stütze gab. Wir tauschten die Rollen ein paar Mal hin und her.

Es fiel mir ein, dass ihr ja bereits sowohl der Sessel als auch der Boden verlässliche Stütze gegeben hatte und ich forderte sie zu dem Wagnis auf, alleine zu sitzen. Da spürte sie, wie sie »in den Boden reinkommt mit dem Gesäß.« – »Der Boden freut sich, dass ich komme«, ruft sie, »ich spür' ein feines Häutle.« Sie kann sich und den Boden unterscheiden.

Anna hatte nicht nur den Boden gewonnen, sie konnte sich auf den Halt des Bodens einlassen. Sie hatte ihre Abgrenzung gefunden, wenn auch noch labil, sehr dünn; »ein dünnes Häutle« spürte sie.

Die Ich-Strukturen Halt und Abgrenzung sind die Basis für eine keimende Beziehungsfähigkeit. Knapp drei Jahre Therapie waren bis zu diesem Ereignis vergangen.

Halt ist eine Verschränkung von äußerem Halt auf dem Boden, innerem Halt durch das Körperskelett und Halt durch die Hülle der Haut, die den Körper umschließt und zusammenhält. Lange Zeit sind die Hände der Therapeutin der Boden und die Stütze für die Wirbelsäule. Sie geben die Begrenzung für den Körper, damit der Patient darin seine eigenen Grenzen finden kann.

Der Kontakt von außen ist für die Grenzbildung unerlässlich, damit der eigene Körper gegen den anderen unterschieden werden kann. Aber nicht nur die Therapeutin nimmt einen durch Rückfragen stimmenden Kontakt auf, sondern es ist wichtig, dass auch der Patient von sich aus Lust bekommt, Kontakt aufzunehmen. Ich habe dafür eine Anregung aus dem Kapitel »Erster Kontakt über Haut und Tiefensensibilität« von Elhardt bekommen: »Damit es (das Baby) wagen kann, seine ersten Kontaktfühler in die umgebende Welt, an die es abhängig ausgeliefert ist, tastend vorzustrecken, muss ihm diese im Sinne eines ›seelischen Uterus‹ adäquat entgegen kommen.« Kommt die Mutter diesem Kontaktstreben ihres Säuglings nicht befriedigend entgegen, sagt Elhardt weiter:

»Die Kontaktfühler werden dann zurückgezogen, die sich anbahnende Objektbeziehung wird unterbrochen, es ist der Ansatz zum grundlegenden Lebensgefühl des Ur-Mißtrauens« (Elhardt 1994, S. 73 und 75).

Annas Kontaktstreben wurde nicht befriedigt, ging ins Leere, deshalb duldete sie später keine Berührung von ihrer Mutter und jegliche Berührung von anderen Menschen verursachte ihr Schmerz. Meine Berührung, mit der ich nichts forderte und auch spürte, wann es für sie genug war, konnte sie ertragen. Später wünschte sie sich meine Hände und allmählich begann sie, eigenaktiv mit ihren Hautfühlerchen Kontakt mit meinen Händen aufzunehmen.

Bei der praktischen Umsetzung der Theorie Elhardts fordere ich die Patienten zum gegebenen Zeitpunkt auf: »Können Sie auf Ihrer Haut kleine Fühler spüren, mit denen Sie mit meiner Hand Kontakt aufnehmen möchten?« Es kann dies geschehen, wo immer meine Hand am Körper liegt, am Fuß, am Rücken, auf der Brust.

Ich habe dies oft mit einem jugendlichen Patienten praktiziert. Hat er den Kontakt gefunden, kam sofort das Wort »Geborgenheit«.

Dieser Prozess kann allerdings nur stattfinden, wenn die Patienten in die Regression gehen. Anna hatte damit große Schwierigkeiten, aber jener jugendliche Patient ließ sich ganz selbstverständlich darauf ein. Hatte er die Geborgenheit gefunden, regte ich ihn an, Silben zu sprechen, damit seine Atmung zum Fließen kommt. Er plapperte sofort wie ein Baby drauf los, »dadada, mamama« und so weiter. Ich gab ihm jedes Mal mit demselben Silbengeplapper Antwort. Das konnte einige Minuten dauern. Auch ohne Aufforderung, wenn es gerade für ihn passte, fing er mit dem Plappern an.

Nach einer solchen Sequenz war er einmal so »zufrieden«, er konnte es gar nicht genug ausdrücken. Die Echolalien geben die auditive Hülle, sowie die Berührung die taktile Hülle gibt (Anzieu 1991 S. 134).

Anna hatte zu Beginn der Therapie keinen Boden. Bei anderen Patienten kann er äußerst negativ besetzt sein. So fühlte sich ein junger Mann immer wieder dem Boden »ausgeliefert«. Er war ohnmächtig gegenüber dem Festgehalten-Werden vom Boden. Saß er, kam er mit den Füßen nicht vom Boden weg, lag er auf dem Rücken oder auf dem Bauch, kam er mit seinem Brustkorb nicht mehr weg. Dieses Erleben war von großen Ängsten begleitet. Noch extremer erlebte er das »Abrutschen vom Boden«. »Abrutschen ins Nichts« sagte er einmal.

Meine Hilfe sah so aus, dass ich meine Hände unter die Füße oder unter den Brustkorb schob, wenn er nicht vom Boden wegkam. Gegen meine Hände konnte er sich bewegen und befreien. Das Abrutschen brachte er einmal sehr deutlich zum Ausdruck, als er sich spontan mit seinen Zehen an meiner Hand festhielt.

»Das ist das Gegenteil von Abrutschen«, sagte er, »was ich immer wieder so fürchterlich erlebe.«

Das Beziehungsgefühl, das Anna mit dem Boden erlebt hatte, war in der nächsten Zeit starken Schwankungen unterworfen. Sie verlor es und fand es wieder. Ich gewann den Eindruck, dass dies damit zusammenhing, wie sie gerade ihre Umwelt erlebte. War die äußere Realität schwer zu akzeptieren, konnte sie kein Beziehungsgefühl entwickeln.

Trotzdem beantwortete sie meine Bilanzfrage, was sich seit Beginn der Therapie geändert hätte, positiv. »Die Richtung hat sich geändert. Früher hatte ich nur die Richtung nach oben. Wenn es nicht mehr weiterging, hatte ich nur den Weg mit noch mehr Anstrengung, um nach Oben zu kommen. Jetzt gehe ich nach Unten, suche den Boden.«

Nach einigen Wochen lag sie in einer Stunde wieder einmal wie »tot auf der Bahre«. Ich ließ sie ihre Atembewegungen mit ihren Händen an ihrem Körper suchen. »Am Ende des Brustkorbs geht es auf und ab.« Sie spürte mehr das »Auf«, also die Einatmung. Dann war sie erstaunt, dass sie diese Atembewegung an den Seiten ihres Körpers, sogar an der Rückseite spüren konnte. Sie entdeckte, wie die Luft durch die Nase hereinkommt und wenn sie gleichzeitig mit ihrer Zunge etwas Gutes schmeckte, kam sehr viel Luft. Ich sagte: »Gönnen Sie sich die Luft zum Leben, gönnen Sie sich, was Lust macht.« Und von ihr kam die Antwort: »Ich habe nur Lust am Leiden, bei einer anderen Lust krieg' ich Schuldgefühle.«

Es wurde mir klar, dass sie unreflektiert das Leben sogar freudig akzeptieren konnte, wenn sie es in den Therapiestunden einfach spürte. Aber wurde ihr diese Lebendigkeit bewusst, durfte es nicht sein. Ein lustvolles Lebensgefühl war mit Schuld besetzt.

In der nächsten Stunde zeigte sich wieder ihre Schwierigkeit, das reale Leben anzunehmen. Zu Beginn spürte sie ihre Haut als »Schutz für das Innere«. Im Inneren spürte sie die Atembewegung, wieder mehr die Einatmung – das Bekommen, als die Ausatmung – das Hergeben. Das war auch erklärlich, hatte sie doch als Säugling fast nichts von dem bekommen, was sie gebraucht hätte. Zu Beginn ihres Lebens hatte sie nie die Lust erfahren, die Leben-Dürfen vermittelt. Sie durfte nur Lust am Leiden haben. Plötzlich kam es aus ihr heraus: »Wenn ich den Atem in mir spüre, werde ich wütend auf mich.« – »Da ist immer etwas in mir, was das Leben gar nicht will, weil es nicht so ist, wie ich es mir vorstell'.« Ihre Vorstellung war immer noch die, eine Heilige zu werden.

Wir machten fünf Wochen Pause. Sie musste herausfinden, ob sie sich für das *Leben in der Realität* entscheiden konnte. Als sie nach fünf Wochen wiederkam, sagte sie: »Ich will versuchen, meine Vorstellung zu lassen.«

Es ereigneten sich zwei Stunden, in denen sie in ihre frühe Babyzeit regredierte. Sie legte sich auf das Sofa, denn der Boden war ihr zu hart. »Ich bin aufgewühlt, im Bauch spür' ich Bewegung.« Sie spürte »Neugierde und was daraus wird«. – »Ich möchte meine Nase auf die Suche schicken. Essen möcht' ich nichts, Trinken fällt mir ein.« Sie trank in der Vorstellung und dabei wurde es »im Hals und im Brustkorb offener«. – »Die Neugierde ist jetzt befriedigt.« Sie konnte sagen, wo sie meine Hände haben möchte. Es gab eine besondere Stelle links neben der Brustwirbelsäule. Sie forderte mich auf, immer fester zu drücken. »Jetzt tut mir die ganze Seite weh, auch im Gesicht, die oberen Zähne, aber ich möcht' noch mehr Schmerz, damit ich weiß, was der Schmerz will, wohin er geht.« Ich drückte diese Stelle immer fester. Da endlich konnte es aus ihr herausbrechen, sie schrie und schluchzte wie ein Baby. Und ich sah ein verlassenes Baby vor mir. Doch jetzt war es nicht alleine. Allmählich kam Trost bei Anna an. Der ganze Körper löste sich. »Es rieselt in den Händen, in den Armen, in den Knien, in den Füßen, ich bin ganz verbunden mit der Unterlage.« Sie spürte sich ganzheitlich und sie konnte sich, obwohl verbunden mit der Unterlage, selbstständig bewegen. Sie fühlte sich nicht festgehalten, war überwältigt von diesem Erlebnis. Sie kam in die Symbiose mit der Unterlage, konnte sich aber wie ein Baby in den Armen der Mutter selbstständig bewegen.

Ihre linke Körperseite, die sie einmal »dürr, in Asche zerfallen« erlebte, füllte sich mit Leben und dann der ganze Körper. Es war ein schmerzlicher Vorgang, aber Anna wich dem Schmerz nicht aus.

Einige Wochen später regredierte sie noch einmal. Diesmal lag meine Hand nicht neben der Brustwirbelsäule, sondern berührte diese direkt. Es war aber derselbe Bereich.

Sie berichtete mir zunächst von übermäßig viel Arbeit, die sie ganz fertig mache und dass sie immer »Mama, Mama hilf« innerlich gerufen hatte. Abends rief ihre Mutter tatsächlich an und als sie hörte, dass ihre Tochter gerade übermäßig zu tun hat, legte sie mit dem Satz – »dann will ich dich nicht weiter aufhalten« – den Hörer auf.

Jetzt lag Anna da und fing an zu wimmern wie ein Säugling, der gar nicht mehr schreien kann, sondern nur noch resigniert wimmert. Sie sah auch wie ein Säugling aus. Und in das Wimmern hinein sagte sie: »Jetzt möcht' eine Erinnerung kommen.« Es war die, dass ihr Hilfeschreien schon als Baby nie gehört wurde. Die Mutter war nie da, wenn sie sie gebraucht hätte. »Und in der Vorschulzeit, da hab' ich mich dann hingesetzt und den lieben Gott angefleht, hilf, hilf, aber es kam keine Hilfe.« Trotzdem blieb dieser Weg nach oben die einzige Möglichkeit für sie. Und als sie in einer der nächsten Stunden wieder in die

Symbiose mit der Unterlage kam, sagte sie: »Ich habe die Symbiose mit Gott gesucht.«

Diese Erlebnisse hatten Anna nach dreieinhalb Jahren Therapie an den Ursprung ihrer Störung zurückgeführt. Manches konnte sie daraufhin besser verstehen, so ihr Verhalten ihrer Freundin gegenüber, die seit einiger Zeit mit ihrem kleinen Sohn bei ihr in dem großen alten Haus wohnte. Auch nach ihr hatte sie, wie nach der Mutter, oft um Hilfe geschrien, was im Grunde hieß – »sei da«. Anna erlebte schmerzhaft die Realität, denn die Freundin verstand die Rufe nicht. Anna erkannte, dass sie sich ändern muss.

Dabei half ihr das immer intensivere Spüren ihrer Körpergrenzen, das die Körperräume »entstehen« ließ. Es wurde Platz für das Leben in ihrem Körper.

Mit dem *Raumgefühl* bekam Anna auch »ein anderes *Zeitgefühl*«, wie sie es selbst formulierte. Sie erklärte es mir an dem anderen Zeitbewusstsein zwischen den Therapiestunden.

Die Körpergrenzen brachten Anna auch das Erlebnis von mehr Abstand zu mir, ebenso zu ihren Freundinnen. Sie sagt: »Die sind unterschiedlich zu mir.« Damit drückt sie aus, dass sie durch das Erleben ihrer Körpergrenzen eine eigene Person geworden ist und die Menschen um sich herum ebenfalls als eigene Personen wahrnehmen kann.

Sie besuchte ihr Elternhaus und konnte es aushalten, dass die Eltern so ganz anders sind, als sie sie haben möchte.

Sie hatte ein sie tief berührendes Erlebnis mit einem jungen Mann. Sie konnte zulassen, dass er seinen Arm um ihre Schulter legte.

Sie begann mit dem Tanzen, nahm an Kursen »Meditativer Tanz« teil. Das Tanzen ließ sie aufblühen, sie bekam Ausstrahlung, sie sah hübsch aus. Sie erzählte mir, dass sie improvisieren und dabei den Kontakt mit der Gruppe behalten konnte. Sie hatte sich in dem Zulassen-Können der Improvisation nicht verloren.

Es entwickelte sich eine freudige Seite in ihr, aber gleichzeitig eine körperliche Leidensseite. Oft war sie depressiv.

Anna fing an, ihren Körper in einer ganz anderen Weise zu spüren. Sie hatte Kopfschmerzen, Periodenschmerzen, die Haut wurde ganz empfindlich und sie sagte selbst: »Am Anfang der Therapie hat mir mein Körper nie weh getan, ich war nie krank, ich hab' ihn halt mit meinem Kopf mitgezogen.« Nur der Kopf lebte. »Wenn ich nicht denke, lebe ich nicht«, hatte sie zu Anfang geäußert.

Sie spürte ihre Gefühle hinter ihren körperlichen Schmerzen und Empfindungen. Weiblichkeit war mit großer Angst besetzt. Die Wut meldete sich mit einem aggressiven Husten, aber auch über die schmerzenden Zähne. »Ich kann noch abbeißen, aber nicht zerkleinern.« Das hieß, sie konnte nicht aggressiv die Nahrung zerkleinern, um sie dann erst zu schlucken und zu verdauen. In den Zähnen spürte sie auch einmal ihre Trostbedürftigkeit. Die ganzen Kindheitssehnsüchte des Umsorgt-Werdens und Geborgen-Seins kamen heraus. Es meldete sich Trauer, sie musste viel weinen.

In den nächsten Jahren wurden die Stunden mehr und mehr auseinandergezogen. Wir sahen uns alle zwei, drei oder vier Wochen.

Anna versuchte die Realität, wie sie ist, anzunehmen, jedoch: »Ein gewisser Zauber ist weg.« Der Prozess des Annehmens der Realität rief immer wieder leichtere oder schwerere Krisen hervor. Dann waren besonders ihre Sinnesorgane beeinflusst. »Ich mache mich zu«, sagte sie und verschloss Augen, Ohren, Nase, Mund. Es kam sogar vor, dass das Essen in diesen Zeiten für sie »vergiftet« war. Die Augen waren nur noch »wie Sandhäufle« und wenn sie in der Therapiestunde »Augen bekommt«, war sie so »geblendet von der Umwelt«, dass ich ihre Augen mit einem schwarzen Tuch abdecken musste.

Das Hören war ebenfalls ein sehr labiler Bereich. Am liebsten lauschte sie dann im Dunkeln auf den Regen. »Ich sitze in einem Gehäuse und höre den Regen.« Dies ist als Rückzug in den Mutterleib und Hören auf Herz- und Darmgeräusche zu verstehen.

Ich erlebe es immer wieder, dass sich der schizophrene Patient in Realitätskrisen in den Mutterleib zurückzieht. Ich hatte eine Situation mit einem Patienten, in der ich meine Hand an seine Fußsohle legte und ihn fragte, wie er sich dabei fühlt. »Wie Mutter und Kind«, war die Antwort. »Und wie alt ist das Kind? fragte ich weiter. »Noch im Mutterleib.«

Anna und ich schafften es zusammen jedes Mal, dass sie ohne akuten Einbruch wieder den Boden gewann und ihre Sinnesorgane wieder »kleine Tendenzen zeigten, sich dem Leben zu öffnen«. Sie entschloss sich für eine berufliche Umschulung.

Und das Erleben im Körper half ihr immer wieder ein Stück weiter. Der Körper möchte sich ausdehnen, sie spürte ein ungeheures Bedürfnis, immer noch weiter zu werden. Sie ging den Streckimpulsen, die sich meldeten, mit aller Energie, die ihr zur Verfügung stand, nach. Ich gewann den Eindruck, mit jeder spontanen Bewegung, die immer mit einem tiefem Atemzug verbunden war, erschaffte sie selbstschöpferisch *Leben in ihrem Körper*.

Natürlicherweise zeigten sich auch unangenehme Empfindungen im Körper, die Anna ihre Nöte bewusst machten. So spürte sie einmal, dass sich ihr ganzer Handteller nach innen zu einem Punkt zusammenzog. Sie sagte dazu: »Vielleicht möchte ich einen Punkt haben, wo ich die Sicherheit hab', von wo aus ich alles unternehmen und immer wieder zurückkehren kann. – Es sollte meine Mutter sein, aber sie ist es nicht.«

Trotzdem bahnte sich ein vorsichtiger Schritt hin zu den Eltern an. Sie konnte sagen: »Ich möcht', dass mei Mutter kommt und alles verändert sich zum Guten.«

In den folgenden Stunden sprach Anna viel vom Loslassen. »Gedanken loslassen, falsche Kontakte loslassen, wahrhaftig sein!« Wir verbanden dieses Loslassen körperlich mit dem Atemrhythmus. Sie bekam viel »Luft, Luft, Luft«. – »Meine Seele ist im Atem«, hatte sie vor einigen Wochen gesagt.

Sie beendete mit gutem Ergebnis ihre berufliche Umschulung und bekam einen Arbeitsplatz. Damit war im Frühjahr 1994 die Therapie abgeschlossen.

Zusammenfassung

In den zehn Jahren der Therapie ging es zunächst nur darum, Halt und Abgrenzung zu entwickeln. Es konnte damit die psychotische Vitalitätsstörung und Demarkationsstörung aufgearbeitet werden. In diesem Prozess fand Anna ihre Ich-Aktivität und erlebte ihren Körper in geordnetem Zusammenhang. Mit den Körperräumen tauchte das reale Erleben für die Zeit auf. Das bewusste Wahrnehmen ihrer körperlichen Realität brachte sie in den ersten Jahren der Therapie immer wieder in Konflikt mit ihrer psychotischen Realität. Sie wollte eine Heilige werden. In einer Regression, zurück in Baby- und Vorschulzeit, erlebte sie, dass ihre Mutter nie für sie da war und sie deshalb immer Gott um Hilfe bat, »mit Gott in die Symbiose kommen wollte«. Nach dieser Erkenntnis konnte sie allmählich die erdgebundene Realität annehmen. Ihr Ich konnte in ihrem Körperraum Boden finden. Ihre Beziehungsfähigkeit war erst im Keimen, noch sehr abhängig von den Gegebenheiten der Umwelt.

Nachtrag

Anna besuchte mich seit Ende der Therapie zweimal, zuletzt im Frühjahr 1996. Sie hat ihren Arbeitsplatz behalten, wurde nach der Probezeit auf eine volle Stelle übernommen. Aber sie spürt noch große Schwierigkeiten, Beziehungen einzugehen und zu halten. Sie sagt: »Ich muss noch emotional gesunden.« Sie weiß, dass dies vorrangig mit der Beziehung zu ihrer Mutter zusammenhängt. Der Vater ist inzwischen gestorben. Sie hat Hilfe in einer Selbsthilfegruppe gesucht, in der sie sich gut aufgehoben fühlt. Aber sie hat auch begonnen, sich mit therapeutischer Hilfe an die Bewältigung ihrer schwierigen Familienbeziehung zu wagen. Die zehn Jahre Therapie geben ihr die Grundlage, dass sie die Schmerzen, die Trauer, die eine solche Therapie mit sich bringt, durchleben kann.

10 Die Modifizierung der Konzentrativen Bewegungstherapie in der Arbeit mit schizophren Kranken

Birgit Heuer

Von *Elsa Gindler*, die von 1910 bis 1961 als Gymnastiklehrerin in Berlin arbeitete, kamen die ersten Ansätze, aus denen sich die Konzentrative Bewegungstherapie entwickelte. Sie erkannte in ihrer Arbeit mit Patienten und Schülern, dass körperliche Verspannungen an Atemstörungen und diese wieder an Störungen in der Psyche gebunden sind.

Zitat Gindler: »Das Ziel meiner Arbeit liegt nicht in der Erlernung bestimmter Bewegungen, sondern in der Erreichung von Konzentration. Nur von der Konzentration her kann ein tadelloses Funktionieren des körperlichen Apparates in Zusammenhang mit dem geistigen und seelischen Erleben erreicht werden« (Gindler 1962, S. 82–89).

Sie gab keine Übungen vor, sondern forderte jeden auf, seine Bewegungen selbst zu finden und mit Bewusstsein zu verfolgen und zu durchdringen. Durch Erspüren des Körpers in seiner unteilbaren Ganzheit wollte sie dem ganzen Menschen zur Regeneration verhelfen, nicht durch äußere Übungen, sondern durch innere Erfahrung.

Die Arbeit von Elsa Gindler wurde von ihren Schülern weiterentwickelt. *Helmut Stolze benannte diese Körpertherapie in den 1950er Jahren Konzentrative Bewegungstherapie (KBT).*

Die Konzentrative Bewegungstherapie besteht aus Handlungsteilen zur körperlichen Wahrnehmung und Interaktion (»Üben ohne Übungen«, nach Stolze) sowie Gesprächsteilen, in denen das Erlebte angesprochen, seine Bedeutung reflektiert und durch Assoziationen vertieft wird.

Die Konzentrative Bewegungstherapie wurde und wird vor allem für die Behandlung von neurotischen und psychosomatischen Erkrankungen eingesetzt. Sie wurde für schizophren Kranke als kontraindiziert gesehen, wenn nicht die Technik in Richtung verstärkter Ich-Stütze, Abgrenzung, Realitätswahrnehmung durch den Therapeuten modifiziert wird (Becker 1989, S. 83).

Wie die Realitätswahrnehmung für sich selbst und für die Umwelt erlebt wird, zeigt den Unterschied zwischen dem neurotisch und psychosomatisch Kranken und dem schizophren Kranken.

Der neurotisch und psychosomatisch Kranke kann sich von merkwürdigen Wahrnehmungen, z. B. neben sich zu stehen, distanzieren. Er kann seine Wahrnehmungen in ihrer Bedeutung reflektieren, durch Assoziationen vertiefen und den Symbolgehalt bearbeiten. Der schizophren Kranke kann es nicht. Für ihn sind diese Wahrnehmungen Realität. Er erlebt seine Entgrenzung, seinen Ich-Zerfall nicht symbolisch, sondern körperlich ganz real. Dies geht bis zum Gefühl des Lahmgelegt-Seins und der Auflösung, der Nicht-Existenz.

Daraus ergibt sich der Unterschied in der Vorgehensweise der Behandlung, die Modifizierung der KBT: Es wird nicht mit dem Symbolgehalt gearbeitet, sondern konkret mit dem realen Körper und der realen Umwelt. Das ist die Basis, auf der sich im Kranken das Gefühl von Lebendig-Sein, Abgegrenzt-Sein, Eins-Sein, Selbst-Aktiv-Sein und In-Beziehung-Sein entwickeln kann.

Modifizierungen der KBT

Wie setzt sich die Therapeutin in Beziehung zu den Gruppenteilnehmern?

Beziehungsfähigkeit wird in der Konzentrativen Bewegungstherapie vorausgesetzt. Die Therapeutin, die die KBT-Gruppe leitet, kann sich zurückhalten, abwarten, wie sich das Beziehungsgeschehen in der Gruppe gestaltet, um dann Auffälligkeiten verbal oder in Angeboten zu bearbeiten.

Der schizophren Kranke ist jedoch nicht beziehungsfähig, deshalb muss die Therapeutin zunächst aktiv eine Beziehung zu jedem Gruppenmitglied herstellen und sich aktiv in die Beziehung mit der Gesamtgruppe einbringen.

Wie bietet die Therapeutin Themen an?

In der KBT ist ein Angebot offen. Ein Thema wird in den Raum gestellt, womit sich dem Einzelnen vielfältige Wahrnehmungs- und Handlungsmöglichkeiten eröffnen. Jeder kann zu seiner individuellen Handlungsweise finden.

Im Umgang mit Gegenständen sowie im Interaktionsgeschehen zu zweit und in der Gruppe werden neben den realen Erfahrungen vor allem den auftauchenden Assoziationen und ihrem Symbolgehalt viel Platz eingeräumt. Über das

Schließen der Augen können gewohnte Sichtweisen ausgeschlossen werden. Die übrigen Sinne werden sensibilisiert, um die Erlebnisfähigkeit zu erweitern.

Im Gegensatz dazu strukturiert die Therapeutin die Angebote in der Arbeit mit schizophren Kranken, d. h., sie macht konkrete Angaben, wie z. B. mit dem Gerät umgegangen werden kann. Die Strukturierung geschieht in dem Maße, wie sich ihr der Zerfall der Ich-Struktur beim Patienten zeigt. Chronisch und akut Schwerkranke brauchen viel Struktur im Sinne der Übernahme von Ich-Funktionen durch die Therapeutin. Geht es den Patienten wieder besser oder sind sie nur leichter erkrankt, können sie selbstständiger arbeiten. In dem Kapitel »Die Praxis der Gruppenstunden« wird diese Vorgehensweise genauer beschrieben.

Die Strukturierung hilft dem Patienten, seine Aufmerksamkeit auf die im Angebot angesprochene Wahrnehmung und Handlung zu lenken. Sie hilft ihm, einen abgegrenzten Spielraum zu erfahren und innerhalb dieser Grenzen seine Eigenaktivität zu erproben. Für die Angebote zu dieser Erprobung sind die *vier Übungsleitlinien* die Grundlage.

Bei der Ausführung des Angebots ist es wichtig, alle Sinne zu aktivieren, deshalb macht die Therapeutin immer wieder auf Sehen, Hören, Fühlen aufmerksam. Realitätskontrolle wird möglich.

Eine Patientin äußerte: »Es ist gut, dass ich zum Fenster hinausschauen kann und dass ich die Geräusche von außen hören kann. So weiß ich, dass es die Welt draußen noch gibt, solange ich hier im Raum bin.«

Weiter ist die Strukturierung des Angebots eine Notwendigkeit, damit die Patienten nicht ständig von ihrem psychotischen Erleben überschwemmt werden. Sie sollen sich wenigstens für eine kurze Zeitspanne davon distanzieren können.

Wie gestaltet die Therapeutin die Zeiteinteilung?

In der KBT können sich die Teilnehmer in einem Angebot 30 Minuten oder längere Zeit selbst überlassen bleiben. Solche Zeitspannen sind nötig, damit Erlebnisse und Erinnerungen aus dem Unbewussten im Bewusstsein auftauchen können. Die Therapeutin hält sich verbal zurück, um die Teilnehmer bei diesen Prozessen nicht zu stören. Auch möchte sie nicht durch ihre Worte den Einzelnen in seiner individuellen Art wahrzunehmen und zu handeln beeinflussen.

Schizophren Kranke können sich aber häufig nur kurze Zeit selbstständig mit einem Angebot beschäftigen. Sie brauchen Anregungen und Hilfen von der Therapeutin, um sich ihre Wahrnehmungs- und Bewegungserlebnisse bewusst zu machen.

Akut Kranke und chronisch schwerkranke Schizophrene brauchen fast ständig Unterstützung durch Mitsprechen und Mitmachen der Therapeutin. Damit gibt sie das Hilfs-Ich.

Wie regt die Therapeutin die verbale Aufarbeitung an?

In der KBT-Gruppe erfolgt die verbale Aufarbeitung nach dem bewegungstherapeutischen Angebot. Dies kann denselben Zeitraum einnehmen wie die Übungen.

Die Gruppenmitglieder reflektieren ihr Erleben. Die Therapeutin kann die Aussagen der Einzelnen hinterfragen und anregen, Assoziationen zu finden und den Symbolgehalt zu erkennen. So können sich Zusammenhänge zur Lebensgeschichte ergeben.

In der Gruppe mit schizophren Kranken fordert die Therapeutin während des Angebots oder nach kurzen Einheiten zum Sprechen auf. Sie fragt die Patienten nach ihren realen Wahrnehmungen und hilft ihnen, dafür Worte zu finden. Sie hinterfragt die Aussagen der Einzelnen nicht auf ihre psychische Bedeutung hin. Im Verhalten des Patienten während der Gruppenstunde versucht sie, den symbolischen Ausdrucksgehalt zu erkennen und in ihren weiteren Angeboten zu beachten. Knüpft ein Patient selbst die Verbindung von der körperlichen auf die psychische Ebene, nimmt sie dies auf, ohne ihn zu weiteren Assoziationen zu drängen. Seine Übertragungen sind noch kleine Inseln, Fragmente, entsprechend seinem fragmentierten Körperempfinden. Er kann diese Erfahrungen noch nicht in den Gesamtzusammenhang seiner Biografie einordnen.

Erst wenn mehr Zusammenhang im Körper entstanden ist, der Patient die Realität seines Körpers erleben kann, können sich für ihn auch Zusammenhänge zu seiner Lebensgeschichte ergeben. Dies können jahrelange Prozesse sein.

11 Die Praxis der Gruppenstunden

Birgit Heuer

11.1 Die offene Gruppe

An der offenen Gruppe nehmen alle Patienten, wie in dem Kapitel Rahmenbedingungen beschrieben, der Klinik teil, sobald sie sich in die Gemeinschaft einbeziehen lassen. Die Teilnahme gehört zu ihrem Therapieprogramm und sie werden dazu aufgefordert.

Zu der Gruppe, über die im Folgenden berichtet wird, kommen die Patienten von den Akutaufnahmestationen. Die meisten von ihnen waren zunächst der Gruppe mit einer halben Stunde Therapiedauer zugeteilt. Jetzt sind sie in der Lage, an der einstündigen Gruppe teilzunehmen, die zweimal pro Woche stattfindet.

Die Konstanz dieser Gruppe ist gering, denn wie die Bezeichnung »offene Gruppe« aussagt, kommen immer wieder neue Teilnehmer dazu, andere scheiden aus.

Auch die Befindlichkeit der Gruppenteilnehmer schwankt oft noch stark. Sie kann in dieser Stunde ganz anders sein als in der vorhergehenden. Manche Patienten müssen die Stunde unterbrechen, zur Seite gehen oder kurz hinausgehen, manche können nicht an allen Stunden teilnehmen.

Diese Gegebenheiten verlangen Flexibilität von der Therapeutin, denn die Gruppensituation kann sich während der Stunde, sowie von Stunde zu Stunde, schnell verändern. Sie muss darauf eingestellt sein, dass sie ihr vorbereitetes Thema nicht so anbieten kann, wie sie es vorhatte, sondern zunächst wird die Therapeutin versuchen, ihr Thema zu variieren, bevor sie es ganz fallenlässt und das Programm komplett ändert. Auch kann die Therapeutin nicht mit ihrem Thema von Stunde zu Stunde fortschreiten, sondern es geht darum, dass sich durch grundlegende Körpererfahrungen eine Basis bildet.

Die Arbeitsweise in der Gruppe

Es wird nun anhand von drei Gruppenstunden, die konkret hintereinander stattfanden, die Vorgehensweise in der offenen Gruppe dargestellt.

Insgesamt nahmen neun Patienten teil, vier Frauen und fünf Männer. Aus oben genannten Gründen war die Zusammensetzung in jeder Stunde etwas anders. Alle Gruppenteilnehmer waren akut oder chronisch schizophren erkrankt.

Vorüberlegungen

Die Patienten wirkten in der vorhergehenden Stunde, in der die Therapeutin mit Tüchern arbeitete, in ihren Bewegungen eingeengt, in ihrem Bewegungsfluss blockiert. Manche waren schlaff, ohne Tonus, andere übermäßig angespannt und steif. Besonders ihre Extremitäten bewegten sie so, als ob sie nicht zum Rumpf gehörten. Es war kaum *Eigenaktivität* zu sehen. Sie bewegten sich zwar nach den Ansagen und Vorgaben der Therapeutin, ihre Bewegungen wirkten aber *unlebendig* oder versiegten, sobald die Patienten sich selbst überlassen waren. Sie blieben im Verlauf der Gruppenstunde in sich zurückgezogen und nahmen von sich aus *keinen Kontakt* zu den anderen Gruppenteilnehmern auf.

Das Tuch war für die Patienten offensichtlich nicht das richtige Arbeitsgerät gewesen, um in Bewegung zu kommen. Es hat keine Eigendynamik, verlangt deshalb ein gewisses Maß an Eigenaktivität von dem, der es in Schwung bringen möchte. Die Patienten konnten nicht die nötige Eigenaktivität aufbringen und verloren bald die Lust daran.

In der folgenden Stunde möchte die Therapeutin große Holzreifen einsetzen. Der Holzreifen ist ein stabiles Gerät, an dem man sich festhalten kann und der durch seine feste Form den Bewegungen Führung und Halt gibt. Vielleicht können die Patienten mit dem Reifen etwas Eigenaktivität entfalten und in spielerischer Form in Kontakt miteinander kommen.

Der Verlauf der ersten Stunde

Die Patienten kommen von verschiedenen Stationen und finden sich deshalb erst nach und nach im Gruppenraum ein.

Bis sich alle in einem Kreis versammelt haben, entsteht durch das Zuwerfen eines Balles von einem zum anderen schon etwas Kontakt. Heute sind zwei neue

Teilnehmer dabei. Damit diese Gelegenheit haben, alle Gruppenmitglieder etwas kennenzulernen, schlägt die Therapeutin ein Namensspiel vor. Beim Ballzuwerfen wird nach dem Namen gefragt, oder es werden die bekannten Namen gerufen. Für die Gruppenteilnehmer, die sich schon kennen, ist dies eine Erinnerung und eine Begrüßung zugleich. Manches Gesicht wird beim Rufen und Hören der Namen lebendiger. Einige lächeln sich an.

Nach dieser Begrüßungsphase bekommt jeder einen Holzreifen. Die Therapeutin beobachtet, dass die Patienten von sich aus wenig mit dem Reifen anfangen können. Sie halten ihn in den Händen ohne spontanen Impuls, ihn auf dem Boden zu rollen oder zu drehen, in ihn hineinzusteigen, ihn um die Taille kreisen zu lassen (Hula-Hoop). Die Therapeutin gibt einige Bewegungen vor, aber die Eigenaktivität der Patienten wird dadurch nicht angeregt.

Jetzt entscheidet sich die Therapeutin für ein Spiel. Die Holzreifen werden im Raum ausgelegt, einer weniger als Teilnehmer und sie erklärt den Ablauf: »Alle gehen zur Musik durch den Raum und suchen sich Wege um die Reifen herum. Stoppt die Musik, springt jeder schnell in einen Reifen. Einer bekommt keinen, dieser scheidet nicht aus, sondern macht beim nächsten Durchgang wieder mit.«

Die Patienten nehmen das Angebot gut auf. Die Musik regt sie zum Gehen an. Beim Stopp der Musik sind sie darauf bedacht, einen Reifen zu besitzen. Aber nicht alle haben die räumliche Orientierung, um die leeren Reifen zu finden, sie sehen sie gar nicht. Der bessere Überblick stellt sich erst nach einigen Wiederholungen ein. Jetzt versuchen sie mit Spaß, schnell einen Reifen zu erreichen.

Das Spiel wird erweitert, indem nicht nur eine schnelle Reaktionsweise gefordert ist, sondern das einfache Gehen durch besondere Schrittweisen ersetzt wird. Die Therapeutin gibt hierzu Anregungen, dann fordert sie alle auf, selbst Schritte im Rhythmus der Musik zu finden. Einige bleiben beim einfachen Gehschritt, andere wiederholen, was zuvor gemeinsam geübt wurde, wieder andere erfinden neue Schritte. Allen gelingt es aber, sich immer besser im Rhythmus der Musik zu bewegen.

Die Weiterführung des Spiels lautet: »Wer keinen Reifen findet, zeigt einen Schritt vor und alle übernehmen ihn.« Durch das Zuschauen und Übernehmen des Schrittes entsteht vermehrter Kontakt in der Gruppe.

Nach dem lebhaften Spiel in der Gemeinsamkeit nehmen alle das Angebot der Therapeutin gerne an, sich alleine mit dem Reifen auf einer Matte niederzulassen.

In Rückenlage wird der Reifen mit beiden Händen so gefasst, dass sich der rechte und später der linke Fuß gegen den Innenrand des Reifens drücken kann. So eingespannt sind die Patienten durch ihre Bewegungen, die sie in alle Richtungen ausführen, im ganzen Körper verbunden. Stemmen sie beide Füße gegen den Innenrand des Reifens, finden sie zur Schaukelbewegung vor und zurück. Mit Schwung kommen sie zum Sitzen hoch und lassen sich über ihren ganzen Rücken wieder nach hinten abrollen. Die Therapeutin sieht, dass alle Spaß an diesem Bewegungsablauf haben und fordert auf, so lange zu schaukeln, wie es jedem Freude macht. Wer genug hat, kann sich ausruhen und auch wieder beginnen, wenn er das von innen her möchte.

Zum Abschluss der Stunde äußern die Patienten:

- »Das Bewegen mit Musik hat Spaß gemacht. Ich bin ganz wach geworden.«
- »Das Spiel mit den Reifen war gut.«
- »Das Hüpfen zur Musik im Raum hat mir gutgetan, dabei konnte ich mich mehr bewegen als auf der Matte.«
- »Der Tanzschritt vom Klaus hat mir gefallen. Ich konnte ihn aber nicht nachahmen.«
- »Die Übungen mit dem Reifen auf der Matte habe ich gerne gemacht. Ich habe mich beweglicher gefühlt als bei der Mattenübung in der letzten Stunde.«

Einer schwerfälligen Patientin, die sonst Mühe hatte, in Bewegung zu kommen, war es gelungen, durch den Reifen mit ihrem ganzen Körper in Schwung zu kommen. Sie sagte: »Der Reifen ist gut. Ich konnte mich an ihm festhalten und so leicht vom Liegen zum Sitzen hochkommen.« Sie meinte damit das Schaukeln. »Das ist die beste Übung«, hatte sie schon während des Schaukelns immer wieder ausgerufen.

Vorüberlegungen zur zweiten Stunde

Die Musik und die Reifen hatten den Patienten geholfen, beweglicher, aktiver und kontaktfreudiger zu werden. Dadurch kam mehr Lebendigkeit in die Gruppe. Deshalb nimmt sich die Therapeutin vor, in der nächsten Stunde wieder mit Musik zu arbeiten, dieses Mal ohne Geräte. Sie möchte im Rhythmus der Musik Bewegungen in verschiedenen Körperbereichen bewusst machen und die Beweglichkeit im ganzen Körper anregen. Sie hofft, dass die Patienten dabei Eigenaktivität entfalten und Kontakte untereinander entstehen.

Der Verlauf der zweiten Stunde

Das Sammeln und Kontaktaufnehmen zu Beginn geschehen wie in der letzten Stunde im Kreis und über den Ball. Eine neue Patientin ist dabei, einer kann heute nicht teilnehmen.

Die Therapeutin sagt das Thema an: »Wir wollen jetzt den Rhythmus, den wir aus der Musik hören, mit unseren Füßen aufnehmen.« Sie gibt einfache Schritte und Hüpfer vor, einige auf dem Platz, einige zur Kreismitte und zurück. Um Kontakte anzubahnen, regt sie zu bildhaften Vorstellungen an:

- dem Gegenüberstehenden etwas hinüberschicken, zum Beispiel mit einer Kickbewegung einen Ball oder Wasserspritzer aus einer Pfütze
- beim Gehen in die Kreismitte mit festem Schritt den Gegenüberstehenden ins Auge zu fassen

Die Beine kommen den Patienten mehr ins Bewusstsein, doch bewegt sich der übrige Körper mit? Die Therapeutin sieht, dass bei fast allen die Arme unbeteiligt geblieben sind, der Körper festgehalten wird. Auch bemerkt sie, dass sich die Patienten heute nicht so spontan von der Musik anregen lassen, wie sie es aus der letzten Stunde in Erinnerung hatte.

Die Therapeutin gibt jetzt Anregungen, Arme und Schultern bewusst zu spüren. Wieder benutzt sie dafür Bilder:

- dem Gegenüberstehenden mit Boxbewegungen die eigene Stärke zeigen
- ihm etwas zuwerfen
- ihn zu sich herüberziehen

Der Oberkörper ist mit in die Bewegung eingebunden, wie verhält sich der übrige Körper? Es fällt auf, dass vor allem das Becken ganz steifgehalten wird. Die Therapeutin versucht, es durch Anregungen mit in die Bewegung einzubeziehen, im Hin- und Herschieben, im Drehen und im Kreisen, wie beim »Twisttanzen« und beim »Bauchtanzen«.

Trotz aller Anregungen der Therapeutin bewegen sich die Patienten zaghaft und verhalten. Sie nehmen kaum Kontakt auf. Bemühen sich einzelne, mit ihrem Blick einen anderen zu erreichen, kann das nicht gelingen, weil der andere nicht aufschaut, in sich zurückgezogen bleibt.

Bis jetzt ist keine Lebendigkeit in der Gruppe entstanden. Auch durch das weitere Angebot, sich frei nach der Musik zu bewegen, ergibt sich keine Veränderung. Es kommt überhaupt keine Spontanität auf.

Nun setzen sich alle auf Hocker, um sich ein wenig auszuruhen. Die Therapeutin ist interessiert zu erfahren, warum sich die Patienten heute durch nichts in die Bewegung locken ließen und fragt die Einzelnen.

Unterschiedliche Erklärungen und Äußerungen werden gegeben:

- »Ich bin erkältet und habe Gliederschmerzen, deshalb ging es heute nicht so gut.«
- »Ich habe mich anfangs unruhig gefühlt. Beim Bewegen zur Musik bin ich ruhiger geworden.«
- »Die Beine haben mir weh getan, dann auch die Schultern und der Rücken.«
- »Das Herumhüpfen mit Musik mag ich nicht. Ich fühle mich dabei so steif.«
- »Ich bin heute sehr müde gewesen, deshalb musste ich mich immer wieder hinsetzen.«
- »Ich bin heute in Gedanken ganz woanders gewesen. Zur Visite kam ein neuer Arzt, es ging alles so schnell, ich konnte ihm nicht sagen, was ich wollte.«
- Nur eine Frau meldet: »Ich mochte mich gerne zur Musik bewegen, das habe ich schon lange nicht mehr gemacht.«

Es ist noch Zeit. So geht die Therapeutin ihrer Vorstellung nach, die Patienten durch direkten Körperkontakt doch noch zu innerer Beteiligung zu bringen.

Die folgende Übung wird zu zweit durchgeführt. Ein Patient bleibt auf dem Hocker sitzen, der andere stellt sich hinter ihn. Er hat die Aufgabe, den Rücken seines sitzenden Partners mit den Händen abzuklopfen. Dieser teilt ihm mit, in welcher Stärke und in welchem Tempo es für ihn gut ist und an welchen Körperstellen er noch einmal abgeklopft werden möchte. Dann erfolgt der Rollentausch.

Bei dieser Übung kommen die Eigenaktivität und der Kontakt in einer besonderen Form zum Tragen: Ist das rhythmische Klopfen angenehm, lenkt der Patient seine Empfindung dort hin und beteiligt sich innerlich, bis er schließlich das Klopfen sogar genießt. Der handelnde Partner bekommt vermehrt Lust zu seinem Tun, je rhythmischer und harmonischer ihm das Abklopfen gelingt und je mehr positive Rückmeldungen er bekommt.

Die Patienten äußern sich über ihre Körperwahrnehmung:

- »Mein Rücken ist jetzt warm.«
- »Ich spüre meinen Rücken deutlicher.«
- »Meine Schultern sind breiter.«
- »Mir ist leichter.«
- »Ich fühle mich lockerer.«
- »Ich habe keine Schmerzen mehr.«

Vorüberlegungen zur dritten Stunde

Die Patienten waren das letzte Mal mit kleinen Unstimmigkeiten, die ihnen zu schaffen machten, zur Therapiestunde gekommen. Die Musik alleine, ohne Gerät und ohne eine spielerische Aufgabe, hat es nicht vermocht, sie aus ihrer Zurückhaltung herauszuholen.

In der nun folgenden Stunde möchte die Therapeutin das Thema, Beweglichkeit im ganzen Körper, Eigenaktivität und Kontakterleben, noch einmal aufgreifen und zwar wieder mit einem Gerät. Es erscheint ihr der Luftballon hierfür geeignet, denn er weckt spielerische Impulse und kindliche Erinnerungen. Es bedarf keiner Anstrengung, ihn in Bewegung zu bringen, denn durch seine Leichtigkeit bewegt er sich fast von selbst.

Der Verlauf der dritten Stunde

Heute kommen keine neuen Teilnehmer dazu, zwei Patienten fehlen.

Zu Beginn der Stunde liegen Luftballons in allen Farben im Raum. Eine leichte, phantasievolle Musik lädt zu spielerischen Bewegungen ein und spontan greift sich jeder den Ballon, dessen Farbe ihm besonders entgegen leuchtet und spielt mit ihm.

Nun nennt die Therapeutin Körperteile, mit denen die Patienten ihren Luftballon noch nicht in Berührung brachten: Die einzelnen Finger, die Ellenbogen, die Schultern, den Kopf, die Knie, die Fußspitzen, die Fersen, den Rücken.

Versucht ein Patient, den Ballon zu köpfen, kommt er mit seinem ganzen Körper in die Streckung. Er muss sich drehen, wenn er den Ballon mit der Ferse antippt. Es erfordert Geschick und Gleichgewicht, den Ballon mit Knie und Fuß zu spielen. Sogar mit dem Rücken ist es möglich, ihn zu treffen.

Die Gesichter der Patienten zeigen Aufmerksamkeit. Sie folgen dem Ballon durch den Raum, indem sie ihn immer wieder antippen und ihn in der Luft halten.

Gegensätzlich zum ruhigen Fliegen des Luftballons ist das Schlagen mit der flachen Hand. Jeder probiert es aus und – wo ist der Ballon jetzt? Ihn nochmals zu treffen verlangt eine schnelle Reaktion. Die Aufmerksamkeit muss sich steigern.

Eine ganz andere Einfühlung erfordert das ruhige Ausbalancieren des Ballons auf der Hand, auf einer Fingerspitze, sogar auf der Stirn. Wer kann ihn so steuern, dass er über die Arme und den Rücken rollt?

Die Therapeutin sieht, wie die Patienten allmählich beweglicher und geschickter mit dem Luftballon umgehen. Sie hat den Einfall, ob sie auch mit einem Stab ihren Ballon in Bewegung bringen und in Bewegung halten können. Sie lässt nun die Patienten ganz alleine experimentieren und es ist eine Freude zu erleben, mit welcher Geschicklichkeit und Wendigkeit sie dies tun. Manche versuchen das Balancieren des Luftballons auf dem Stab, ihn dabei sogar hin- und herzurollen und noch anderes mehr.

Die Therapeutin fordert bald dazu auf, sich zu zweit zusammenzutun. Zwei Stäbe verbinden die Partner, wobei jeder in seiner rechten und linken Hand ein Stabende hält. Dadurch werden die beiden in ihren Bewegungen voneinander abhängig. Was gelingt ihnen nun mit dem Luftballon? Sie schlagen ihn mit den Stäben immer wieder hoch, sie rollen sich den Ballon auf den Stäben zu, sie fangen den fliegenden Ballon auf, indem sie ihn zwischen ihren Stäben einklemmen. Ein ganz geschicktes Paar versucht, mit den Stäben zwei Luftballons in Bewegung zu halten.

Die Spielweisen ergeben sich jetzt ganz von selbst, ohne Anregungen der Therapeutin. Nur bei einem Paar will das Spiel nicht so recht in Gang kommen. Beide sind zu langsam und durch ihren Misserfolg werden sie immer lustloser. Deshalb kündigt die Therapeutin einen Partnerwechsel an. Jeder erlebt sich nun im Zusammenspiel mit einem anderen Partner. Auch die beiden, denen vorher nichts geglückt war, haben Erfolg und werden dadurch ihrerseits zu mehr Aktivität angeregt.

Als Abschluss bildet die ganze Gruppe einen Kreis. Jeder ist mit seinem Nachbarn rechts und links durch den Stab verbunden. Alle versuchen nun, einen Luftballon mit den Stäben in Bewegung zu halten. Das bedeutet, jeder muss mit seinem Blick und seiner Bewegung dahin folgen, wohin der Ballon fliegt. Das ist zunächst schwierig, noch können die Patienten nicht rechtzeitig einschätzen, wohin sie sich bewegen müssen, damit der Ballon im Kreis bleibt, nicht den Boden berührt. Einige sind zu langsam, andere zu hastig. Die Therapeutin lässt genügend Zeit und sieht, wie sich alle immer besser auf das Zusammenspiel einstellen können. Zu einer ruhigen, aber doch ermunternden Musik, spielen sie sich schließlich den Ballon kreuz und quer zu, sie lassen ihn der Reihe nach von einem Stab zum anderen wandern. Das Erlebnis, am Gelingen dieses gemeinsamen Spiels beteiligt zu sein, regt jeden zu noch mehr Aufmerksamkeit an. Eine freudige, zufriedene Stimmung breitet sich aus.

Die positiven Aussagen der Gruppenmitglieder in der abschließenden Gesprächsrunde bestätigen die Eindrücke der Therapeutin.

Eine Patientin, die sich zunächst langsam und zäh bewegt hatte, sagte: »Das

Spiel zu zweit und im Kreis hat mir Spaß gemacht. Vorher war ich müde, jetzt bin ich ganz wach geworden.«

Ein Patient, der zuerst zu heftig mit dem Ballon spielte, seinen Kräfteeinsatz nicht dosieren konnte, sagte: »Ich mochte den leichten Ballon erst nicht, es war anstrengend, ihn mit dem Körper zu bewegen. Mit dem Stab fiel es mir leichter, ich konnte ihn immer besser steuern.«

Eine Patientin, die sich zuerst schwerfällig und umständlich mit dem Luftballon bewegt hatte, äußerte: »Es ist mir immer besser gelungen, mich mit dem Ballon zu bewegen. Im Kreis war es am Schönsten.«

Ein Patient, der nach einiger Übung sehr ideenreich und wendig mit dem Ballon umgehen konnte, stellte fest: »Das Spiel zu zweit hat mir besonders Spaß gemacht, mit Hans zusammen habe ich viel ausprobiert, mit Anna war es ruhiger, aber gefühlvoller. Es ist mir aufgefallen, jeder Mensch bewegt sich anders, denn jeder Mensch ist ja auch anders.«

Abschließende Bemerkungen

Die Inhalte der vier Übungsleitlinien waren, ineinander übergehend, in den drei Gruppenstunden enthalten.

- *Beziehung zum eigenen Körper:* Schwerpunkt war das Ansprechen der Beweglichkeit und Lebendigkeit des Körpers, sowie die Anregung der Eigenaktivität.
- *Beziehung zu Zeit und Raum:* Schwerpunkt war, den Rhythmus der Musik in Bewegung umzusetzen und in der Bewegung den Raum zu erfahren.
- *Beziehung zu den Dingen:* Schwerpunkt war der Reifen, um Orientierung im Raum zu finden (Spiel), um den Körper ganzheitlich zu spüren (Übung auf der Matte).

  Schwerpunkt war der Luftballon, um die Eigenaktivität anzuregen. Im Umgang mit ihm entstand Beziehung, sowohl zu dem farbenfrohen, leichten Gerät Luftballon, als auch zum Stab, zum Partner und in der Gruppe.
- *Beziehung zu den Mitmenschen:* Schwerpunkt war, durch den Kontakt in der Gruppe gemeinsame Aufgaben zu bewältigen, bei Partnerübungen Aufmerksamkeit für den anderen zu entwickeln.

  Der Verlauf der drei Gruppenstunden bestätigt, dass sich akut und chronisch Kranke besonders durch das spielerische Element, hier über spielerische Aufgaben, mit dem Reifen und Luftballon zu einer inneren Beteiligung anregen lassen. *Eigenaktivität, lebendige Bewegung und Kontakt entstehen.*

11.2 Die geschlossene Gruppe

Neben den offenen Gruppen bietet die Therapeutin auch eine geschlossene Gruppe an. Es nehmen vor allem Patienten mit schizophrenen und depressiven Psychosen daran teil. Voraussetzung für die Teilnahme ist, dass sich die Patienten eine gewisse Zeitspanne mit einem Thema befassen können.

In dieser Gruppe zeigt sich, dass auch die schizophrenen Patienten, die ihre akute Krankheitsphase überwunden haben, sich ihr Körpererleben bewusst machen können. Sie können sich zu ihrem Selbst- und Umwelterleben in Beziehung setzen und daran arbeiten, um neue Erfahrungen zu gewinnen. Das gelingt ihnen besonders, wenn sie über einen längeren Zeitraum regelmäßig an der Gruppe teilnehmen.

Die Gruppe ist begrenzt auf zehn Teilnehmer und auf acht bis zehn Stunden (eine Stunde dauert 75 Minuten). Sie findet zweimal in der Woche statt und dauert somit vier bis fünf Wochen. Jeder kann wiederholt teilnehmen.

Durch die eigene Entscheidung der Patienten zur Teilnahme ist ihre Bereitschaft, sich auf die Angebote einzulassen, sehr groß. Die Konstanz der Gruppenmitglieder lässt eine vertraute Atmosphäre entstehen. Die Patienten trauen sich mehr zu. Auch die Bereitschaft zu reden ist deutlich größer als in den offenen Gruppen.

Die Patienten arbeiten kontinuierlich mit, innerhalb der Stunde sowie von Stunde zu Stunde. Es ist möglich, mit den Angeboten an einem Thema zu bleiben und die verschiedenen Wirkungsweisen zu verfolgen. Aus den Erfahrungen mit den Patienten in dieser Gruppe lassen sich Rückschlüsse für die Arbeit mit den anderen Patienten ziehen.

Inhalt der Themen ist der Mensch als eigene Person und seine Beziehung zur Umwelt- Boden, Raum, Zeit, Dinge und Mitmenschen.

Dies wird geübt in den alltäglichen Positionen und Bewegungsabläufen im Liegen, Sitzen, Stehen und Gehen.

Gestaltung und Verlauf der Gruppenstunden

Zu Beginn der ersten Stunde stellt sich jedes Gruppenmitglied mit seinem Namen vor und teilt mit, sofern er kann und möchte, was er hier erwartet und was er für sich erreichen möchte.

Die meisten Patienten äußern das Bedürfnis, sich entspannen zu wollen. Manche nennen auch Körperteile, an denen sie sich verspannt fühlen, besonders häufig den Rücken und den Nacken. Patienten, die bereits an einer vorhergehenden Gruppe teilgenommen haben, können sich schon differenzierter äußern. Sie berichten von ihren Erfahrungen aus der letzten Gruppe. Das hilft den anderen ein wenig, sich eine Vorstellung über den Inhalt der Gruppenstunden zu machen.

Die Therapeutin erklärt mit einfachen Worten, wie sich psychisches Erleben in Muskelverspannungen, Körperhaltungen und Bewegungen sowie im Atemrhythmus auswirken kann. Weiter erklärt sie, dass es in dieser Gruppe darum geht, die einzelnen Verhaltensweisen im Körper zu entdecken, sich diese bewusst zu machen und Veränderungen zu finden.

Ein Anfangsgespräch findet vor jeder Gruppenstunde statt. Die Therapeutin fordert alle Teilnehmer auf, sich an die letzte Stunde zu erinnern und an ihre Befindlichkeit nach der Stunde. Weiter fragt sie, wie es jedem jetzt im Augenblick geht.

Danach teilt die Therapeutin in kurzen, einfachen Worten mit, was der Inhalt der heutigen Stunde ist.

Auch den Abschluss jeder Stunde bildet eine Gesprächsrunde. Ein Zeitraum von ca. 20 Minuten ist dafür eingeplant, damit sich ein Gespräch entwickeln kann. Jeder berichtet über seine Erfahrungen. Kann sich ein Patient noch wenig ausdrücken, hilft ihm die Therapeutin, indem sie sich erinnert, was sie beobachtet hat und mit ihren Fragen auf diese konkreten Körperwahrnehmungen eingeht.

Schon ehe die Patienten zur ersten Stunde kommen, legt die Therapeutin im Raum Matten aus, sodass jeder Patient einen Platz finden kann. Sie legt viele Decken und Kissen bereit und fordert alle auf, sich damit ihre Matten bequem zum Liegen einzurichten, besonders sich auch eine Decke zum Zudecken zu nehmen. Gelingt dies einem Patienten noch nicht alleine, hilft sie ihm dabei.

In den nächsten Stunden kann sich jeder seinen Platz selbstständig suchen und einrichten.

Das Thema für die ersten drei Stunden ist, *im Liegen* den ganzen Körper im Kontakt zum Boden wahrzunehmen, den Boden als Halt zu erleben.

Zunächst geht es in den ersten beiden Stunden darum, das Gewicht auf den Boden abzugeben. Damit das gelingen kann, muss eine Bewusstwerdung des Körpers vorausgehen. Sie geschieht durch Geräte, in der ersten Stunde mit dem Schaumstoffball, in der nächsten Stunde mit den warmen gefüllten Säckchen. Diese Geräte sind weich und anschmiegsam, die Wärme strömt in den Körper. Sie erleichtern den Patienten, die Aufmerksamkeit auf ihren Körper zu richten.

Die Therapeutin macht Vorschläge, wo am Körper das Gerät aufgelegt, untergelegt, abgerollt werden kann und regt dabei zu verschiedensten Körperbewegungen an. Mit diesem Angebot möchte die Therapeutin erreichen, dass die Patienten selbst herausfinden, an dieser oder jener Körperstelle tut mir das Säckchen, der Ball besonders gut. Auch betont sie, dass sich jeder so viel Zeit nehmen kann, wie er hierfür braucht.

Können sich die Patienten mittels der Geräte lockern und entspannen und dadurch ihr Gewicht mehr abgeben, finden sie mehr Halt auf der Matte. Sie teilen anfangs überwiegend die Wahrnehmung des eigenen Körpers mit, was bedeutet, dass sie die Matte kaum wahrnehmen. Sie äußern:

- »Durch das Bewegen auf dem Ball habe ich mich deutlicher spüren können, besonders die Füße, das Becken und den Nacken.«
- »Der Ball im Nacken als Stütze war am besten. Jetzt ist mir klarer im Kopf.«
- »Ich habe am liebsten kräftig in den Ball gegriffen, jetzt sind die Hände warm.«
- »Die warmen Säckchen auf dem Körper haben sich wie eine Umhüllung angefühlt. Ich fühlte mich geborgen.«
- »Mit den Säckchen auf dem Körper habe ich mich wie begraben gefühlt. Sie waren mir nur unter dem Körper angenehm, besonders unter dem Becken und unter dem Nacken.«
- »Ich habe mich im Liegen ganz entspannt. Jetzt fühle ich mich wie Gummi, weich und elastisch. Ich bin gespannt, ob ich noch stehen kann.«

Die dritte Stunde beinhaltet die Beziehung direkt zur Matte ohne Gerät. In verschiedenen Lagen und in gegensätzlichen Bewegungen von Sich-Ausbreiten, Ausstrecken, viel Platz einnehmen und Sich-Zusammenziehen, Zusammennehmen, wenig Platz einnehmen, wird der Körper im direkten Kontakt zur Matte erfahren. Letztlich findet jeder selbstständig heraus, in welcher Lage er sich am wohlsten fühlt.

Gelingt es den Patienten, sich auf der Matte Platz zu schaffen, ergibt sich auch Platz nach innen. Das ist zu hören an einem Aufatmen oder Seufzen. Die Therapeutin spricht dann die Atmung an, indem sie alle zum Seufzen auffordert. Außerdem regt sie an, die Hände am Körper aufzulegen, um die Atembewegung mitzuspüren. Jeder sucht, wo er diese Bewegung überall spüren kann und wo sie am deutlichsten ist.

Das »Ein«, das Aufnehmen der Luft, kann leichter durch die Vorstellung gelingen, einen guten Duft zu schnuppern, z. B. Blütenduft, Kaffee oder frisch gebackenes Brot. Nach dem guten »Ein« erfolgt die Ausatmung selbstverständlicher.

Hat die Therapeutin den Eindruck, dass Beziehung zur Matte entstanden ist, fordert sie die Patienten auf, sich ihre Lage bewusst zu machen und vielleicht in ihrer Phantasie ein inneres Bild entstehen zu lassen: »Ich liege auf der Matte wie …«

Die Patienten berichten:

- »Ich lag eingerollt in der Seitlage, wie ein Hündchen in seinem Korb.«
- »Ich lag auf einer grünen Wiese und habe das Gras gerochen.«
- »Ich lag wie auf dem Meeresgrund und bin nicht gerne wieder hochgekommen.«
- »Ich habe mich in der Seitlage eingerollt wie ein Igel und meine Stacheln ausgestreckt.«
- »Ich fühlte mich wie auf Händen getragen.«

Die Therapeutin erfährt über diese Aussagen, dass die Patienten die Matte in ihrer symbolischen Bedeutung als Halt positiv erleben konnten.

Nicht allen Patienten ist die Symbolisierung möglich. Sie beschreiben ihre realen Wahrnehmungen:

- »Ich habe mich getraut, auf der Matte herumzulümmeln, weil es die anderen auch getan haben.«
- »In Rückenlage fühlte ich mich ganz platt, bloß und ausgeliefert; in der Seitlage geschützt und geborgen.«
- »Ich habe mich in der Rückenlage ausgedehnt, das Weite war mir angenehm. Seit ich in die Gruppe komme, merke ich, dass es mir guttut, viel Platz zu haben.«

Eine Patientin, die noch wenig Bewusstsein für ihren Körper und für die Unterlage hatte, sagte erstaunt: »Alle Lagen waren für mich gleich gut.«

Das *Sitzen* ist die nächste Position, in der die Patienten in den folgenden Stunden ihre Erfahrungen sammeln. Ein Pezziball soll es ihnen erleichtern, sich in dieser neuen Position wohl zu fühlen.

Jeder holt sich eine Matte und einen Ball. Die Patienten erinnern sich an das Sich-Tragen-Lassen von der Matte, jetzt lassen sie sich vom Ball tragen; im Liegen und im Sitzen. Es macht ihnen auch Spaß, sich mit dem Ball zu bewegen.

Eine Patientin, die sich noch wenig und schwerfällig bewegt, hatte lange auf dem Ball gesessen. Sie sagte: »Beim Wippen auf dem Ball habe ich viel Kontakt gespürt. Es kommt etwas vom Ball zurück, es ist wie eine Antwort. Der Ball passt sich mir an.«

Ein Patient erlebte: »Als ich mich vom Ball ganz tragen ließ, ging der Druck aus dem Kopf weg und mein Körper wurde schwer. Den habe ich vorher gar nicht gespürt.«

In der nächsten Stunde machen sich alle das Sitzen auf dem Stuhl bewusst. Dazu lenkt die Therapeutin die Aufmerksamkeit auf drei Kontaktflächen: Die Füße auf dem Boden, das Gesäß auf der Sitzfläche, der Rücken an der Lehne.

Zunächst wird den Füßen viel Aufmerksamkeit gewidmet. Die Schuhe werden ausgezogen. Es massieren sich alle ihre Fußsohlen mit verschiedenartigen kleinen Bällen. Jeder findet heraus, welcher ihm der angenehmste ist. Für die meisten ist es der kleine Stachelball, für einige der harte Tennisball, für wenige der weiche Schaumstoffball. Das Massieren macht Spaß. Doch wenn die Patienten danach ihre Füße auf den Boden stellen, dauert es nicht lange und sie ziehen sie zurück oder sie schlagen die Beine wieder übereinander.

Die Therapeutin möchte den Patienten aber das Erlebnis vermitteln, mit den Fußsohlen Kontakt zum Boden zu haben. Sie schlägt vor, dass sich zwei gegenübersetzen, einer hat seine Füße auf dem Boden aufgestellt, der andere »tritt ihm auf die Füße«. Diese zunächst befremdliche Aufforderung wird von den Patienten bald freudig ausgeführt, denn sie sind überrascht, wie wohltuend sie diese Berührung erleben. Das Treten kann in den Variationen von langsam bis schnell, von leicht bis kräftig erfolgen und dies über den ganzen Fußrücken von den Zehen bis zu den Fußgelenken. Die beiden wechseln sich ab und können bald die Form ihrer Füße ringsherum spüren. Bleiben die Füße des einen Partners auf denen des anderen stehen, wird durch ihr Gewicht der Bodenkontakt deutlich und angenehm erlebt. Nun endlich stehen die Füße gut auf dem Boden.

Die Patienten erleben:

- »Das Treten auf meine Füße war ein neues Gefühl, es war ein Aha-Erlebnis, ich bin plötzlich ganz wach geworden.«
- »Der Druck auf meinen Füßen war gut, dadurch habe ich gespürt, dass der Boden da ist.«

Die weiteren Kontaktflächen, das Gesäß auf der Sitzfläche des Stuhles, den Rücken an der Lehne, spüren die Patienten über Bewegung.

Die Therapeutin beobachtet, dass sich aber die meisten noch irgendwo in ihrem Körper zurückhalten. Sie macht die Patienten darauf aufmerksam und regt an, wahrzunehmen, was sich ändert, wenn sie diese Zurückhaltung aufgeben und sich auf den Halt, den ihnen der Stuhl anbietet, einlassen. Sie stellen fest:

- »Die Spannung im Bauch und in den Beinen lässt nach.«
- »Der Atem fließt.«
- »Die Füße stehen besser auf dem Boden.«

Das freie Sitzen bringt neue Erfahrung. Die Therapeutin fragt: »Was gibt uns Halt zur Aufrichtung, wenn wir uns nicht anlehnen?« Vom Skelett ausgehend sind es die Sitzhöcker und die Wirbelsäule.

Jeder findet seine Sitzhöcker, indem er sich auf seine Hände setzt und mit seinem Becken kleine Bewegungen ausführt. Danach sind sie deutlicher auf der Sitzfläche des Stuhles zu spüren.

Um die Wirbelsäule überhaupt wahrzunehmen, schlägt die Therapeutin eine Partnerübung vor. Beide Partner stellen ihre Stühle so zueinander, dass einer die Wirbelsäule des anderen massieren kann. Mit seinen Fingern greift er reibend und streichend um jeden Wirbel, von unten bis nach oben. Es kann auch ein Tennisball benutzt werden. Anschließend streicht er mit seiner Handfläche aufwärts über die Wirbelsäule, beginnend am Steiß bis zum Kopf. Der Partner richtet sich dabei auf. Um Beweglichkeit in der ganzen Wirbelsäule zu erreichen, rundet und streckt sich der Übende einige Male. Die Hand seines Partners unterstützt jedes Mal diese Bewegung. Die Patienten fühlen sich wohl, sie »stärken« sich gerne gegenseitig ihre Rücken.

Zum Schluss dieser Stunde findet jeder »seinen Sitz« auf dem Stuhl, frei oder angelehnt. Die Therapeutin fordert auf, auch mit geschlossenen Augen nachzuspüren – wie sitze ich jetzt – um zu vergleichen – wie sitze ich sonst? – Wie erlebe ich mich in meiner jetzigen Haltung?

Die meisten Patienten lehnen sich im Sitzen an. Sie äußern:

- »Freies Sitzen ist anstrengend, ich lehne mich lieber an, auch sonst lehne ich mich immer an.«
- »Sitzen auf einem Stuhl ist für mich sonst unbequem. Ich sitze nach vorne gebeugt. Jetzt konnte ich mich an der Lehne aufrichten.«
- »Ich saß nicht gut. Ich habe die Beine gleich auf einen anderen Stuhl gelegt, den Kopf hätte ich auch noch gerne aufgelegt.«
- »Ich sitze sonst nicht gerne ohne Lehne. Ich wusste nicht, wie man so sitzen kann. Jetzt habe ich die Füße auf dem Boden deutlich gespürt und konnte mich aufrichten.«
- »Erst war der Stuhl hart und unbequem, jetzt ist er bequem und ich sitze breiter und weicher.«

Aufrechtes Sitzen ist für die meisten Patienten schwierig. Es ist für einige sogar spontan mit einem negativen Gefühl verbunden, »stolz sein«, »überheblich sein«, sogar »hochnäsig sein«. Sie dürfen sich nicht erlauben, so zu sitzen.

In der folgenden Stunde erleben die Patienten ihren Rücken in einer ganz anderen Art und Weise.

Zwei Patienten sitzen Rücken an Rücken auf einer Matte. Um zu unterscheiden, das ist mein Rücken, das der meines Partners, fordert die Therapeutin auf, die Rücken im Wechsel zu bewegen, so wie in einem Gespräch. Einmal redet der eine, einmal der andere. Was sagt mir der Rücken meines Partners, wie antworte ich darauf? Die Unterhaltung kann ruhig oder lebhaft, sanft oder heftig sein.

Dann bewegen beide ihre Rücken gleichzeitig und versuchen dabei zu erspüren, wie bewegt sich mein Partner, wie passe ich mich an. Oder auch, wie möchte ich mich bewegen und wie kann ich dies meinem Partner vermitteln? Ein Miteinanderbewegen ergibt sich, wenn das Einfühlen in den Rücken des anderen gelingt.

Im abschließenden Gespräch berichten die Patienten über ihre Empfindungen und Erfahrungen:

- »Die Wärme des anderen Rückens zu spüren war angenehm, ich spüre sie jetzt noch.«
- »Ich habe meinen Rücken breit gemacht, um mich dem Rücken meines Partners anzupassen. Nun fühle ich mich stabiler, das ist gut.«
- »Ich habe mich nicht richtig angelehnt, weil ich Angst hatte, zu schwer zu sein. Ich habe lieber das Gewicht meines Partners übernommen. Das ist im Alltag auch so, ich kann schlecht etwas abgeben.«
- »Ich konnte mich nicht gut anlehnen, ich hatte das Gefühl, ich rutsche ab.«

Eine gute Einfühlung bewies eine Frau, die einen Mann als Partner hatte. Dieser sagte: »Die Bewegungen des Rückens meiner Partnerin waren sanft, das war mir angenehm.« Sie sagte: »Ich habe gespürt, dass es ein empfindlicher Rücken war, deshalb bin ich sanft mit ihm umgegangen.«

Das Stehen ist die nächste Position. Es ist mühsam und anstrengend, alleine auf die »eigenen Füße« zu kommen. acht Gruppenstunden sind zu wenig, um »selbstständig« zu werden. Aber es ist für die Patienten wichtig, auch in dieser Position Erfahrungen zu sammeln, denn sie müssen im Alltag stehen können, lernen »hinzustehen«, etwas »durchzustehen«.

Wie kommt das Kind auf die Füße? Es nimmt sich Hilfen. Es zieht sich mit seinen Händen hoch. Dabei wird es von Mutter und Vater unterstützt.

Folgendes Angebot zu dritt drückt diese Situation symbolisch aus, einer ist das Kind, die beiden anderen die Eltern. Die Therapeutin spricht dies aber nicht so aus. Sie fordert auf: Einer legt sich auf die Matte, die beiden anderen stellen sich, einer rechts, einer links, dicht neben den Liegenden und halten ihm einen Stab in der Weise hin, dass er sich gut daran festhalten kann. Der Liegende zieht sich nun vom Liegen bis zum Stehen an diesem Stab hoch und dies einige Male nacheinander, um dabei unterschiedliche Verhaltensweisen auszuprobieren. Die beiden, die den Stab halten, passen sich seinem Tun an. Er kann sich mit seinem ganzen Gewicht an den Stab hängen, oder mit wenig Hilfe, fast alleine, aufstehen. Er darf Halt und Stütze, die ihm die beiden anderen bieten, in Anspruch nehmen, wie er möchte und auch so lange er möchte. Jeder ist in dieser Gemeinschaft zu dritt einmal Kind, einmal Elternteil.

Die Therapeutin beobachtet bei den Patienten viele Schwierigkeiten im Zusammenspiel von Sich-Hilfe-Nehmen und Hilfe-Geben.

Manche »Kinder« sind so angespannt und steif, oder so schlaff, dass die »Eltern« sie kaum auf die Beine bringen.

Manche »Eltern« können gemeinsam nicht die nötige Stütze geben. Sie können sich die Arbeit nicht aufteilen, nur einer trägt die Last.

Einige »Kinder« wollen nur liegen bleiben und am Stab über den Boden gezogen werden. Oder sie wollen im Liegen ihre Beine über den Stab hängen und geschaukelt werden.

Manche »Kinder« wollen nur stehen und die »Eltern« wegschieben.

Es gibt »Kinder«, die lehnen sich im Stand so weit nach vorne oder zurück, dass ihre »Eltern« sie kaum halten können. Andere wiederum beanspruchen ihre »Eltern« nur ganz kurz und wollen bald wechseln und selber »Eltern« sein.

Die Therapeutin gibt Hilfen und ermutigt alle mehrmals zum Rollentausch, um weitere Erfahrungen zu sammeln. Durch die Wiederholung wird jeder einfühlsamer für das Zusammenspiel von Halt-Nehmen und Halt-Geben. Entsteht Vertrauen, kann sich jeder besser die Hilfe nehmen, die er braucht, um vom Liegen zum Stehen zu kommen.

Die Patienten berichten:

- »Ich habe mich zuerst nicht getraut, mich an den Stab zu hängen, ich hatte Angst zu fallen. Langsam fühlte ich mich etwas sicherer.«
- »Ich konnte anfangs den Halt, den mir die beiden gaben, nicht ausnützen. Es wurde etwas besser, aber es fiel mir schwer, mich halten zu lassen.«
- »Ich hatte Angst ins Bodenlose zu fallen, deshalb wollte ich mich nur im Liegen auf dem Boden ziehen lassen. Meinen ganzen Körper so lang ausgestreckt zu spüren, hat mir gutgetan.«
- »Das Hochkommen war anstrengend, mir wurde schwindelig. Ich wollte nur auf der Matte liegen.«
- »Ich wusste nicht, was ich am Stab machen sollte. Es hat mir keinen Spaß gemacht, mich dran zu hängen. Ich habe lieber die anderen gehalten.«
- »Zuerst war mir mulmig, ich habe gedacht, ich sei zu schwer für die beiden anderen. Dann habe ich gemerkt, dass sie mich halten können und habe mich einfach anvertraut.«

➢ »Es hat mir Spaß gemacht, mich an den Stab zu hängen und mich halten zu lassen. Im Alltag geht das nicht, da muss ich alles selber machen.«

Bis jetzt war das Sich-Hilfe-Nehmen, um zum Stehen zu kommen, das Thema. In der nächsten Stunde erleben die Patienten bewusst das Stehen auf dem Boden.

Um die Aufmerksamkeit auf den realen Boden zu lenken, legt die Therapeutin verschieden dicke Matten und Decken auf den Boden, außerdem legt sie wieder die kleinen Bälle zum Massieren der Füße aus. Alle Patienten kommen dieser Aufforderung gerne nach und äußern spontan, wie wohltuend sie dies erleben: Die Füße sind »wärmer«, »geformter«.

Nachdem jedem seine Füße nun bewusster sind, fordert die Therapeutin die Patienten auf, ihren Stand auf den verschiedenen Unterlagen und auf dem Boden wahrzunehmen und festzustellen, wo sie am besten stehen.

➢ »Auf der Decke ist es warm, aber rutschig, auf der dünnen Matte stehe ich am besten. Meine Füße haben sich länger und breiter angefühlt.«
➢ »Ich stehe sicher auf dem festen Boden. Da kann ich mich im Körper entspannen.«
➢ »Der kühle Boden war mir angenehm, denn ich hatte heiße Füße.«
➢ »Ich stehe am liebsten auf der dicken Matte. Sie ist schön weich, und wenn ich mich bewege, reagiert sie darauf.«

Eine Patientin, für die das Sich-Durchsetzen-Können in ihrer Familie wichtig war, sagte: »Ich habe kleine Füße, die kleinsten in der Familie, aber ich habe gespürt, dass sie mir zum Stehen reichen.«

Sehr häufig aber äußern die Patienten: »Stehen ist anstrengend, mir haben die Knie gezittert, ich habe mich deshalb an der Wand angelehnt.«

»Ich habe mich ganz unsicher gefühlt, mir ist schwindelig geworden, ich musste mich anlehnen.«

Aus dem Stehen erfolgt *das Gehen*. Die Patienten gehen im Raum herum und die Therapeutin spricht an, was sie dabei beobachtet.

Diejenigen Patienten, die ihre Füße flach aufsetzen, regt sie an, wahrzunehmen, welche Stelle des Fußes den Boden zuerst berührt und welche sich zuletzt vom Boden löst, dies im Vorwärts- und im Rückwärtsgehen. Die anderen, die mit ihren Fersen hart auf dem Boden aufschlagen, ermuntert sie, mit den Füßen abrollend den festen Boden anzunehmen und ihn zum Abdrücken zu benutzen. Setzen die Patienten ihre Füße zaghaft auf den Boden, fordert sie auf, fest und energisch aufzutreten, auch einmal aufzustampfen.

Sieht die Therapeutin Anspannung im Körper, meist im Becken, in den

Schultern, im Nacken, in den Armen, macht sie die Patienten aufmerksam wahrzunehmen: »Wo in meinem Körper halte ich mich fest? Kann ich mich dort loslassen, mich im guten Sinne gehen lassen, den ganzen Körper mitgehen lassen?«

Die Patienten teilen mit, was sie durch den bewussten Bodenkontakt empfanden:

- »Als ich meine Füße deutlich auf dem Boden gespürt habe, konnte ich die Schultern lockerlassen.«
- »Dadurch, dass ich den festen Boden deutlich mit den Füßen gespürt habe, habe ich gemerkt, dass ich vorwärts gehen kann.«
- »Als ich beim Gehen den Boden deutlich spürte, ist der Raum heller und größer geworden.«

Im Gehen drückt sich unsere Befindlichkeit aus. Die Therapeutin bietet nun an, so zu gehen, wie es jeder üblicherweise im Alltag tut. Den Patienten fällt dabei folgendes auf:

- »Ich bin im Körper angespannt und spüre den Boden kaum.«
- »Ich bemerke, dass ich immer auf den Boden schaue, dadurch schotte ich mich ab, dass nichts an mich herankann.«
- »Ich kann nicht fest auftreten. Wenn ich es tue, ist mir das unangenehm. Das ist, wie sich durchsetzen. Im Alltag kann ich das auch nicht.«
- »Ich gehe immer schnell.« Auf die Nachfrage der Therapeutin, warum sie das tue, kam die Patientin plötzlich darauf: »Dann denken die anderen, dass es mir gut geht.«

Einigen Patienten ist ihr Gang noch kaum bewusst. Sie empfinden ihn als »normal«.

Das folgende Angebot schlägt die Therapeutin nur dann vor, wenn es in diese Gruppe passt und die Patienten dies annehmen können. Einer geht alleine durch den Raum, die anderen schauen ihm zu. Er kann in seinem Gang seine momentane Stimmung oder eine andere Stimmung ausdrücken. Die anderen teilen ihm danach ihre Eindrücke mit. Er sagt aus, was er ausdrücken wollte.

Es ist für die Therapeutin immer wieder erstaunlich, wie viel Einfühlsamkeit, Verständnis und Mitgefühl hierbei jeder für den anderen aufbringt.

Eine Patientin, die im akuten Schub ihren Körper zerfließend erlebt hatte und sich am Anfang der Gruppe im Liegen auf der Matte wie Gummi spürte, ging nun festen Schrittes durch den Raum. Sie bekam die Rückmeldung, dass ihr Gang sicher und entschlossen gewirkt habe. Darüber freute sie sich sehr, denn sie hatte sich beim Gehen vorgestellt, dass sie so am nächsten Tag, nach einer längeren Pause, wieder zu ihrer Arbeit gehen möchte.

Eine Patientin, die sich schlecht gegen zu viele Aktivitäten im Alltag abgrenzen konnte, rannte schnell durch den Raum und kauerte sich dann auf einer Matte an die warme Heizung. Der Eindruck der Gruppe stimmte mit ihren Worten überein: »Ich bin immer müde und erschöpft, es ist mir alles noch viel zu anstrengend.«

Ein Patient, der immer einen hohen Anspruch an alles hatte, was er tat, ging nur ein paar Schritte, brach dann ab und setzte sich schnell wieder auf seinen Platz. »Ich wollte im Dreivierteltakt gehen, das gelang mir nicht. Deshalb habe ich aufgegeben.« Die anderen ermutigten ihn, eine einfachere Gehweise auszuprobieren, aber dazu konnte er sich noch nicht entschließen.

Eine Patientin hüpfte fröhlich durch die eine Hälfte des Raumes, durch die andere ging sie langsam und ernst. »Es ist beides in mir, das Fröhliche, aber auch das Traurige.«

In der letzten Stunde kann folgendes Angebot Aufschluss darüber geben, wie bewusst jedem Einzelnen seine Bedürfnisse sind und wie er für sich sorgen kann. Die Therapeutin bietet an, sich einen Platz so einzurichten, wie er ihn jetzt für sich haben möchte, zum Beispiel auf einer Matte, mit einem Pezziball, auf einem Stuhl oder im Stand. Dazu nimmt jeder sich die Gegenstände, die er gerne bei sich haben möchte.

Ein chronisch kranker Patient, der besonders am Anfang der Gruppe sehr unselbstständig war und viel Hilfe benötigt hatte, holte sich einen Stuhl und stellte ihn an die Wand. Er holte sich kleine Stachelbälle, setzte sich auf seinen Stuhl und massierte sich seine Füße mit den Bällen. Er sagte: »Ich habe mich auf den Stuhl gesetzt, damit ich den ganzen Raum überblicken kann. Ich wollte an der Wand sein, das gibt mir Schutz. Mit den Bällen habe ich mir die Füße massiert. Das hat mir immer gutgetan.«

Eine Patientin, die zu Anfang der Gruppe immer steif und angespannt mit offenen, nach außen starrenden Augen auf der bloßen Matte gelegen hatte, richtete sich ihren Platz auf einer Matte mit Decken und Kissen ein. Sie legte sich bequem auf eine Seite. Mit ihren Händen umfasste sie einen Schaumstoffball, in den sie immer wieder kräftig mit ihren Fingern griff. Sie sagte danach: »Ich habe mich angespannt gefühlt und wollte mich im Liegen entspannen. Um die Spannung los zu werden, tat es mir gut, mit aller Kraft in den Ball zu greifen. Die Spannung hat nachgelassen, ich konnte mich besser auf die Matte runterlassen.«

Ein Patient, der bei den Angeboten im Stehen und Gehen seine Schwierigkeiten bemerkt hatte, legte sich in Rückenlage auf die Matte. Dabei beugte er seine

Beine an und stellte die Füße auf Schaumstoffbälle. Intensiv bewegte er nun seine Füße auf diesen Bällen. Er hatte sich seine Matte so hingelegt, dass er mit den Füßen auch an der Wand hochlaufen, und sie gegen die Wand drücken konnte. Er sagte: »Ich fühle mich im Liegen am wohlsten, dabei tut es mir gut, meine Füße zu spüren und zu bewegen.«

Eine Patientin richtete sich ihren Platz bequem im Sitzen auf der Matte ein. Sie legte sich viele Sandsäckchen auf ihre Füße und Beine und in ihre Hände. Sie sagte: »Ich will mir meinen Platz auf dem Boden einrichten und nicht mehr abgehoben auf einer Trauminsel sein.« Sie erinnerte sich an den Anfang der Gruppe. Damals hatte sie sich im Liegen auf der Matte abgehoben, wie auf einem fliegenden Teppich erlebt und dabei wohl gefühlt. Der feste Boden war ihr damals »fremd«.

Zum Abschluss der letzten Stunde fordert die Therapeutin alle auf, sich an die vergangenen Gruppenstunden zu erinnern. Welche Erlebnisse sind mir besonders in Erinnerung? – Was habe ich neu entdeckt? – Welche Erfahrungen werde ich mitnehmen?

- »Ich habe gelernt, mir Ruhe zu gönnen.«
- »Wenn ich mich müde und schwer gefühlt habe, hat mir Bewegung gutgetan.«
- »Ich konnte mich, wenn ich kam, immer schneller in die Gruppe hineinfinden, weil mir die anderen immer vertrauter wurden.«
- »Es ist gut, mit anderen zusammen zu sein und doch etwas für sich alleine zu tun.«
- »Ich mochte früher keine Partnerübungen, aber jetzt habe ich gemerkt, dass es mir guttut, weil es lebendiger ist.«
- »Ich überlasse mich nicht gerne einem anderen, ich will lieber selber aktiv sein.«
- »Ich habe meine Füße entdeckt und möchte auf eigenen Füßen stehen und nicht von anderen abhängig sein.«
- »Das Hingehen zu einem Platz und das Weggehen von diesem Platz war mir eindrucksvoll. Ich habe gemerkt, dass ich weggehen kann.«
- »Meinen Körper im Liegen auf der Matte zu spüren, war mir immer wieder wichtig. Dabei war es gut zu erleben, dass die anderen, die in der Nähe waren, mich nicht störten.«
- »Anfangs konnte ich mich auf Partnerübungen nicht einlassen. Ich kenne das auch sonst von mir. Ich lasse mich nicht auf Menschen ein, sondern muss mich zumachen, um den Alltag überhaupt zu bewältigen. Hier in der Gruppe fiel es mir langsam immer leichter, im Kontakt zu sein.«

Eine abschließende Bemerkung

In den verschiedenen Verläufen der Gruppenstunden fällt immer wieder auf, wie positiv die Patienten das Liegen auf der Matte erleben, wie aktiv sie schon auf der Matte werden können und wie viele differenzierte Aussagen ihnen über das Spüren ihres Körpers und der Unterlage möglich sind. Viele können ihr Erleben im Liegen symbolisch ausdrücken. Die Patienten wünschen sich auch in den späteren Stunden immer wieder im Liegen auf der Matte zu üben. Beim Angebot in der letzten Gruppenstunde, sich einen Platz so einzurichten, wie man ihn jetzt für sich haben möchte, lassen sie sich oft auf einer Matte nieder.

Ihre Unlust und Schwierigkeit, sich körperlich aufzurichten, zeigt ihre psychische Befindlichkeit. Sie fühlen sich im Liegen wohl und können sich nur mit Anstrengung aufrichten.

Sie wollen sich anlehnen, im Sitzen an der Lehne des Stuhles, im Stehen an der Wand. Manche ziehen sich sogar in eine Ecke zurück. Die Wand gibt ihnen »Stütze«, die Ecke »Schutz«.

Das Gehen erleben sie oft noch mit wenig Bewusstsein. Ihr Gang ist für sie »normal«.

Alle zeigen aber ein großes Interesse am Spüren ihrer Füße. Sie »entdecken« ihre Füße und erleben, dass das benommene, diffuse Gefühl, der Druck, die Schwere im Kopf weggeht, wenn sie ihre Füße auf dem Boden spüren. Das Wahrnehmen der beiden Pole unten- oben, Füße- Kopf, ist der Beginn, um allmählich die körperliche und psychische Kraft zu finden, sich aufzurichten.

11.3 »Ich bin auf den Punkt gekommen« – Bericht über eine Gruppenteilnehmerin

Ergänzend zu der Darstellung der geschlossenen Gruppe möchte ich ausführlich über eine Patientin berichten, die über ein halbes Jahr in die Gruppe kam. Sie nahm fünfmal aufeinanderfolgend an der Einheit von acht Gruppenstunden teil.

Frau B., 36 Jahre, war innerhalb der letzten zehn Jahre dreimal akut an einer schizophrenen Psychose erkrankt. Sie kam zunächst stationär, dann ambulant in die Gruppe.

Der Bericht zeigt auf, wie sich *ihre Eigenaktivität* entwickelte und sich dadurch Schritte in Richtung *Beziehung* ergaben.

Als Frau B. das erste Mal in die Gruppenstunde kam, wirkte sie antriebslos und verschwommen, dahinter angespannt, beunruhigt, angestrengt, als ob sie sich mit letzter Kraft zusammennehmen müsse. Sie signalisierte mir zwar mit kurzen hilfesuchenden Blicken, dass sie Kontakt suchte, aber wenn ich mich ihr zuwandte, zog sie sich sofort verunsichert zurück.

Im Verlauf der ersten achtstündigen Gruppe hielt sie sich sehr zurück. Sie bewegte sich wenig, kraftlos und langsam.

Ich beachtete sie besonders, denn ich hatte das Gefühl, auf sie aufpassen zu müssen. Eventuell war sie den Anforderungen, die sich in der Stunde ergaben, nicht gewachsen. Ich hielt mich jedoch erst einmal zurück.

Auf meine Fragen reagierte sie irritiert. Ich stellte deshalb nur solche Fragen, die sie ganz einfach, auch nur mit einem Nicken oder Kopfschütteln, beantworten konnte.

Obwohl sie einen angestrengten Eindruck machte, versäumte sie keine Stunde. Einen Rahmen zu haben, in dem sie sich angenommen, aber nicht gedrängt fühlte, schien ihr Mut zu machen, an der nächsten Gruppe wieder teilzunehmen.

In diesen acht Stunden der zweiten Gruppe zeigte sich, dass sie allmählich mehr Zutrauen zu sich gewann. Sie nahm wacher und präsenter am Geschehen teil. Beim Üben auf der Matte war sie aktiver und selbstständiger. In der ersten Gruppe war sie immer wieder regungslos in einer Position liegen geblieben und hatte in die Luft gestarrt. In der zweiten Gruppe unterbrach sie manchmal ihr Tun, setzte sich aber auf und schaute um sich, als wenn sie sich neu orientieren müsse. Sie schaute auch zu mir und in ihrem Blick lag die Frage, ob alles in Ordnung sei. Ich nickte ihr bestätigend zu.

Durch *ihre Eigenaktivität*, die sie beim Bewegen im Liegen entwickelte, schien sie langsam ihren Körper zu entdecken, denn sie fing an, konkrete Körperwahrnehmungen, zunächst nur eines Körperteils, auszusprechen.

- »Nachdem ich meine Hände bewegt hatte, spürte ich sie deutlicher.«
- »Wenn ich die Füße bewege, spüre ich die Muskeln an den Beinen.«

Es war ihr immer nur eine Aussage möglich, stellte ich weitere Fragen, zog sie sich verunsichert zurück.

Überraschung war ihr anzusehen, als sie wahrnahm, dass ihre Körperteile nicht einzeln sind, sondern dass sie sie miteinander verbunden spüren konnte.

- »Nachdem ich die Füße bewegt hatte, konnte ich nicht nur die Füße, sondern auch die Hände spüren.«
- »Als ich das Becken bewegte, löste sich die Spannung im Nacken.«

Langsam fiel ihr das Sprechen leichter. So konnte sie in der Gesprächsrunde am Anfang der Stunde ihr Unvermögen mitteilen, ihr Erleben in Worte zu fassen:

»Ich weiß nicht, wie ich mich fühle.« Sogar: »Ich kann nichts sagen, ich weiß im Moment gar nicht, wer ich bin.«

Oder sie konnte nur sagen »Ich fühle mich unklar«, oder »ich fühle mich gemischt«, ohne weitere erklärende Worte für diese Gefühle zu finden.

Ein andermal äußerte sie: »Ich kann nicht viel sagen, nur dass ich mich auf die Stunde freue, denn danach fühle ich mich immer wacher und klarer.«

Manchmal äußerte sie nach einem Angebot: »Es war etwas, aber ich weiß nicht was. Ich muss es noch einmal ausprobieren.«

Aber es war ihr manchmal auch schon möglich, dass sie sich nach einem Angebot sofort meldete: »Ich möchte gleich etwas sagen, bevor ich es vergesse.«

Über die Geräte gelang es ihr, unterschiedliche Empfindungen für einzelne Körperteile wahrzunehmen und auszusprechen. Das Säckchen oder der Schaumstoffball waren ihr zunächst nur angenehm an den Beinen und unter dem Becken; an den Armen, unter dem Rücken, an den Schultern, besonders unter dem Nacken und dem Kopf unangenehm. Sie konnte ihr Erleben sogar mit einem Gefühl beschreiben: »Mit den Säckchen auf den Füßen fühle ich mich beschützt, auf den Händen waren sie mir eine Last. Ich habe sie in die Hände genommen, das war besser.«

Ihren Kopf zu spüren empfand sie von Anfang an und über lange Zeit als unangenehm, sie mochte ihn nicht bewegen. Sie äußerte, es mache sie unruhig, es sei so viel in ihrem Kopf.

Aber allmählich konnte sie wenigstens die Säckchen oder den Ball als »gute Stütze« im Nacken spüren.

In einer der Stunden der folgenden Gruppe sagte sie aus: »Von den Geräten geht etwas aus und in den Körper hinein, vom Körper geht etwas in die Geräte.«

Auf meine Frage, was von den Geräten ausgehe, sagte sie nur: »Etwas Gutes und etwas Bedrohliches.« Weiter wollte sie sich nicht dazu äußern.

Kurz darauf, in einer anderen Stunde, sagte sie über die warmen Säckchen: »Als das Säckchen unter dem Becken lag, strömte die Wärme in den Rücken, das gab mir Energie.« Dann fügte sie aber leise hinzu: »Es könnte auch eine Explosion geben, durch die alles auseinanderreißt.« Sie spürte einerseits das Bedrohliche, das als zerstörerische Gefahr von den Dingen ausging und in sie eindringen konnte. Aber sie konnte andererseits ihre positive Körperwahrnehmung, die Wärme des Säckchens, die in ihren Rücken strömte und ihr Energie gab, dagegensetzen. Sie wurde von dem Bedrohlichen nicht mehr überschwemmt.

Die Aussage von Frau B., es gehe etwas von den Geräten aus und in den Körper hinein und von dem Körper gehe etwas in die Geräte, bedeutete, dass sie sich noch nicht abgegrenzt fühlte. Dass sie aber Schritte in diese Richtung tat, war für mich in den nächsten Stunden an folgenden Aussagen zu erkennen:

»Beim Bewegen habe ich meinen Körper klarer gespürt und konnte dadurch auch die Matte klarer spüren.«

»Mit kleinen Bewegungen spüre ich mich nach innen, mit großen Bewegungen nach außen.« Mit diesen Worten drückte sie aus, dass sie ihr Innen abgegrenzt vom Außen erlebte.

Am Ende einer Stunde sagte sie freudig: »Ich habe wieder meine Fühler im Körper ausgestreckt und mich überall spüren können, das hat mir gutgetan.« Sie erwähnte zwar das Außen nicht, aber mit ihrer Aussage, es tue ihr gut, sich in ihren Körper hineinzuspüren, drückte sie aus, dass sie sich abgegrenzt erlebte und von außen nichts Bedrohliches eindringen konnte.

Beim Angebot, die für sie beste Lage auf der Matte zu finden, zeigte sich bei Frau B. die Entwicklung zu immer mehr Eigenaktivität. Anfangs lag sie bewegungslos in der zusammengerollten Seitenlage. Dann lag sie gerne auf dem Bauch: »So spüre ich mehr von meinem Körper.« Später legte sie sich auf den Rücken und sagte dazu: »In der Bauchlage kann ich nichts tun, in der Rückenlage kann ich aktiv sein.«

Ihre Beziehung zur Matte drückte sie in einer bildhaften Vorstellung mit folgenden Worten aus: »Ich fühlte mich bewegt, wie eine Schlingpflanze im Wasser, angewachsen auf dem Grund. Das Wasser strömte vorbei und nahm alle schlechten Gefühle mit.«

Das Hochkommen vom Liegen zum Sitzen fiel ihr schwer.

Ich möchte an mein Angebot mit dem Pezziball in meiner Beschreibung der Gruppenstunden erinnern. Frau B. benutzte den Pezziball gerne, aber nur in seiner stützenden Funktion zum Sich-Anlehnen, zum Sich-Darüberlegen. Sie bewegte sich kaum dabei.

Im Sitzen auf dem Stuhl sagte sie: »Es ist gut, eine Lehne zu haben.« Sie bemerkte weiter: »Es ist anstrengend, den Kopf oben zu halten.«

Sehr wohltuend erlebte sie aber im Sitzen von Anfang an das Massieren ihrer Füße mit einem kleinen Stachelball. Sie spürte sie danach »wärmer und breiter«.

In einer späteren Stunde hatte sie ein gutes Erlebnis mit dem Becken. Sie teilte mit: »Ich spüre meine festen Beckenknochen, sie geben mir Halt.«

»Als ich mein Becken bewegte, habe ich Energie gespürt.«

Nach diesem Körpererlebnis berichtete sie in der nächsten Stunde einen persönlichen Erfolg: In einer sehr unangenehmen Situation, in der viele Menschen dicht um sie herum waren, habe sie ihr Becken ganz fest in den Stuhl gedrückt und sich dadurch sicherer gefühlt. Diese Aussage gab zu erkennen, dass diese Körpererfahrung nicht nur auf die Gruppenstunde beschränkt geblieben war, sondern sie konnte sich im Alltag daran erinnern.

Im Verlauf der beiden ersten Gruppen wirkte Frau B. beim Üben im Stehen und Gehen sehr unsicher. Sie hielt sich in den Gelenken steif. Wenn sie mit ihrem Gleichgewicht experimentierte, drückte sie die Knie durch und zog die Fersen vom Boden weg. Sie wirkte, als ob sie sich vom Boden weghalten wollte. Die Augen konnte sie im Stehen gar nicht schließen, auch nicht, wenn sie dabei von einem Partner gehalten wurde. Sie probierte es gar nicht aus. Sie sagte, es würde ihr sofort schwindelig werden. Der Boden als haltgebender Grund schien für sie nicht existent zu sein.

Sie massierte sich aber auch im Stehen ausgiebig und gerne ihre Füße mit den kleinen Bällen. Sie stellte fest: »Es ist interessant, die Füße zu spüren.«

In einer anderen Stunde legte sie sich im Stand Säckchen auf ihre Füße und konnte dadurch erleben: »Die Säckchen auf den Füßen geben Stand.« Sogar: »Ich fühle mich mit dem Boden verwurzelt.«

Zum Ende der dritten Gruppe sagte sie: »Das Besondere in dieser Gruppe war für mich, dass ich meine Füße entdeckt habe. Sie sind breit und geben mir einen Stand auf dem Boden. Dadurch, dass ich den festen Boden spüre, erlebe ich, dass ich vorwärts gehen kann.«

Für mich war es besonders beeindruckend zu erleben, wie sich bei Frau B., seit sie ihre Füße »entdeckt« hatte, ihr Gefühl für ihren Kopf veränderte. Sie hatte oft geäußert: »Es ist nicht gut im Kopf.« »Es ist so viel in meinem Kopf.« Seit sie mit ihren Füßen etwas Halt auf dem Boden gefunden hatte, konnte sie Bewegungen mit dem Kopf zulassen. Sie betonte jetzt immer wieder: »Es ist wichtig für mich, in meinen Füßen zu sein, sonst bin ich nur in meinem Kopf.«

Sie bemerkte mit dem Erleben des haltgebenden Bodens: »Ich kann den Kopf besser oben halten.« Später sagte sie: »Ich traue mich, den Kopf oben zu halten.«

Durch das Erleben der Polarität, zum Oben gibt es ein Unten, konnte sie ihren übergewichtig wahrgenommenen Kopf entlasten und »in ihren Füßen sein«.

Wie sich bei Frau B. über das Bewusstwerden ihrer Füße ihre Befindlichkeit und damit ihre Beziehung zum Raum veränderte, zeigte sich in einer der nächsten Stunden. Am Anfang der Stunde sagte sie nur, es ginge ihr schlecht. Weiter konnte sie sich nicht ausdrücken. Sie wirkte völlig hilflos und aufgelöst. Ich hatte kleine Bälle auf dem Fußboden ausgelegt. Jeder konnte sich die Fußsohlen damit massieren, um dadurch den Kontakt zum Boden im Stehen und Gehen deutlicher wahrzunehmen. Anschließend sagte sie: »Anfangs wusste ich nicht, ob ich im Raum war oder draußen. Es war alles so diffus und verschwommen. Als ich mir meine Fußsohle mit dem kleinen gelben Ball massiert habe, *bin ich auf den Punkt gekommen* und war plötzlich im Raum.«

Das Angebot, sich seinen Platz im Raum einzurichten, hatte für Frau B. anfangs wenig Bedeutung. Sie legte sich auf eine Matte, sie setzte sich auf einen Pezziball. Es war im Grunde gleichgültig, wo sie Platz nahm.

Erst als der reale Raum Bedeutung für sie bekam, richtete sie sich ihren Platz mit Bewusstsein nach ihren jetzigen Bedürfnissen ein. Sie legte die Matte an die Wand, von wo aus sie den ganzen Raum übersehen konnte. Sie setzte sich im Schneidersitz auf die Matte, legte mehrere Säckchen auf ihre Füße und Beine, legte ihre Hände auf zwei Bälle und rollte sie mit kleinen Bewegungen hin und her. Sie sagte dazu: »Ich möchte ruhig und fest sitzen, dabei den Kopf oben halten, aber nicht passiv sein.«

Das Erlebnis, sich einen Platz hier im konkreten Raum einrichten zu können, schien ihr bewusst zu machen, dass sie auch an einem anderen Ort einen Platz einnehmen kann. Sie berichtete, dass sie bald gegen ihren Willen in eine beschützende Werkstätte müsse, aber dass sie sich nun vorstellen könne, sich auch dort einen Platz einzurichten.

Bei allen Übungen im direkten körperlichen Kontakt mit einem Partner war Frau B. zunächst sehr zaghaft und unsicher. Sie berührte ihre Partner nur ganz vorsichtig und schwach. Sie bewegte sich selbst kaum, wenn sie berührt wurde.

Ich erinnere an ihre frühere Aussage, mit der sie ihre Unabgegrenztheit ausgedrückt hatte: Es gehe etwas von den Geräten aus, in ihren Körper hinein und von ihrem Körper gehe etwas in die Geräte.

Ihre späteren Aussagen, mit denen sie ausdrückte, dass sie sich etwas abgegrenzter spürte, beschränkten sich zunächst auf die Position des Liegens auf der Matte. Im direkten, lebendigen Kontakt mit einem Partner schien sie ihre Unabgegrenztheit aber in besonders starkem Maße zu erleben. Das machte ihr Angst.

Sie äußerte anfangs auch einmal diese Angst, als der Partner hilfegebend mit seiner Hand ihre Wirbelsäule berührte. Trotz der Angst beteiligte sie sich aber an allen Angeboten im direkten körperlichen Kontakt mit einem Partner. Anschließend äußerte sie, dass sie nun diesen Körperteil »lebendiger« spüre.

Das war für mich überraschend, denn ich konnte in ihrer Mimik oder in ihren Bewegungen nicht erkennen, dass sie sich wirklich im Kontakt erlebte. Sie bewegte sich kaum, blieb starr. Durch die Berührung schien sie aber die Lebendigkeit des Partners zu spüren und dadurch auch sich selbst lebendiger. Sie stellte aber selbst fest: »Der Kontakt ist noch nicht richtig, es ist noch nicht genug Kontakt da.« Oft fügte sie den Wunsch hinzu: »Ich möchte das noch einmal ausprobieren.«

Beim Sitzen Rücken an Rücken hatte sie sich zunächst ganz wenig und vorsichtig bewegt. Sie sagte danach: »Die Verständigung klappt nicht so gut.« Sie nahm nur auf, was vom Rücken des Partners kam. Es war die »Wärme«, die sie spürte und wohltuend erlebte.

In einer späteren Gruppe, als es ihr möglich war, den Rücken selbst aktiv zu bewegen, konnte sie durch diese eigenen Bewegungen die kräftige Wirbelsäule ihres Partners spüren und äußerte sich erstaunt darüber. Weiter berichtete sie, sie habe den festen, geraden Rücken ihres Partners benutzt, um sich daran aufzurichten.

Danach erlebte sie: »Hinten spüre ich mich jetzt ganz deutlich, vorne ist nichts, das fehlt mir.«

Besonders betonte sie aber immer wieder die Wärme, die sie durch den Rücken des Partners spüren konnte. Am Ende der Stunde sagte sie: »Ich habe die Wärme mitgenommen und spüre sie jetzt noch.« Zu Beginn der nächsten Stunde: »Ich kann mich an dieses warme Gefühl am Rücken noch erinnern.«

Beim Angebot, mithilfe zweier Partner (Eltern-Kind-Konstellation) vom Liegen zum Stehen zu kommen, zeigten sich folgende Schwierigkeiten: Frau B. hängte sich schwer an den Stab, gab dabei fast Widerstand, sodass die beiden anderen sie nur mit Mühe hochziehen konnten. Im Stand lehnte sie sich weit vor und zurück, drückte und zog dabei, sodass sie kaum zu halten war. Sie war dabei so angespannt, dass sie auf ihre Zehenspitzen kam.

Danach war sie sehr beunruhigt und aufgelöst: »Ich habe mich nicht zurechtgefunden, ich habe nicht mehr gewusst, wo ich war.«

Sie hatte sich anscheinend in diesem Geschehen zu dritt, in dem die gemeinsamen Aktivitäten nur gelingen, wenn sie aufeinander abgestimmt sind, nicht mehr spüren können, hatte sogar die Orientierung im Raum verloren.

In der nächsten Gruppe wollte sie bei diesem Angebot liegen bleiben und sich von ihren Partnern nur passiv im Liegen über den Boden ziehen lassen. Sie äußerte zufrieden, sie habe sich wie ein Wäschestück an der Leine gefühlt und dabei ihren Körper in seiner ganzen Länge spüren können.

Bei diesem Angebot in der nächsten Gruppe kam sie gleich von sich aus auf die Beine und drückte mit aller Kraft und viel Schwung gegen »die Eltern«. Sie sagte: »Es ist gut, den Widerstand der beiden zu spüren, dann traue ich mich, kräftig zu drücken. Durch den Druck spüre ich mich besser.« Sie fügte an: »Ich hätte gerne beide weggedrückt«, und lächelte dabei schelmisch.

Bei der Aufforderung, im Gehen die momentane Befindlichkeit auszudrücken, zeigte Frau B. jetzt ihren ganz lebendigen Eigenimpuls. Sie sprang durch den Raum und kickte dabei alle Bälle, die auf dem Boden herumlagen, mit heftigen Bewegungen weg. Danach versteckte sie sich schnell unter einer Decke. Sie sagte: »Ich möchte austeilen, habe aber Angst vor dem, was zurückkommt.«

Sie äußerte weiter: »Ich habe das Bedürfnis, dass alles erlaubt ist, andererseits möchte ich Grenzen. Im Alltag bremse ich mich immer zu schnell.«

Es ist anzunehmen, dass sie als Kind das Erlaubnis-Bekommen und das Grenzen-Gesetzt-Bekommen zu unsicher erlebt hatte. Als Erwachsene kennt sie sich nun nicht aus. Sie weiß nicht, was erlaubt ist und wo Grenzen sind und nimmt sich deshalb zurück. Jetzt, durch die Erlaubnis der Therapeutin, traute sie sich, herumzuspringen und aggressive Handlungen zuzulassen. Danach musste sie sich aber verstecken, denn sie wusste nicht, was jetzt passieren würde. Durch das Verstecken zeigte sie ihre Erfahrung, dass früher so etwas nicht erlaubt war. Sie freute sich deshalb sehr über die positive Rückmeldung, die sie von mir und von den anderen Gruppenmitgliedern bekam. Alle sagten, es habe Spaß gemacht, ihr zuzuschauen. Es habe innerlich befreiend gewirkt.

Zurückschauend auf ihre Erfahrungen im Verlauf der verschiedenen Gruppen sagte sie: »Es ist ganz interessant, zuerst habe ich immer mehr meinen Körper gespürt. Es kam immer wieder ein Teil dazu, den ich konkret spüren konnte, dann den Boden, dann die Wände. Im Kontakt mit den anderen bin ich mir noch unsicher, aber ich freue mich, dass ich die Möglichkeit habe, dies auszuprobieren.«

Rückblickend möchte ich noch einmal zusammenfassen, wie sich bei Frau B. durch die Entwicklung *ihrer Eigenaktivität* Schritte ergaben, um allmählich *in Beziehung* zu kommen.

Durch ihre Eigenaktivität spürte sie zunächst im Liegen ihren Körper und die Matte. Sie zeigt dies mit der Aussage: »Ich habe beim Bewegen meinen Körper klarer gespürt und konnte dadurch die Matte klarer spüren.« Sie erlebte, dass sie in Rückenlage aktiv sein konnte.

Mit ihren Füßen spürte sie den Boden und entdeckte: »Dadurch, dass ich den festen Boden spüre, erlebe ich, dass ich vorwärtsgehen kann.«

Sie richtete sich einen Platz im Raum nach ihren Bedürfnissen ein, auf dem sie sich ausruhen, aber auch aktiv sein konnte.

Im Kontakt mit anderen Personen erlebte sie, dass sie durch ihre eigenen Bewegungen die Festigkeit und Kraft ihrer Partner spüren konnte: »Wenn ich Widerstand spüre, traue ich mich, kräftig zu drücken.«

Sie konnte über Eigenaktivität sich selbst in ihren Körpergrenzen gegen das andere und gegen den anderen besser spüren. Das ist der Beginn, Beziehung aufnehmen zu können.

12 Die bewegungstherapeutische Behandlung der Patienten im katatonen Stupor

Birgit Heuer

»Der katatone Stupor ist zu verstehen als ein Erstarren in Angst und Schreck und Ratlosigkeit bei schwerster Bedrohung des Ich-Bewusstseins in seinen verschiedenen Dimensionen. Wer nicht mehr weiß, dass er noch lebt, wer seiner selbst nicht mehr als Erlebender und Handelnder gewiss ist, wer die Einheit und Abgrenzung seiner selbst nicht mehr sicher weiß, wer seiner Identität verlustig gegangen ist, der kann erstarren.

Daher kann alles, was zu einer neuen Gewissheit des Ich-Erlebens führt, im katatonen Stupor therapeutisch wirksam werden« (Scharfetter 1991 S. 241).

Selten erkranken Patienten am katatonen Stupor. Da nach den Erfahrungen der Autorin die Bewegungstherapie bei diesem Krankheitsbild sehr sinnvoll und wirksam sein kann, werden an dieser Stelle ihre Erfahrungen mit dem Krankheitsverlauf und der Therapie beschrieben.

Der Kranke verharrt regungslos sitzend oder stehend auf einer Stelle. Meist liegt er starr im Bett. Er hat die Augen geschlossen, er spricht nicht mehr, meist isst er nicht mehr, er wird mit der Sonde ernährt. Jede eigene Lebensäußerung scheint erloschen, er reagiert nicht oder nur wenig auf Ansprache. Jedoch nimmt er alle Vorgänge seiner Umgebung mit besonderer Empfindsamkeit wahr. Hinter seinem leblosen Ausdruck verbirgt sich oft Unruhe, Anspannung und Angst.

Die Bewegungstherapeutin hat durch ihren beruflichen Auftrag die Legitimation, über den Körper Kontakt zum Patienten aufzunehmen. Dies ist in seinem jetzigen Zustand einer der wenigen Zugänge, die noch zu ihm möglich sind. Nur im Gespräch sind diese Kranken kaum oder gar nicht mehr zu erreichen.

12.1 Wichtige Elemente der Behandlung im katatonen Stupor

Es muss sobald wie möglich mit der Behandlung begonnen werden. Wenn der Patient regungslos im Bett liegt, versteifen schnell seine Gelenke und er bekommt Druckgeschwüre (Decubitus). Die Atmung ist flach und dadurch ist der Patient pneumoniegefährdet. Die bewegungstherapeutische Behandlung beschränkt sich aber nicht auf das Erhalten seiner funktionellen Gelenkbeweglichkeit, auf das Lagern seines Körpers, auf die Anregung seiner Atmung. *Die Therapie ist in erster Linie Mittel, Beziehung zum Patienten aufzunehmen.* Die Therapeutin versucht, ihn zu erreichen und ihm zu helfen, seinen Körper lebendig zu spüren.

Bei der körperlichen Behandlung ist eine besondere Vorgehensweise nötig, um den Zugang zum Patienten zu finden und im Verlauf der Therapie sein Vertrauen zu gewinnen. Die Therapeutin muss achtsam in jeder Kleinigkeit ihres Tuns versuchen, dem Patienten Halt, Schutz und Sicherheit zu vermitteln. Dies ist wichtig, um seine Beunruhigung, seine Verunsicherung, seine Angst nicht zu verstärken. *Die tägliche Behandlung braucht genügend Zeit und Ruhe.* Es kann nichts schnell gehen, es kann nichts sofort passieren. Oft dauert es lange, bis der Patient das, was die Therapeutin sagt, oder das, was sie tut, an sich heranlassen, aufnehmen und zulassen kann.

Kennt der Patient die Therapeutin nicht, begleitet sie zur ersten Behandlung ein Mitarbeiter der Station. Dieser stellt sie dem Patienten vor. Danach erklärt die Therapeutin dem Patienten mit einfachen Worten, warum sie zu ihm kommt und was sie mit ihm tun möchte.

Bei allen folgenden Behandlungen achtet sie aber darauf, dass sie mit dem Patienten alleine im Zimmer ist und die Behandlung durch keine Störung von außen unterbrochen wird.

In der Behandlung gibt es vorläufig zwei wichtige Kontaktbrücken, die Stimme und die Hände der Therapeutin.

Die Stimme kann der Patient hören. Auch wenn er überhaupt noch nicht auf ihre Worte reagiert, unerreichbar wirkt, erreicht ihn ihre Stimme.

Eine Patientin, die eben den katatonen Stupor überwunden hatte, sagte auf die Frage, was ihr an der Behandlung gutgetan habe: »Ihre Stimme, solange die Stimme da war, war das schlimme Erleben weg.«

Die Therapeutin spricht mit dem Patienten, auch wenn er nicht antwortet. Sie sagt ihm immer im Voraus an, was sie tun wird und begleitet alles mit Worten. Sie redet in einem beruhigenden Ton und in einem langsamen Rhythmus.

Die Hände der Therapeutin berühren einfühlsam den Körper des Patienten, führen und begleiten seine Bewegungen, geben ihm Spielraum und Anregungen, eigene Bewegungen zu finden. Sie bewegen ihn, wenn er sich selbst nicht bewegt. Sehr aufmerksam beachtet die Therapeutin die kleinsten Anzeichen, mit denen der Patient Wohlempfinden oder Unwohlempfinden ausdrückt und geht darauf ein. Spürt sie zum Beispiel beim passiven Bewegen plötzlich eine Gegenspannung, führt sie die Bewegung nicht weiter, sondern bleibt innerhalb des Bewegungsspielraums, den der Patient toleriert.

Zu Beginn der Behandlung deckt die Therapeutin den Patienten nicht einfach auf, sie nimmt ihm nicht die schützende Decke weg; selbstverständlich bleibt er bekleidet. Sie beginnt an den Händen. Jede Berührung kündigt sie vorher an: »Ich nehme jetzt Ihre rechte Hand und Sie machen eine Faust, jetzt strecken Sie die Finger bis in die Fingerspitzen.« Dabei unterstützt sie diese Bewegungen mit ihren Händen. Bewegt der Patienten seine Finger nicht selbst, tut dies die Therapeutin langsam und deutlich einige Male. Zwischendurch streicht sie über die Innen- und Außenfläche, vom Handgelenk bis über die Fingerspitzen, sodass der Patient über diese Berührung die Form seiner Hand spüren kann. Um doch eine kleine Aktivität anzuregen, umschließt sie mit der Hand seine Finger und versucht durch ein wenig Druck und Zug an seinen Fingerspitzen ein Zugreifen (Anklammern) zu entlocken. Hat sie den Eindruck, dass der Patient die Berührung durch ihre Hände gut aufnimmt, streicht sie langsam, seinen ganzen Arm umfassend, von der Schulter bis über die Fingerspitzen. Anschließend bewegt die Therapeutin mit dem Patienten sein Handgelenk, sein Ellenbogengelenk, sein Schultergelenk und damit den ganzen Arm. Hierzu benennt sie Richtungen, nennt Bezugspunkte und hilft ihm, diese mit seiner Hand zu erreichen, z. B. nach oben bis an die Wand, nach unten bis auf die Bettdecke, zur rechten Seite bis an die Wand, zur linken Seite bis zum Nachtkästchen. Sie hilft dem Patienten, diese Stellen mit der Hand selbst zu berühren und fordert ihn auf, auch hinzuschauen. Sie nennt Bezugspunkte am Körper des Patienten: »Mit der Hand die Stirn berühren, den Mund, die Brust, die Schulter.«

Die Therapeutin widmet den Händen des Patienten große Aufmerksamkeit. Kann sie ihn anregen, mit seinen Händen zu spüren, zu greifen, nimmt er Kontakt nach außen auf.

Nach dem Üben mit den Armen folgen die Beine. Das Berühren der Füße geschieht in der Weise wie an den Händen. Die Therapeutin streicht und reibt sie von den Fußgelenken bis zu den Zehen. Sie versucht danach, den Patienten zu Bewegungen anzuregen. Gelingt es ihr, mit den Fingern ein Zugreifen mit seinen Zehen zu locken, ist der Patient aktiv im Kontakt mit ihr.

Alle Gelenke werden bewegt. Beim Anbeugen des ganzen Beines im Knie- und Hüftgelenk fordert sie ihn auf und hilft ihm, mit seinen Händen sein Knie zu umfassen und zu sich heranzuziehen. Dadurch kommt sein Körper in einen gewissen Zusammenhang. Beim Ausstrecken betont die Therapeutin das Durchstrecken des ganzen Beines. Sie gibt hierzu mit einer Hand unter dem Knie, mit der anderen Hand an der Ferse Halt und Führung. An der Ferse gibt sie Druck, um den Patienten zum Gegendruck anzuregen. Tut er es, ist dies eine erste Vorbereitung zum späteren Stehen auf dem Boden.

Nun folgen Bewegungen, in die der ganze Körper einbezogen ist. Beide Beine werden angezogen und die Füße im Bett aufgestellt. Die Therapeutin bewegt die Beine des Patienten seitlich hin und her, sodass eine Wiegebewegung im Körper entsteht. Bewegt der Patient selbst seine Beine in dieser Weise, ist das der Ansatz, sich bald auf die rechte und linke Seite drehen zu können, um seine Lage selbst zu verändern.

Liegt der Patient auf der Seite, legt die Therapeutin ihre Hände auf seinen Brustkorb und auf seinen Rücken, um seine Atembewegung zu begleiten. Sie klopft und streicht über den Rücken und den Brustkorb. Kann sich der Patient ihr noch nicht mitteilen, muss sie dabei erspüren, wie er die Berührung aufnimmt und in welcher Weise sie für ihn wohltuend ist. Auch hier soll die Berührung so erfolgen, dass sie dem Patienten die Form seines Körpers vermittelt.

Das Gesicht des Patienten ist in besonderer Weise in die Therapie mit einzubeziehen.

Es müssen die Funktionen des Atmens und des Essens wieder angeregt werden, denn der Kranke nimmt kaum Luft auf, er atmet kaum aus. Er nimmt selbst keine Nahrung auf, die Ausscheidung ist gestört.

Hält der Patient die Augen geschlossen, muss das Sehen, redet er nicht, muss das Sprechen angeregt werden, damit allmählich Kontakt auch über den Blick und das Wort entstehen kann.

Die Therapeutin »reinigt« das Gesicht des Patienten mit einem Tuch. Oft bedecken Schweißperlen das Gesicht und die Erfrischung tut gut. Die Reinigung und Erfrischung sind nicht das Wesentliche, sondern es ist wieder die Berührung, die ihm die Form seines Gesichts bewusst machen soll, um es zu aktivieren und zu beleben.

Weiter streicht sie behutsam und doch deutlich über die Stirn, die Augenlider und fordert den Patienten dabei auf, sie anzuschauen. Sie streicht über die Wangen, den Nasenrücken, das Kinn. Besonders große Aufmerksamkeit widmet sie der Belebung des unbeweglichen Mundes und der unbeweglichen Zunge, die wie ein Kloß im Mund liegt. Isst der Patient selbst, bleiben oft noch lange Zeit

Essensreste im Mund liegen. Häufig wird er mit der Sonde ernährt. Es ist wichtig, den Mund und die Zunge zu beleben, damit die Tätigkeit des Kauens und Schluckens angeregt wird. In diesem Zusammenhang werden dann auch Sprechen und damit das Atmen angeregt.

Hierzu streicht die Therapeutin von allen Richtungen zum Mund hin, vom Mund weg, um den Mund herum und fordert den Patienten auf, seinen Mund zu öffnen und zu schließen. Reagiert er auf diese Weise, kann sie auch in den Mund streichen, seine Zähne und seine Zunge berühren, um ihm bewusst zu machen, dass er sie benutzen kann.

Es hat großen Aufforderungscharakter für den Patienten, begleitet die Therapeutin dieses Tun mit Sprechen und Singen von Tönen und Silben. Macht der Patient mit, kommen Zunge und Mund in Bewegung, der Atem kommt in Gang, er schaut die Therapeutin an und das ganze Gesicht wird lebendig. Aus den Silben können sich Worte ergeben, die miteinander gesprochen werden oder kleine Melodien, die miteinander gesungen werden.

Fängt der Patient an, wieder Nahrung zu sich zu nehmen, wird Essen und Trinken in die Behandlung mit einbezogen.

Ist die Aktivität zum Kontakt im Patienten geweckt, zeigt er selbst Ansätze, seinen Aktionsradius zu erweitern. Die Therapeutin hilft ihm, auf die Beine zu kommen, zum Stehen und zum Gehen. Um ihn zu weiteren Aktivitäten anzuregen, setzt sie Geräte ein. Sie sieht, an was er Spaß hat, was ihn motiviert und spielt mit ihm, z. B. mit einem Ball, mit einem Luftballon, mit einem Tennisring. Sobald es möglich ist, wird die Behandlung im Gymnastikraum fortgesetzt.

Manchmal ändert sich für längere Zeit die Befindlichkeit des Patienten nicht oder es geht ihm trotz aller therapeutischen Bemühungen wieder schlechter. Die Therapeutin muss dies aushalten und gleichbleibend aktiv und zugewandt den Kontakt zu ihm erhalten. Sie muss abwarten können und aufmerksam wahrnehmen, wann er einen kleinen Schritt von sich aus tut, um ihn dann rechtzeitig dabei zu unterstützen.

Jeden Tag findet die Behandlung statt, am besten zur selben Zeit. Eine Patientin sagte später, als sie den katatonen Stupor überwunden hatte: »Sie sind immer um 13.30 Uhr gekommen, ich habe schon auf Sie gewartet.« Für die Therapeutin war das Warten der Patientin nicht zu erkennen gewesen, denn sie lag regungslos im Bett.

Die Behandlung soll zunächst immer ähnlich verlaufen. Die Übungen, die der Patient schon kennt, werden wiederholt und dies in gewohnter Reihenfolge. Das erleichtert ihm die Einstellung darauf.

Es soll noch einmal ein äußerst wichtiger Aspekt der Therapie betont werden:

Nichts muss in der Behandlung schnell gehen, nichts muss sofort passieren. Der Patient wird nicht überfordert. Es kommt nicht darauf an, dass jeden Tag »alles« mit ihm gemacht wird, sondern dass die Therapeutin ihn, mit dem was sie tut, erreicht. Lässt der Kontakt zum Patienten nach und wird er weniger erreichbar, beendet sie für diesen Tag die Behandlung.

Vorgehensweise und Schwerpunkte in der Behandlung der Patienten im katatonen Stupor zu beschreiben, ist schwierig. Denn bei jedem Patient ist der Krankheitsverlauf anders und dadurch verläuft auch die Behandlung immer wieder sehr individuell auf den einzelnen Patienten bezogen.

12.2 »Ich war wie eingesperrt« – Ein Behandlungsverlauf

Ich möchte anhand eines Fallbeispiels erläutern, wie sich die Behandlungsschritte nacheinander ergaben.

Herr S. wurde mit der Diagnose »katatone Verlaufsform einer schizophrenen Psychose« zur Einzeltherapie angemeldet. Er war ein großer, schwerer, kräftiger, aber ganz kindlich wirkender junger Mann von 21 Jahren. Angespannt, unruhig, getrieben lief er auf der Station hin und her. Immer wieder packte er blitzschnell seine Sachen in einer Tasche zusammen und rannte zur Ausgangstüre, um sich dort anzuklammern und mit dem Kopf gegen die Tür zu schlagen. Er wollte fort. Zwischendurch überfielen ihn autoaggressive Impulse. Er versuchte mit einer abgeschlagenen Flasche auf sich einzuschlagen, sich auf der Toilette zu erhängen.

Ich ging täglich zu ihm und versuchte, ihn auf irgendeine Weise zu erreichen. Manchmal legte er sich auf das Bett und wollte sich im Liegen bewegen, manchmal war er bereit, mit mir Ball zu spielen. Ab und zu wollte er Tischtennis spielen, denn das konnte er gut. Oft gelang es mir aber auch gar nicht, ihn zu erreichen. Er verharrte stuporös in gekrümmter Position, zusammengekauert auf dem Fußboden, ganz von der Außenwelt abgeschlossen. Ich blieb immer einige Zeit bei ihm, denn einige Male stand er abrupt auf und war bereit, mit mir zu üben. Dieses Versinken ins Nichts und das plötzliche Wiederauftauchen wechselte manchmal in Sekundenschnelle.

Nachdem Herrn S. durch richterlichen Beschluss erfahren hatte, dass er zur weiteren Behandlung in der Klinik bleiben müsse, verschlechterte sich sein Zustand. Er blieb in seinem Bett liegen, bewegte sich nicht mehr, sprach nicht mehr, aß nicht mehr, hielt die Augen geschlossen. Aus seinem Gesicht war der getriebene, unruhige Ausdruck verschwunden. Es wirkte leblos und abwesend.

Die bewegungstherapeutische Behandlung sah daraufhin folgendermaßen aus:

Da Herr S. sich überhaupt nicht bewegte, bewegte ich seinen ganzen Körper durch. Dabei achtete ich aufmerksam auf geringste Aktivitäten, die von ihm ausgingen.

Dies war nach einigen Behandlungen ein ganz geringes Zugreifen, zunächst nur mit der rechten Hand, dann auch ein wenig mit der linken Hand. Ich versuchte es zu intensivieren, indem ich seine Finger und seine Hände massierte. Mit meinen Händen umgriff ich seine Finger, um immer wieder diese kleine Bewegung zu locken. Er besaß Jonglierbälle. Wenn ich ging, legte ich sie ihm in die Hände. Er ergriff sie nicht, hielt aber etwas in seinen Händen, was ihm gehörte. Herr S. konnte im Laufe der Zeit seine Arme selbst etwas bewegen, aber seine Hände wirkten weiterhin leblos. Sie schienen nichts, was er berührte, wirklich zu spüren. Wie konnte ich ihn verlocken, seine Hände zu fühlen?

Mir fiel ein kindliches Spiel ein. Da er die Augen immer noch geschlossen hielt, forderte ich ihn auf, einen Gegenstand, den ich ihm in seine Hand legte, durch Tasten zu erraten. Das war zuerst eine kleine Spielfigur aus Plastik, die er auf dem Nachttisch stehen hatte. Ich drückte mit meinen Händen seine Hände leicht um diese Figur, um ihn zum Tasten anzuregen. Da er selbst noch nicht sprach, zählte ich alles Mögliche auf, was er in der Hand haben könnte. Es passierte erst wenig, aber er schien mir zuzuhören. Ich gab ihm andere unterschiedliche Gegenstände in die Hände und langsam begann er zu tasten und mir durch ein Nicken anzuzeigen, wenn ich den Gegenstand richtig benannte.

Täglich wiederholten wir dieses Spiel. Ganz lebhaft reagierte er mit seiner Hand, als er das erste Mal einen Kugelschreiber erraten sollte. In schnellem Tempo und immer wieder drückte er mit seinem Daumen auf das untere Ende, um die Mine raus und rein zu bewegen. So zeigte er mir, dass er wusste, was er in der Hand hielt.

Um ihn aber durch dieses Spiel auch zum Schauen zu verlocken, »verbot« ich ihm ausdrücklich, beim Tasten der Gegenstände die Augen aufzumachen. Er begann zu blinzeln. Wenn ich ihn bei seiner »Schummelei« ertappte, lächelte er.

Seine Hände und Arme wurden immer aktiver. Das ging so weit, dass er seine Jonglierbälle ergriff, sie heftig gegen die Türe warf und sich freute, wenn es krachte.

Er ließ sich zum gegenseitigen »Kräftemessen« von mir herausfordern: Wer kann, wenn beide sich an der Hand fassen, den Arm des anderen zu sich heranziehen?

Seine Beine bewegte Herr S. überhaupt nicht. Sie lagen wie gelähmt im Bett. Trotz Umlagerungen hatten sich sofort in den ersten Tagen große Decubitus an den Fersen gebildet. Es war sehr schwierig, die schweren, langen Beine durchzubewegen. Um wenigstens eine kleine Aktivität in seine Füße zu bringen, beschäftigte ich mich mit den Zehen. Ich massierte sie, bewegte sie, und umschloss sie mit meinen Fingern. Als Herr S. das erste Mal ein wenig mit den Zehen seines rechten Fußes in meine Finger griff, sagte ich spontan: »Oh, die Zehen sagen mir guten Tag.« Er verzog seinen Mund zu einem kleinen Lächeln. Das Zehenspiel wiederholten wir täglich und wenn ich fragte: »Sagen mir die Zehen guten Tag?« bewegte er sie gleich.

In seinen Beinen zeigten sich keine Bewegungsimpulse. Ich bewegte sie täglich, trotzdem atrophierten die Muskeln und die Gelenke wurden zunehmend kontrakter.

Die Behandlung seines Gesichts nahm von Anfang an und über die ganze Behandlungsdauer einen großen Raum ein. Es geschah dabei lange Zeit nichts. Dann reagierte Herr S. langsam mit Schauen. Auch wenn sein Gesicht regungslos wirkte, fing er an, mit den Augen meinen Blick zu erwidern.

Er aß nicht, er sprach nicht, er atmete ganz flach. Ich versuchte intensiv, seinen bewegungslosen Mund zu aktivieren und seine Stimme herauszulocken. Statt mit dem Tuch wagte ich direkt mit einem Finger um den Mund zu streichen, die Innenseite der Lippen zu berühren, die Zähne, die Zunge. Wieder geschah erst wenig, aber nach einer gewissen Zeit zeigten sich kleine schwache Bewegungen, die wie die reflektorischen Mundbewegungen des Säuglings aussahen. Das waren sie aber nicht, denn als ich sagte, er werde mir doch wohl meinen Finger nicht abbeißen, schnappte er mit den Zähnen zu. Ich rief: »Au«, und er grinste breit über das ganze Gesicht. Diese spielerischen Bewegungen mit dem Mund wiederholten wir täglich. Langsam folgte er meiner Aufforderung, Laute und Silben, die ich vorgab, nachzusprechen: »Lalalalalalala, bababa, auauauau, papapapapa, mamamamama« usw. Durch meinen Vorschlag, wer kann »ohhhh« oder »rrrrr« am längsten aushalten, ließ er sich locken, lange Töne von sich zu geben. Die Mundmotorik und die Atmung kamen in Gang. Es kam der Zeitpunkt, an dem er anfing, einzelne Worte zu sprechen und ein wenig zu essen. In den nächsten Behandlungen wurden diese Mundspiele durch richtiges Essen erweitert. Ich fütterte ihn mit Fruchtjoghurt, dann mit kleinen Obststückchen, die er kauen musste. Er begann, richtige Mahlzeiten zu essen.

Inzwischen waren fast drei Monate vergangen. Sein Zustand war in dieser Zeit großen Schwankungen unterworfen. Sowohl bei der Elektrokrampftherapie als auch bei der medikamentösen Behandlung stellten sich immer wieder große körperliche Komplikationen ein. Auch bei meiner Therapie gab es immer wieder Rückschritte.

Herr S. machte über lange Zeit keine Anstalten, seine Lage selbst zu verändern, aus dem Bett zu wollen. Eines Tages kam ganz plötzlich von ihm der dringende Impuls, aufstehen zu wollen. Seine Beine und sein Körper ließen jedoch nur eine mühsame Bewegung zu. Er hatte schon in der Nacht alleine versucht aufzustehen und war aus dem Bett gefallen.

Nun ging es sofort darum, ihn in seinem Drang, auf die Beine kommen zu wollen, voll zu unterstützen. Wir versuchten ihn in einem Gehwagen, gestützt von vier Personen, aufzurichten. Er knickte in den Knie- und Hüftgelenken ein. Obwohl seine Arme inzwischen kräftig genug waren, konnte er sich nicht mit seinen Händen auf dem Gehwagen abstützen. Er begriff das Bewegungsmuster des Durchstreckens der Arme nicht, um sein Körpergewicht mit den Händen abzustemmen. Wir übten dies einige Tage, aber ohne Erfolg. Wir konnten ihn in seiner Schwere und Größe nicht halten, er konnte sich selbst nicht abstützen. In dieser Notlage fiel mir plötzlich ein, wie das Baby auf die Beine kommt. Es klammert sich an einem Gegenstand fest und zieht sich hoch. Ich fuhr Herrn S. im Rollstuhl in den Gymnastikraum direkt vor die Sprossenwand. Ich musste ihm nicht viel erklären. Er griff nach einer Sprosse und zog sich hoch. Er stand schief und krumm, aber spontan versuchte er sogar, einen Fuß zum Hochklettern auf die nächste Sprosse zu setzen. Sich mit den Händen an der Sprossenwand haltend, lernte er das Stehen und Gehen.

Er war nicht zu bremsen in seinem Drang, selbstständig gehen zu können. Nach vier Wochen war es so weit. »Ich kann wieder laufen!« rief er immer wieder freudig.

Zusammenfassung

Nach der langen Zeit des »Lahmgelegt-Seins« kam bei Herrn S. erst zaghaft über das Tasten und Greifen mit den Fingern und Zehen, dann über das Schauen und das Sprechen der Kontakt nach außen wieder in Gang. Er konnte wieder selbst essen.

Aber erst sein eigener impulsiver Bewegungsdrang ließ ihn auf die Beine kommen und ganz intensiv Eigenaktivität entwickeln, um mit der Außenwelt in Kontakt treten zu können.

Er wollte viel Zuwendung. Er freute sich, im Kontakt mit Menschen zu sein, mit ihnen reden zu können. Bei der Erinnerung an die Zeit, in der er im katatonen Stupor im Bett gelegen hatte, weinte er. »Es war ganz schlimm, *ich war wie eingesperrt*, ich konnte mich nicht mehr bewegen, nicht einmal mehr sprechen.«

Literatur

Zitierte Literatur

Anzieu, D. (1991). *Das Haut-Ich*. Frankfurt am Main: Suhrkamp.

Becker, H. (1989). *Konzentrative Bewegungstherapie*. Stuttgart/New York: Thieme.

Elhardt, S. (1994). *Tiefenpsychologie. Eine Einführung*. Stuttgart: Kohlhammer Urban-Taschenbücher.

Fuchs, M. (1989). *Funktionelle Entspannung*. Stuttgart: Hippokrates Verlag.

Fuchs, M. (1996). *Funktionelle Entspannung in der Kinderpsychotherapie*. München/Basel: Ernst Reinhardt Verlag.

Gindler, E. (1962). Gymnastik des Berufsmenschen. *Gymnastik I*, 82–89.

Lempa, G. (1995). Zur psychoanalytischen Behandlungstechnik bei schizophrenen Psychosen. *Forum der Psychoanalyse, 11*, 133–149.

Maurer, Y. (1979). *Physikalische Therapie in der Psychiatrie*. Bern/Stuttgart/Wien: Hans Huber.

Scharfetter, C. (1991). *Allgemeine Psychopathologie*. Stuttgart/New York: Thieme.

Scharfetter, C. (1995). *Schizophrene Menschen*. Weinheim: Beltz Psychologie Verlags-Union.

Winnicott, D. W. (1993). *Vom Spiel zur Kreativität*. Stuttgart: Klett-Cotta.

Winnicott, D. W. (1994). *Von der Kinderheilkunde zur Psychoanalyse*. Frankfurt: Fischer Taschenbuchverlag.

Weiterführende Literatur

Benedetti, G. (1983). *Todeslandschaften der Seele*. Göttingen: Verlag für Medizinische Psychologie im Verlag Vandenhoeck & Ruprecht.

Gräff, C. (1989). *Konzentrative Bewegungstherapie in der Praxis*. Stuttgart: Hippokrates-Verlag.

Haddenbrock, S. & Mederer, S. (1960). Tänzerische Gruppenausdrucksgymnastik in der Psychosebehandlung. *Zeitschrift für Psychotherapie und Medizinische Psychologie 1960, Heft 6*.

Heuer, B. (1996). Körpertherapie mit schizophrenen Kranken. *Konzentrative Bewegungstherapie. (Zeitschrift des DAKBT), Nr. 26*.

Heuer, B., Schürmann-Walker, Ch. (1988). Körperzentrierte Gruppentherapie mit schizophrenen Kranken. *Krankengymnastik, 40 Jg.*, S. 259–269.

Hutterer-Krisch, R. (Hrsg.). (1994). *Psychotherapie mit psychotischen Menschen.* Wien/New York: Springer-Verlag.

Johnen, R. (1995). *Die funktionelle Entspannung. Naturheilverfahren.* Springer Lose Blatt Systeme, Stand: März 1995.

Krietsch, S. (1993). Funktionelle Entspannung bei Psychosen. *A. F. E. Intern*, Heft 16.

Krietsch-Mederer, S. (1975). Bewegungstherapie mit einer Gruppe von Langzeitpatienten in einem psychiatrischen Krankenhaus. *Integrative Therapie, 4/1975.*

Krietsch-Mederer, S. (1988). Die funktionelle Entspannung – eine Methode für die Einzeltherapie in psychiatrischer Praxis und Klinik. *Krankengymnastik, 40 Jg.*, S. 277–279.

Mederer, S. (1968). Bewegungstherapie mit Schizophrenen. *Krankengymnastik, Heft 1/1968.*

Ogden, T. H. (1995). *Frühe Formen des Erlebens.* Wien/New York: Springer.

Stolze, H. (Hrsg.). (1996). *Die Konzentrative Bewegungstherapie, Grundlagen und Erfahrungen.* Berlin: Springer-Verlag.

Uexküll, Th., Fuchs, M., Müller-Braunschweig, H. & Johnen, R. (1994). *Subjektive Anatomie.* Stuttgart/New York: Schattauer.

Weiterführende Literatur anlässlich der Neuauflage

Arnim A. v. (1996). Funktionelle Entspannung In J. M. Herrmann, H. Lisker & G. J. Dietze (Hrsg.), *Funktionelle Erkrankungen* (S. 205–219). München: Urban & Schwarzenberg.

Arnim A. v. (1997a). Das Wunderknäuel. In T. v. Uexküll, M. Fuchs, H. Müller-Braunschweig & R. Johnen (Hrsg.), *Subjektive Anatomie. Theorie und Praxis körperbezogener Psychotherapie*. Stuttgart: Schattauer.

Arnim, A. v. (1997b). Ein Modell des FE-Therapieprozesses; neurophysiologische Aspekte der FE. In T. v. Uexküll, M. Fuchs, H. Müller-Braunschweig & R. Johnen (Hrsg.), *Subjektive Anatomie. Theorie und Praxis körperbezogener Psychotherapie* (S. 160–169). Stuttgart: Schattauer.

Arnim, A. v. (1997c). Der Schatten als Bedrohung der Lebendigkeit, Begegnung mit einer Patientin, die sich selbst beschädigt. In T. v. Uexküll, M. Fuchs, H. Müller-Braunschweig & R. Johnen (Hrsg.), *Subjektive Anatomie. Theorie und Praxis körperbezogener Psychotherapie* (S. 8–10). Stuttgart: Schattauer.

Arnim, A. v. (1997d). Rückzug in die Autarkie, In T. v. Uexküll, M. Fuchs, H. Müller-Braunschweig & R. Johnen (Hrsg.), *Subjektive Anatomie. Theorie und Praxis körperbezogener Psychotherapie* (S. 86–92). Stuttgart: Schattauer.

Arnim, A. v. (1997e). Pränatale Verwicklungen und der Rhythmus. In T. v. Uexküll, M. Fuchs, H. Müller-Braunschweig & R. Johnen (Hrsg.), *Subjektive Anatomie. Theorie und Praxis körperbezogener Psychotherapie* (S. 135–143). Stuttgart: Schattauer.

Arnim, A. v. (1998). Funktionelle Entspannung als Therapie bei Autodestruktion. In J. Wiesse & P. Joraschky (Hrsg.), *Psychoanalyse und Körper. Psychoanalytische Blätter, Bd. 7* (S. 9–26). Göttingen: Vandenhoeck & Ruprecht.

Arnim, A. v. (2001). Frühes Trauma und körperbezogene Psychotherapie (am Beispiel der Arbeit mit Funktioneller Entspannung). In W. Milch & H.-J. Wirth (Hrsg.), *Psychosomatik und Kleinkindforschung* (S. 203–220). Gießen: Psychosozial-Verlag.

Arnim, A. v. (2002). Integrierte Medizin und körperbezogene Psychotherapie. In T. v. Uexküll, W. Geigges & R. Plassmann (Hrsg.), *Integrierte Medizin* (S. 257–290). Stuttgart: Schattauer.

Arnim, A. v. (2008). Funktionelle Entspannung bei Patientinnen mit Anorexia Nervosa. In P. Joraschky, H. Lausberg & K. Pöhlmann (Hrsg.), *Körperorientierte Diagnostik und Psychotherapie bei Essstörungen* (S. 229–254). Gießen: Psychosozial-Verlag.

Arnim, A. v. (2009a). »Das bin ja ich!« – FE und Körperbildskulpturen bei einer Schmerzpatientin. In I. Herholz, R. Johnen & D. Schweitzer (Hrsg.), *Funktionelle Entspannung – Das Praxisbuch. Mit Funktioneller Entspannung zum therapeutischen Erfolg* (S. 103–109). Stuttgart, New York: Schattauer.

Arnim, A. v. (2009b). Funktionelle Entspannung. In M. Thielen (Hrsg.). *Körper-Gefühl-Denken. Körperpsychotherapie und Selbstregulation* (S. 131–142). Gießen: Psychosozial-Verlag.

Arnim, A. v. (2009b). Von der Propriozeption zur Narration. Körperbild-Skulpturen und -Narrative in der Psychosomatik. In J. Pfeiffer & J. Küchenhoff (Hrsg.), *Körper. Konstruktionen. Jahrbuch für Literatur und Psychoanalyse 28* (S. 119–146). Würzburg: Königshausen & Neumann.

Arnim, A. v. (2017). Der weibliche Körper, Heimat oder Kriegsschauplatz? In H. Krüger-Kirn & B. Schroeter (Hrsg.), *Verkörperungen von Weiblichkeit* (S. 105–130), Gießen: Psychosozial-Verlag.

Arnim, A. v. (2018). Lebenszyklen und Körperrhythmen – eine kreisend-einschwingende Annäherung an das Thema. In M. Thielen, A. v. Arnim & A. Willach-Holzapfel (Hrsg.), *Lebenszyklen – Körperrhythmen* (S. 19–46). Gießen: Psychosozial-Verlag.

Arnim, A. v., Bonay-Märki, A., Dürr-Pehl, I., Grap, P. & Gudden, C. (2002). Die Arbeit mit der Körperbildskulptur in störungsspezifischen Therapiegruppen mit Funktioneller Entspannung. In D. Mattke, G. Hertel, S. Büsing & K. Schreiber-Willnow (Hrsg.), *Störungsspezifische Konzepte und Behandlung in der Psychosomatik* (S. 417–425). Frankfurt am Main: VAS.

Arnim, A. v. & Joraschky, P. (1999). Körperbezogene Psychotherapieverfahren. In T. Egle, S. Hoffmann & P. Joraschky (Hrsg.), *Sexueller Missbrauch, Misshandlung, Vernachlässigung* (2. Aufl.). Stuttgart: Schattauer.

Arnim, A. v. & Joraschky, P. (2009). Körperbildskulpturtest bei Fibromyalgiepatienten. In P. Joraschky, T. Loew & F. Röhricht (Hrsg.). *Körpererleben und Körperbild. Ein Handbuch zur Diagnostik* (S. 192–201). Stuttgart: Schattauer.

Arnim, A.v., Lahmann, C. & Johnen, R. (Hrsg.). (2022). *Subjektive Anatomie. Theorie und Praxis körperbezogener Psychotherapie* (3. Aufl.). Mit einem Geleitwort von Wulf Bertram. Mit Originaltexten von Thure v. Uexküll und Marianne Fuchs. Stuttgart: Schattauer.

Arnim, A. v., Lausberg, H. & Joraschky, P. (2007). Körperbild-Diagnostik. In P. Geissler (Hrsg.), *Analyse der Lebensbewegungen* (S. 165–196). Wien, New York: Springer.

Arnim, A. v., Müller-Braunschweig, H. & Joraschky, P. (2006). Körperbezogene Therapie bei traumatisierten Menschen. In A. Remmel, O. Kernberg, W. Vollmoeller & B. Strauß (Hrsg.), *Handbuch Körper und Persönlichkeit* (S. 401–426). Stuttgart: Schattauer.

Aßmann, S., Borkenhagen, A. & Arnim, A. v. (2010). Körperbilddiagnostik. *Psychotherapeutenjournal, 9*(3), 261–270.

Beebe, B., Cohen, Ph. & Lachmann, F. (2019). *Bindung im Werden*. Gießen: Psychosozial-Verlag.

Blankenburg, W. (1971). *Der Verlust der natürlichen Selbstverständlichkeit. Ein Beitrag zur Psychopathologie symptomarmer Schizophrenien*. Stuttgart: Enke.

Boon, S., Steele, K. & Van der Hart, O. (2013). *Traumabedingte Dissoziation bewältigen*. Paderborn: Junfermann Verlag.

Bowlby, J. (1995). *Elternbindung und Persönlichkeitsentwicklung*. Heidelberg: Dexterverlag.

Craig, A. D. (Bud) (2015). How Do You Feel? An Interoceptive Moment with Your Neurobiological Self. Princeton: Princeton University Press.

Damasio, A. (2017). *Im Anfang war das Gefühl*. München: Siedler Verlag.

Evertz, K., Janus, L. & Linder, R. (Hrsg.). (2014). *Lehrbuch der Pränatalen Psychologie*. Heidelberg: Mattes.

Fonagy, P., Gergely, G., Jurist, E. L. & Target, M. (2004). *Affektregulierung, Mentalisierung und die Entwicklung des Selbst*. Stuttgart: Klett-Cotta.

Fuchs, M., (2013). *Funktionelle Entspannung. Theorie und Praxis eines körperbezogenen Psychotherapieverfahrens* (7. überarb. Aufl.). Berlin: Pro Business GmbH.

Fuchs, T. (2012). Selbst und Schizophrenie. *DZPhil, (60)*6, 887–90.

Fuchs, T. (2020). *Verteidigung des Menschen*. Berlin: Suhrkamp.

Fuchs, T. & Röhricht, F. (2017). Schizophrenia and intersubjectivity: An embodied and enactive approach to psychopathology and psychotherapy. *Philos Psychiatr Psychol., 24*(2), 127–142.

Gast, U. & Wirtz, G. (2016). *Dissoziative Identitätsstörung bei Erwachsenen*. Stuttgart: Klett-Cotta.

Geuter, U. (2015). *Körperpsychotherapie*. Berlin: Springer.

Geuter, U. (2019). *Praxis der Körperpsychotherapie*. Berlin: Springer.

Grunwald, M. (2017). *Homo Hapticus. Warum wir ohne Tastsinn nicht leben können*. München: Droemer Verlag.

Gudden, C. (2004). Die Veränderung von Körperbildskulpturen im Therapieprozess mit Funktioneller Entspannung. Zwei Einzelfallberichte von Patientinnen im Rahmen einer fibromyalgiespezifischen integrierten Behandlungsstudie (FIBS) in der Abteilung für psychosomatische Medizin der Friedrich - Alexander - Universität Erlangen - Nürnberg; Unveröffentlichte schriftliche Arbeit für die Diplom-Hauptprüfung, Institut für Psychologie I an der Friedrich – Alexander – Universität Erlangen.

Gudden, C. (2015). Sophie Krietsch und ihre besondere Bedeutung in der Körperpsychotherapiemethode Funktionelle Entspannung (FE). *FE – Beiträge zu Theorie und Praxis, 41*, 21–31.

Harms, T. (2016). *Körperpsychotherapie mit Säuglingen und Eltern*. Gießen: Psychosozial-Verlag.

Heller, L. & Lapierre, A. (2011). *Entwicklungstrauma heilen*. München: Kösel.

Henzinger, U. (2017). *Bindung und Autonomie in der frühen Kindheit*. Gießen: Psychosozial-Verlag.

Herholz, I., Johnen, R. & Schweitzer, D. (2009). *Funktionelle Entspannung – das Praxisbuch*. Stuttgart: Schattauer.

Hidas, G. & Raffai, J. (2006). *Nabelschnur der Seele. Psychoanalytisch orientierte Förderung der vorgeburtlichen Bindung zwischen Mutter und Baby*. Gießen: Psychosozial-Verlag.

Jenkins, G. & Röhricht F. (2007). From cenesthesias to cenesthopathic schizophrenia: a historical and phenomenological review. *Psychopathology, 40*, 361–368.

Joraschky, P., Sebastian, S. & Riera, R. (1998). Der Körperbild-Skulptur-Test. In F. Röhricht & S. Priebe (Hrsg.), *Körpererleben in der Schizophrenie* (S. 121–135). Göttingen: Hogrefe.

Krietsch-Mederer, S. (1964). Einführung in die Fuchs'sche Atem- und Entspannungstherapie. In J. H. Schultz, G. Benedetti, G. R. Heyer & W. Schulte (Hrsg.), *Praxis der Psychotherapie, 9*(6), 273–279.

Krietsch, S. (1988a). Funktionelle Entspannung. Eine Methode für die Einzeltherapie in psychiatrischer Praxis und Klinik. *A. F. E. – Intern, 6*, 4–6.

Krietsch, S. (1988b). Der Boden als Muttersymbol. *A. F. E. – Intern, 6*, 10–11.

Krietsch, S. (1990). Haut als äußere Hülle des Menschen, an der Kontakt und Abwehr geschieht. – Wie beeinflusst sie den Halt? *A. F. E. – Intern, 10*, 2–5.

Krietsch, S. (1991). »Die Grundstörung« nach Balint und Möglichkeiten der Therapie mit den Elementen der Funktionellen Entspannung. *A. F. E. – Intern, 11*, 6–9.

Krietsch, S. (1993). Funktionelle Entspannung bei Psychosen. *A. F. E. – Intern, 16*, 12–19.

Krietsch, S. (2002). Funktionelle Entspannung mit Psychosepatienten. In R. Plassmann, M. Schütz & T. v. Uexküll (Hrsg.), *Integrierte Medizin: Neue Modelle für Psychosomatik und Psychiatrie* (S. 67–75). Psychosozial-Verlag.

Lauffer, V. (2010). Was können pränatale Erfahrungen in der Arbeit mit Funktioneller Entspannung ermöglichen? *Theorieheft der A. F. E., 37*, 36–41.

Lauffer, V. (2013). Funktionelle Entspannung am Beispiel einer Traumatherapie. In M. Thielen (Hrsg.), *Körper – Gruppe – Gesellschaft* (S. 373–387). Gießen: Psychosozial-Verlag.

Lauffer, V. (2015). Störungen transformieren-Körperpsychotherapie als gemeinsame Suchbewegung. *Theorieheft der A. F. E., 41*, 31–40.

Lauffer, V. (2018). In den Störungen sind die Lösungen verborgen. In M. Thielen, A. v. Arnim & A. Holzapfel (Hrsg.), *Lebenszyklen – Körperrhythmen* (S. 349–361). Gießen: Psychosozial-Verlag.

Lempa G., Haebler, C. v. & Montag, C. (2006). Psychodynamische Psychotherapie der Schizophrenien. In G. Marlock & H. Weiss (Hrsg.), *Handbuch der Körperpsychotherapie*. Stuttgart: Schattauer.

Martin, L., Koch, S., Hirjak, D. & Fuchs, T. (2016). Overcoming Disembodiment: The Effect of Movement Therapy on Negative Symptoms in Schizophrenia – A Multicenter Randomized Controlled Trial. *Frontiers in Psychology, 7*, 483.

McCarty, W. (2013). *Ich bin Bewusstsein. Babys von Anfang an als ganzheitliche Wesen willkommen heißen. Ein integratives Modell frühkindlicher Entwicklung*. Köln: Innenwelt Verlag.

Murray, R. M., David, A. S. & Ajnakina, O. (2020). Prevention of psychosis: moving on from the at-risk mental state to universal primary prevention. *Psychol Med, 51*(2), 1–5.

Nelson, B., Thompson, A. & Yung, A. R. (2012). Basic self-disturbance predicts psychosis onset in the ultra high risk for psychosis »prodromal« population. *Schizophr Bull., 38*, 1277–1287.

Pankow, G. (1968). *Gesprengte Fesseln der Psychose*. Basel: Reinhardt-Verlag.

Parnas, J., Handest, P., Jansson, L. & Saebye, D. (2005). Anomalous subjective experience among first-admitted schizophrenia spectrum patients: empirical investigation. *Psychopathology, 38*(5), 259–267.

Plassmann, R. (2019). *Psychotherapie der Emotionen*. Gießen: Psychosozial-Verlag.

Porges, S. (2010). *Die Polyvagal-Theorie und die Suche nach der Sicherheit*. Paderborn: Junfermann Verlag.

Porges, S. & Deb, D. (2019). *Klinische Anwendungen der Polyvagal-Theorie. Ein neues Verständnis des Autonomen Nervensystems und seiner Anwendung in der therapeutischen Praxis*. Lichtenau: Probstverlag.

Priebe, S. & Röhricht, F. (2001). Specific body image pathology in schizophrenia. *Psychiatr Res, 101*, 289–301.

Priebe, S., Savill, M., Wykes, T., Bentall, R. P., Reininghaus, U., Lauber, C., Bremner, S., Eldridge, S. & Röhricht, F. (2016). Effectiveness of group body psychotherapy for negative symptoms of schizophrenia: multicentre randomised controlled trial. *Br J Psychiat, 209,* 54–61.

Renggli, F. (2018). *Früheste Erfahrungen – ein Schlüssel zum Leben*. Gießen: Psychosozial-Verlag.

Renggli, F. (2020). *Verlassenheit und Angst – Nähe und Geborgenheit. Eine Natur und Kulturgeschichte der frühen Mutter-Kind-Beziehung*. Gießen: Psychosozial-Verlag.

Röhricht, F. (2000). *Die körperorientierte Psychotherapie psychischer Störungen. Ein Leitfaden für Forschung und Praxis*. Göttingen: Hogrefe.

Röhricht, F. (2009). Body oriented psychotherapy – the state of the art in empirical research and evidence based practice: a clinical perspective. *Body, Movement and Dance in Psychotherapy, 4*, 135–156.

Röhricht, F. (2011). Das theoretische Modell und die therapeutischen Prinzipien/Mechanismen einer integrativen Körperpsychotherapie bei somatoformen Störungen. *Psychotherapie Wissenschaft, 1*, 5–13.

Röhricht, F. & Priebe, S. (2006). Effect of body oriented psychological therapy on negative symptoms in schizophrenia: a randomised controlled trial. *Psychol Med, 36*, 669–678.

Röhricht, F., Eranti, S., Ballerini, M., Mancini, M., Neale, J., Tsoumpris, A. & Stanghellini, G. (2020). Abnormal bodily phenomena in first episode psychosis – a preliminary, exploratory cohort study. *Psychopathology, 53*, 74–83.

Röhricht, F., Papadopoulos, N., Holden, S., Clarke, T. & Priebe, S. (2011). Therapeutic processes and clinical outcomes of body psychotherapy in chronic schizophrenia – An open clinical trial. *The Arts in Psychotherapy, 38*, 196–203.

Röhricht, F., Papadopoulos, N., Suzuki, I. & Priebe, S. (2009). Ego-pathology, body experience, and body psychotherapy in chronic schizophrenia. *Psychology and psychotherapy: Theory, research and practice, 82*, 19–30.

Rosenfeld, D. (2006). *Psychotische Körperbilder*. Gießen: Psychosozial-Verlag.

Sass, L., Borda, J.P., Madeira, L., Pienkos, E. & Nelson, B. (2018). Varieties of self disorder: a bio-phenosocial model of schizophrenia. *Schizophr Bull., 44*, 720–727.

Sass, L.A. & Parnas, J. (2003). Schizophrenia, conscious-ness, and the self. *Schizophr Bull. 29*, 427–444.

Savill, M., Orfanos, S., Bentall, R., Reininghaus, U., Wykes, T. & Priebe, S. (2017). The impact of gender on treatment effectiveness of body psychotherapy for negative symptoms of schizophrenia: a secondary analysis of the NESS trial data. *Psychiatr Res, 247*, 73–78.

Scharfetter, C. (1981). Ego-psychopathology: the concept and it's empirical evaluation. *Psychol Med*, 11, 273–280.

Scharfetter, C. (1995). *The self-experience of schizophrenics. Empirical studies of the ego/self in schizophrenia, borderline disorders and depression*. Zürich: Private Publication.

Schoop, T. (1981). *… komm und tanz mit mir! Ein Versuch, dem psychotischen Menschen durch die Elemente des Tanzes zu helfen*. Zürich: Verlag Musikhaus Pan.

Schubert, C. (Hrsg.). (2021). *Psychoneuroimmunologie und Psychotherapie* (2. Nachdr. der 2. überarb. Aufl. 2015). Stuttgart: Schattauer.

Schultz-Venrath, U. (2013). *Lehrbuch Mentalisieren*. Stattgart: Klett-Cotta.

Schultz-Venrath, U. (2021). *Mentalisieren des Körpers*. Stuttgart: Klett-Cotta.

Sechehaye, M. (1954/1992). *Eine Psychotherapie der Schizophrenen. Die Methode der symbolischen Wunscherfüllung*. Stuttgart: Klett-Cotta.

Stanghellini, G. (2009). Embodiment and schizophrenia. *World Psychiatry, 8*, 56–59.

Stanghellini, G. (2014). *Disembodied spirits and deanimated bodies. The psychopathology of common sense*. London, New York: Oxford University Press.

Stanghellini, G., Ballerini, M., Blasi, S., Mancini, M., Presenza, S., Raballo, A. et al. (2014). The bodily self: a qualitative study of abnormal bodily phenomena in persons with schizophrenia. *Compr Psychiatr, 55*, 1703–1711.

Stanghellini, G., Bolton, D., Fulford, W. K. (2013). Person-centered psychopathology of schizophrenia: building on Karl Jaspers' understanding of patient's attitude toward his illness. *Schizophr Bull., 39*, 287–294.

Stern, D. (1985). *The Interpersonal World of the Infant. A view from psychoanalysis and development psychology*. New York: Basis Books.

Stern, D. (2018). *Der Gegenwartsmoment* (5. Aufl.). Frankfurt/M.: Brandes & Apsel.

Strüber, N. (2017). *Die erste Bindung. Wie Eltern die Entwicklung des kindlichen Gehirns prägen*. Stuttgart: Klett-Cotta.

Thielen, M. (Hrsg.). (2013). *Körper – Gruppe – Gesellschaft*. Gießen: Psychosozial-Verlag.

Thielen, M., Arnim, A. v. & Willach-Holzapfel, A. (Hrsg.). (2018). *Lebenszyklen – Körperrhythmen*. Gießen: Psychosozial-Verlag.

Uexküll, T. v., Fuchs, M., Müller-Braunschweig, H. & Johnen, R. (Hrsg.). (1997). *Subjektive Anatomie. Theorie und Praxis körperbezogener Psychotherapie* (2. Aufl.). Stuttgart: Schattauer.

Voss, M., Chambon, V., Wenke, D., Kühn, S. & Haggard, P. (2017). In and out of control: brain mechanisms linking fluency of action selection to self-agency in patients with schizophrenia. Brain, 140 (8), 2226–2239.

Voss, M., Ingram, J. N., Haggard, P. & Wolpert, D. M. (2006). Sensorimotor attenuation by central motor command signals in the absence of movement. *Nature neuroscience, 9*(1), 26.

Willacher- Evertz, K., Ludwig, J. & Linder, R. (Hrsg.). (2014). *Lehrbuch der Pränatalen Psychologie*. Heidelberg: Mattes.

Wüthrich, F., Pavlidou, A., Stegmayer, K., Eisenhardt, S., Moor, J., Schäppi, L., Vanbellingen, T., Bohlhalter, S. & Walther, S. (2020). Nonverbal communication remains untouched: No beneficial effect of symptomatic improvement on poor gesture performance in schizophrenia. *Schizophr Res, Sep 1.*

Weitere Informationen zu Sophie Krietsch

Um den interessierten Leser*innen Zugang zu verschiedenen anderen Publikationen von Sophie Krietsch zum Thema Körperpsychotherapie bei psychotisch erkrankten Menschen und Patient*innen mit Entwicklungstraumatisierungen zu ermöglichen, haben wir Texte von Sophie Krietsch ab 1964, überwiegend aus dem Mitteilungsblatt der Arbeitsgemeinschaft Funktionelle Entspannung (A. F. E.), *afe-intern*, und der *Zeitschrift Theorie und Praxis der Funktionellen Entspannung*, auf der Website der A. F. E. veröffentlicht, wo sie unter dem folgenden Link einsehbar sind:

https://afe-deutschland.de/sophie-krietsch

Außerdem finden Sie unter diesem Link auch Ausschnitte aus einem Film-Interview mit Sophie Krietsch von Angela von Arnim, Birgit Heuer und Ulrike Lichtenberg aus dem Jahre 2008, in dem Sophie Krietsch über die Entwicklung und die Grundprinzipien ihrer Arbeit mit psychotisch erkrankten Menschen berichtete.

Reinhard Plassmann

Das gefühlte Selbst

Emotionen und seelisches Wachstum in der Psychotherapie

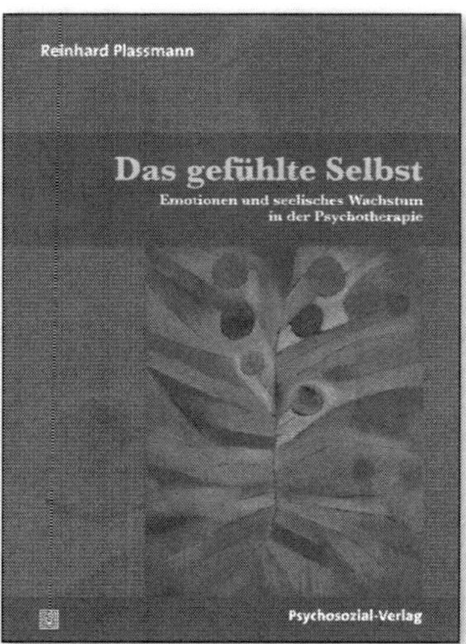

2021 · 286 Seiten · Broschur
ISBN 978-3-8379-3129-7

»Das klinische und theoretische Denken von Plassmann ist durch weitgefächerte theoretische Kenntnis, Offenheit, Vielseitigkeit und hohe Integrationskraft gekennzeichnet.«

Jörg Scharff, www.psychoanalyse-aktuell.de

Ausgehend von den Ergebnissen der Säuglingsforschung und der Neurobiologie zeigt Reinhard Plassmann, dass die Entstehung des Selbst ein primär emotionaler Prozess ist. Das Selbst eines Menschen, der Kern seiner Persönlichkeit, wird lebenslang durch Selbstemotionen integriert, organisiert, dadurch entsteht seelisches Wachstum. Das auf diesen Grundlagen entwickelte Transformationsmodell ermöglicht auf innovative Weise ein neues, sehr plausibles Verständnis, wie Emotionen an Persönlichkeitsentwicklung und Krankheitsentstehung beteiligt sind.

Im Praxisteil verdeutlicht Plassmann anhand zahlreicher ausführlicher Fallbeispiele, dass Brüche im Selbst und Verarmungen des Selbstkontaktes einen wesentlichen Anteil an der Entstehung psychischer und psychosomatischer Krankheiten haben. Er veranschaulicht, wie die emotionalen Vorgänge im Selbst in der Psychotherapie zugänglich werden und wie mit Emotionen systematisch gearbeitet werden kann. Am Beispiel von depressiven Erkrankungen, Borderline-Störungen, Schmerzerkrankungen und Autoimmunerkrankungen wird dies plastisch und detailliert dargestellt.